医学影像学与儿科学

任治娟 等◎主编

吉林科学技术出版社
JiLin Science&Technology Publishing House

图书在版编目（ＣＩＰ）数据

医学影像学与儿科学 / 任治娟等主编. -- 长春：
吉林科学技术出版社，2022.4
ISBN 978-7-5578-9260-9

Ⅰ．①医… Ⅱ．①任… Ⅲ．①医学摄影－关系－儿科
学 Ⅳ．①R445②R72

中国版本图书馆 CIP 数据核字(2022)第 091579 号

医学影像学与儿科学

主　　编　任治娟等
出 版 人　宛　霞
幅面尺寸　185mm×260mm
字　　数　315 千字
印　　张　13
印　　数　1-1500 册
版　　次　2022年4月第1版
印　　次　2023年3月第1次印刷

出　　版　吉林科学技术出版社
发　　行　吉林科学技术出版社
地　　址　长春市福祉大路5788号
邮　　编　130118
发行部电话/传真　0431-81629529 81629530 81629531
　　　　　　　　　　　　81629532 81629533 81629534
储运部电话　0431-86059116
编辑部电话　0431-81629518
印　　刷　三河市嵩川印刷有限公司

书　　号　ISBN 978-7-5578-9260-9
定　　价　98.00元

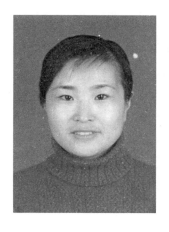

　　任治娟，女，1978 年生人，2007 年毕业于广西医科大学临床儿科学专业，获硕士学位，现就职于临沂市人民医院儿科主治医师，长期在临床儿科一线工作，从事儿科临床工作 10 余年，具有娴熟的儿内科和新生儿科疾病的临床处理经验，对儿科各种常见病、多发病的诊治有独特的见解，尤其擅长儿科呼吸系统疾病，如：重症肺炎、慢性咳嗽、支气管哮喘、肺不张等疾病的诊治，擅长儿科电子支气管镜的检查及治疗。

❋❋❋❋❋❋❋❋❋❋❋❋❋❋❋❋❋❋❋❋❋❋❋❋❋❋❋

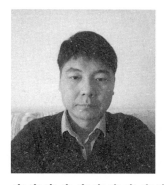

　　马新海，主治医师，现于山东省临朐县人民医院影像科工作，潍坊市医学会放射学专业委员会委员。毕业二十多年来，一直从事于影像诊断工作，曾多次外出参加省市学术研讨会以及在上级医院学习，具有丰富医学影像专业的理论知识和实践经验。熟悉各系统普通 X 线、CT、MR 诊断工作，擅长 CT 影像诊断，尤其精通骨关节系统影像学诊断。

❋❋❋❋❋❋❋❋❋❋❋❋❋❋❋❋❋❋❋❋❋❋❋❋❋❋❋

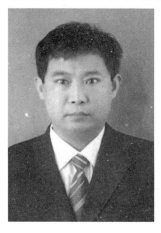

　　刘朋，男，汉族，1986 年 6 月出生。山东省聊城市高唐县人。2011 年毕业于泰山医学院，医学影像专业，本科学历。毕业后工作于高唐县人民医院，主治医师，从事放射诊断工作十余年。2018 年攻读山东第一医科大学研究生。分别于 2017 年、2019 年于山东省医学影像研究所和聊城市人民医院进修。专注于骨骼及胃肠道的影像诊断。对于肿瘤的诊断及鉴别诊断以及现代放射学的临床应用积累了较丰富的经验。

编 委 会

主　编　任治娟（山东省泰山疗养院）

　　　　马新海（鱼台县人民医院）

　　　　刘　朋（济宁市任城区妇幼保健院）

　　　　许洪芬（高唐县人民医院）

　　　　薛翠玲（鄄城县第二人民医院）

　　　　刁竹帅（乳山市人民医院）

副主编　王庆伟（泰安市岱岳区祝阳镇卫生院）

　　　　王立波（解放军总医院海南医院）

　　　　杜海峰（济南市平阴县东阿中心卫生院）

　　　　贾晋龙（山东省莱州市第二人民医院）

　　　　张华禄（烟台市蓬莱第二人民医院）

前　言

　　本书分为影像学与儿科学两部分，首先本书重点论述了常见疾病的医学影像诊断及临床应用，以常见疾病的诊断为主要骨架，集影像学检查技术为一体，对医学影像学的表现特征进行描述，便于临床医师灵活的掌握并指导临床实践。其次本书的编写系依照临床诊断思维的方法，以主要症状为纲，以疾病为目，辩证地讨论建立疾病诊治的步骤。对于儿科保健以及新生儿科疾病加以叙述，以治疗为重点。全书语言简练，条理清晰，内容丰富，适用于医学院校师生、临床医师进行阅读参考。

　　本书在编写过程中力求做到全面精细，但由于编写的时间有限，加之经验不足，书中恐有不足之处，希望读者予以指正批评，以期再版时修订完善，谨致谢意！

目　录

CT 篇

MRI 篇

CT 篇

第一章　CT 成像技术

第一节　CT 的构成及发展

一、基本结构及功能

(一)硬件结构

CT 扫描成像系统主要由硬件结构和软件结构两大部分组成。其硬件结构又由采样系统和图像处理系统两大部分组成。采样系统由扫描机架、X 射线管、X 射线发生器、准直器、探测器、对数放大器、模数转换器(A/D)、接口电路等组成。图像处理系统由电子计算机、磁盘机(包括硬盘机、软盘机、光盘等)、磁带机、数模转换器(D/A)、图像显示器、多幅照相机、接口电路等组成。整个系统由中央处理机系统控制器操纵,加上检查床便构成一台完整的 CT 机。

1.扫描机架系统

扫描机架是中心设有扫描孔的机械结构。其内部由固定(机架部分)和转动两大部分组成,前者有旋转控制和驱动,滑环系统的碳刷、冷却系统、机架倾斜和层面指示等。后者主要包括 X 射线管、探测器、准直器、采样控制部件、X 射线发生器和逆变器、低压滑环等。扫描机架还可根据诊断的需要进行 ±20°或 ±30°等的倾斜。

2.X 射线管

X 射线管是产生 X 射线的器件,一般由阴极、阳极和真空玻璃管(或金属管)组成。CT 机上使用的 X 射线管与一般 X 射线机上使用的 X 射线管结构基本相同,也有固定阳极 X 射线管和旋转阳极 X 射线管两种。安装时固定阳极管的长轴与探测器平行,旋转阳极 X 射线管的长轴则与探测器垂直。

固定阳极 X 射线管主要用于第一、第二代 CT 机中,由于第一、第二代 CT 机的扫描方式是直线平移加旋转,扫描时间长,产热多,故需采用油冷或水冷方式强制冷却管球。X 射线管两端电压和管电流要求稳恒,以确保采样数据准确。

旋转阳极 X 射线管主要用在第三、第四代 CT 机上。由于扫描时间短,要求管电流较大,一般为 100~600 mA,分连续发射和脉冲发射两种,也采用油冷方式。焦点大小约为 1 mm²,高速旋转阳极管焦点小,约为 0.6 mm²。螺纹轴承阳极靶在自身和机架双重高速旋转下能保持最佳的稳定性,螺纹轴承中空,冷却油进入阳极靶核心而形成"透心凉"直接油冷技术,液态金属润滑,延长球管使用寿命。

目前对球管焦点的控制技术归纳起来有以下几种控制方法:

其一是采用动态双焦点技术设计,基本原理是 X 射线管的阴极采用两组相同的灯丝,在曝光前进行选择,曝光时交替使用,变换速率约为 1.0 毫秒。

其二是球管外的偏转线圈产生磁场偏转真空腔内带负电的电子流,在曝光过程中对焦点进行调整——飞焦点(FFS),再由积分电路控制电子流在真空的投影方向,在曝光过程中进行控制,导致电子的瞬时偏移,使高压发生时电子的撞击分别落在阳极靶面的不同位置上。

其三是电子束控金属球管的阳极能够得到直接冷却,所有的旋转轴承位于金属真空部件外。其原理结构类似于一个缩小的电子束 CT,球管中的电子束由电磁场调控偏转,即飞焦点技术。阳极直接冷却的冷却率达到 4.7MHU/min,不再有阳极的热积累,所以不再需要阳极热容量。事实上,其阳极热容量接近于 0MHU。即使在最大负荷条件下,电子束控金属球管仍可以在 20 秒以内冷却下来,比进行下一次扫描或为下一个受检者定位准备所需的时间少得多。即使在更高的旋转速度下仍能保证更长的球管寿命,这一设计为提高机架旋转速度同时降低运营成本奠定了基础。

3.X 射线发生器

在滑环技术出现之前,高压发生器独立于机架系统,发生器与 X 射线管之间的电信号联系由高压电缆完成。当 X 射线管绕人体旋转时,电缆也一起折曲、缠绕,使扫描速度受到限制,且容易出现电路及机械故障。采用滑环技术的螺旋 CT 机,克服了上述缺陷,特别是现在采用高频逆变高压发生器,输出波形平稳,体积小,重量轻,可将高压发生器安装在扫描机架内,使扫描系统更加紧凑化。

X 射线发生器的功率目前高档 CT 机一般在 50～100kW,中档 CT 机一般在 35～45kW,低档 CT 机一般在 20～30kW。

CT 机的管电压一般在 80～140kV 可调。

CT 机对高压的稳定性要求很高。因为高压值的变化直接反映 X 射线能量的变化,而 X 射线能量与吸收值的关系极为敏感(在光电效应区域,吸收值与能量的三次方成正比),是决定人体组织对 X 射线衰减系数 μ 的关键值。因此,在 CT 的高压系统中均需采用高精度的反馈稳压措施。

4.冷却系统

CT 的冷却系统一般有水冷却、空气冷却和水、气冷三种,各个公司在各种型号的 CT 机中分别采用其中的一种,并且这三种冷却系统各有优缺点。如水冷效果最好,但是装置复杂、结构庞大,需一定的安装空间和经常性维护;气冷效果最差,其他一些方面也正好与水冷相反;而水、气冷则介于两者之间,目前新型的 CT 机多采用这种冷却方式。

5.探测器

探测器的功能是探测 X 射线的辐射强度,CT 扫描时,透过人体的 X 射线被探测器接收,它将接收到的 X 射线能量按其强度比例转换为可供记录的电信号。探测器的种类很多,根据 X 射线通过一定物质所产生的效应,目前,CT 中常用的两种基本类型的探测器:一种是气体探测器,它收集电离作用产生的电子和离子,记录由它们的电荷所产生的电压信号。气体探测器主要有电离室、正比计数器和盖革计数器等。另一种是固体探测器,它包括半导体探测器和闪烁探测器。它利用光电倍增管收集射线通过某些发光材料所激发的荧光,经放大转变为电信号并加以接收。下面仅对两种探测器的基本原理进行简介。

(1)气体探测器:所有的气体探测器都是收集在气体中产生的电离电荷记录辐射强度的,均具有类似的结构,即在充有一定压力气体的密封容器中,置有一根金属丝或金属棒、金属板作为探测器的正极,容器壁则作为负极(图1-1-1)。

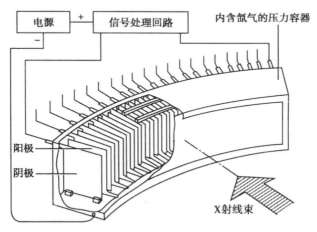

图1-1-1　气体探测器的结构

(2)固体探测器:我们以常用的闪烁探测器为例,对其工作原理进行简单的介绍。闪烁探测器是利用射线能使某些物质闪烁发光的特性来探测射线的装置。由于此种探测器的探测效率高,分辨时间短,既能探测带电粒子,又能探测中性粒子,既能探测粒子的强度,又能测量它们的能量,鉴别它们的性质,所以,闪烁探测器在CT扫描机中也得到了广泛应用。

光电倍增管是一种将微弱的光成比例地转换为较大电脉冲的一种器件。它由光电阴极、倍增极(二次发射极)和阳极构成(图1-1-2)。

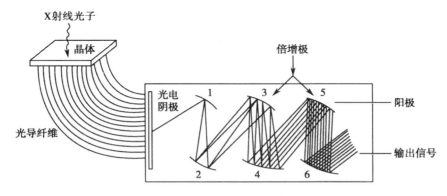

图1-1-2　光电倍增管

光电阴极是实现光能→电能转换的地方。它的好坏直接影响光电倍增管的灵敏度。倍增极的作用是使电子增加,每级倍增极可使电子数增加6～12倍,倍增极可达十级以上。总的放大倍数可高达10^6～10^7。经增加后的电子打在阳极上,由阳极收集并在输出电阻上产生输出脉冲信号。

综上所述,CT扫描机内的X射线探测器的基本功能是接收X射线辐射并将其转换为可供记录的电信号,即测量出80～150kV阳极电压的X射线经被检体后的透出量,并把它按强度比例化为电气信号。要达此目的,则探测器作为一种成像介质,必须要具有转换效率、响应时间、动态范围、稳定性等特性;转换效率指探测器将X射线光子俘获、吸收和转换成电信号的能力;响应时间指两次X射线照射之间探测器能够工作的间隔时间;动态范围指在线性范围内接收到的最大信号与能探测到的最小信号的比值;稳定性指探测器响应的前后一致性,如果探测器的稳定性较差,则CT机必须频繁地校准来保证信号输出的稳定。

目前CT机所用探测器多以稀土陶瓷或超高速稀土陶瓷(UFC)为材料制作,稳定性好、光电反应时间快、余辉效应小,光电转换率是钨酸镉晶体的两倍,X射线利用率可达99%,使CT图像质量大大提高。

6.准直器

X射线管侧准直器位于X射线管窗口的前方,可遮挡无用射线,大幅度地减少散射线的干扰,严格限制X射线束的扇角宽度和厚度。输出的扇形X射线束与探测器阵列的中心精确准直。在非螺旋和单层螺旋CT机中,此扇形X射线束的厚度决定扫描层的厚度。在多层螺旋CT机中扫描层厚是由探测器单元的组合方式决定的,准直器准直的X射线束厚度与探测器有效宽度相匹配。

在CT扫描机中准直器分为两种:一种是X射线管侧准直器;另一种是探测器侧准直器。这两个准直器必须精确地对准,如图1-1-3所示。

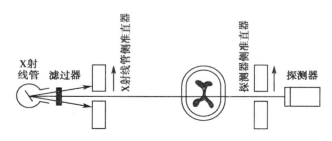

图 1-1-3　准直器的位置示意图

准直器孔的尺寸决定了被检体的切层厚度,常见CT机扫描所得厚度为2、3、5、8、10和13mm。准直器决定像素的厚度,但不能决定像素的长和宽。像素的长和宽与扫描野的尺寸、采样间隔及计算机软件有关。通常情况下,狭窄的准直器可提高三维图像正方向上的空间分辨力,然而由于光子减少,噪声增大,如要切薄层时则要增加扫描条件,才能获得满意的CT图像。

7.滤过器

CT扫描机中滤过器的功能是:①吸收低能X射线(软射线),优化射线的能谱,减少受检者的X射线剂量,而这些低能X射线也无益于CT图像的探测。②使X射线通过滤过器后,X射线束变成能量分布均匀的硬射线束。

假如不加滤过器,当X射线通过一个圆形物体后,即使该物体是由单一物质组成的均匀物体,X 射线的衰减也是不一样的(图 1-1-4)。

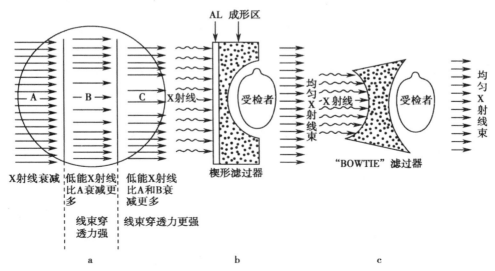

图 1-1-4　X 射线通过圆形物体的衰减

在图 1-1-4a 中,A、B、C 三个区域的 X 射线衰减是不同的。在 A、B 区域内,吸收软射线多而线束硬化,在物体厚度不同的区域吸收软射线的程度不同,厚区吸收软射线多,薄区吸收软射线少,结果在 C 区不均匀。在图 1-1-4b、c 中,加入了楔形滤过器,得到了均匀的 X 射线束。

8.模数转换器(A/D 转换器)

A/D 转换的方法很多,最常用的有以下两种:逐次逼近式 A/D 转换器和双积分式 A/D 转换器。

逐次逼近式 A/D 转换器的原理电路如图 1-1-5 所示。

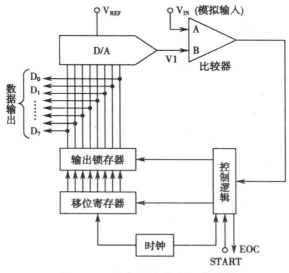

图 1-1-5　逐次逼近式 A/D 转换器

逐次逼近式 A/D 转换器的主要工作原理为:将一待转换的模拟输入信号 V_{IN} 与一个"推测"信号 V_1 相比较,根据推测信号是大于还是小于输入信号来决定减小还是增大该推测信号,以便向模拟输入信号逼近。推测信号由 D/A 变换器的输出获得,当推测信号与模拟输入信号"相等"时,向 D/A 转换器输入的数字即为对应的模拟输入的数字。

其"推测"的算法是这样的,它使二进制计数器中的二进制数的每一位从最高位起依次置1。每接一位时,都要进行测试。若模拟输入信号 V_{IN} 小于推测信号 V_1,则比较器的输出为 0,并使该位置 0;否则比较器的输出为 1,并使该位保持 1。无论哪种情况,均应继续比较下一位,直到最末位为止。此时在 D/A 转换器的数字输入即为对应于模拟输入信号的数字量,将此数字输出,即完成其 A/D 转换过程。

双积分式 A/D 转换器的工作原理如图 1-1-6 所示。

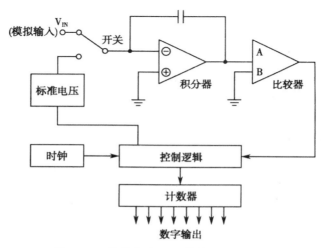

图 1-1-6　双积分式 A/D 转换器工作原理

双积分式 A/D 转换方法的抗干扰能力比逐次逼近式强。该方法的基础是测量两个时间:一个是模拟输入电压向电容器充电的固定时间;另一个是在已知参考电压下放电所需的时间。模拟输入电压与参考电压的比值就等于上述两个时间值之比。

在"转换开始"信号控制下,模拟输入电压 V_{IN} 在固定时间内充电几个时钟脉冲,时间一到,控制逻辑就把模拟开关转换到与 V_{IN} 极性相反的基准电源上,开始使电容器放电。放电期间计数器计数脉冲的多少反映了放电时间的长短,从而决定模拟输入电压的大小。输入电压大则放电时间长。当比较器判定电容器放电完毕时,便输出信号使计数器停止计数,并由控制逻辑发出"转换结束"信号。计数器计算值大小反映了输入电压 V_{IN} 在固定积分时间内的平均值。

在 CT 扫描机中,探测器接收 X 射线后输出相应的 X 射线强度的模拟信息,此信息必须被转换为能被数字电路识别并进行处理的数字信号。A/D 转换器就是实现模拟信号到数字信号的转换。对探测器模拟信息采样并积分,探测器接受 X 射线强度不同,积分结果也不同。A/D 转换是 CT 机数据采集系统(DAS)的主要组成部分,它把数字化后的数据传送到数据总线,通过数据缓冲板逐一缓冲后传送至阵列处理机。同时,还把参考探测器的信号译码后送到主控计算机。

9.计算机系统:主控计算机和阵列处理计算机

在第三代以上的各代CT机中,其计算机系统一般由主控计算机和阵列处理计算机(AP)两部分组成。主控计算机一般采用通用小型计算机或微型计算机,它是中央处理系统,除提供DAS、AP、DISK、MTU、LP等以及机架和高压系统的微处理器间的输入输出的连接外,还通过其中央处理器(CPU)和存储器完成执行以下功能:

(1)控制和监视扫描过程,并将扫描输入数据(投影值)送入存储器。

(2)CT值的校正和输入数据的扩展,即进行插值处理。

(3)控制CT扫描等信息的传送-数据管理。

(4)图像重建的程序控制。

(5)故障诊断及分析等。

在CT机中,AP在主控计算机的控制下接收由DAS或磁盘送来的数据,进行运算后再送给主控计算机,然后由终端进行显示。它与主控计算机是并行工作的,在AP工作时,主机可执行自己的运算,而当AP把运算的数据送给主机时,它暂停自己的运算,而处理AP交给的工作。目前大多数CT机都使用专门的图像重建计算机来完成这项工作。

10.磁盘机

硬磁盘机的主要功能是存储操作系统软件及诊断软件,并将从数据采集系统(DAS)收集来的扫描数据先储存于它的缓冲区域,以完成一次完整的扫描。这些数据经过处理后,则存入磁盘的图像存储区。此外,从光盘存取图像时,通过硬盘作为中介。通常软盘机的功能是保存操作系统软件、故障诊断软件和受检者扫描图像资料等。

硬盘是CT设备中和图像工作站保存信息资源的重要外部存储设备,作用是储存CT机运行时需要的系统文件、图像数据等。它主要由碟片、磁头、磁头臂、磁头臂伺服定位系统和底层电路板、数据保护系统以及接口等组成。硬盘的技术指标主要围绕在盘片大小、盘片多少、单碟容量、磁盘转速、磁头技术、伺服定位系统、接口、二级缓存、噪音等参数的研究。

现代的CT机多采用光盘存储图像或操作系统软件,光盘又分为只读和可读写光盘两种。其尺寸多为5.25英寸,采用激光头进行读写操作,激光头在读写时,将表面凹凸不平的小坑转换成计算机可识别的信号,其表面的凹和凸分别代表计算机可识别的信号0和1,最终重建成CT图像显示在监视器上或复制在磁盘上。

11.激光照相机

目前,激光型多幅照相机广泛应用于CT、MR、DSA、CR和DR等成像设备中,根据需要设计格式而进行多幅照相,获得CT或MR片等。

12.操作台

CT扫描机的操作台的作用是用来输入扫描参数、控制扫描、显示和储存图像、系统故障的诊断等。CT扫描机的大部分功能均由操作台来实施,主要由两部分构成:

(1)视频显示系统:该系统由字符显示器及调节器、视频控制器、视频接口和键盘组成。其主要功能是实现人机对话、控制图像操作、输入和修改受检者数据。产生输送至视频系统的视像信号,传送视频系统和显示系统处理器之间的数据和指令。建立计算机与视频系统之间的指令和数据通道。

(2)磁盘系统:磁盘系统常装在操作台上,用来储存和提取图像信息,也可应用诊断磁盘来进行故障的诊断。

13.CT 扫描检查床

CT 扫描检查床可上下运动,以方便受检者上下,同时 CT 扫描检查床还能纵向移动,扫描检查床的移动精度要求高,绝对误差不允许超过±0.25mm。

有的 CT 机在检查床上配有冠状位头托架,可对头部进行冠状位扫描,如鞍区病变的检查;配有坐位架,可进行胸部、腹部、肾脏等器官的纵向扫描;配有腰部扫描垫,可使腰骶椎扫描检查的定位更加准确。

14.工作站

工作站早期称独立诊断台。其主要功能是进行图像的后处理,实际上它就是一台高配置的计算机,装有各种图像后处理专用软件。通常通过网络系统从主控制台获得图像数据,再进行后处理、诊断、存储、传输和拷贝。工作站硬件的档次决定其性能,软件的优劣决定其实现的功能。

(二)软件结构

目前,CT 扫描机的软件可分为基本功能软件和特殊功能软件两大类。

1.基本功能软件

基本功能软件是各型 CT 机均具备的扫描功能、诊断功能、照相和图像储存功能、图像处理功能、故障诊断功能等的软件。各功能软件采用模块化设计,相对独立,它们之间的关系协调及调用由一个管理程序来完成。这些独立的软件包括预校正、平片扫描、轴位扫描、图像处理、故障诊断、外设传送等。

常用的基本功能软件有:

(1)校正预热程序:在 CT 中存有一组各项性能指标的标准值,每天开机后首先要对某些性能指标进行校正(自动),以保证 CT 机各部分能正常工作及影像质量。X 射线管为高压器件,为了防止冷高压对 X 射线管的损伤,以及 X 射线量输出准确,当停机间隔时间较长,还应对 X 射线管进行预热,通常要求温度达到 10% 以上时才能正常工作。

(2)受检者情报登记程序:为了便于管理,每个受检者的扫描资料均建立为一个文件,扫描前要对受检者的相关资料进行登记,包括编号、姓名、年龄等资料。

(3)CT 扫描程序:根据解剖部位不同,扫描程序有各种不同的模式,如头、胸部、体部及脊柱等,不同模式的扫描参数及图像重建的计算方法预先已设定好,一般不需做重新设置,可直接进入相应的扫描程序即可完成扫描。现代 CT 系统具有很好的人机对话功能,可以根据需要随时修改各个部位扫描程序中的参数、扫描方式及图像重建计算方法等项内容。如有必要,操作员只需进入相应的子程序功能模块,可以非常方便地完成修改任务。根据扫描方式又可分为定位扫描和轴位扫描,轴位扫描是 CT 扫描的常规方式。

(4)测量分析程序:主要功能是测量兴趣区 CT 值、病灶大小等。

(5)多层面重建程序:在轴位图像的基础上,可进行矢状面、冠状面及斜矢状面等多平面重建,有利于观察病灶与周围解剖结构的关系。

2.特殊功能软件

目前,特殊功能软件多种多样,而且在不断增加,其不断的改进和更新取代了扫描方式的发展,成为当今 CT 发展的重要标志。

常用的特殊功能软件主要包括:

(1)动态扫描:其功能是通过动态扫描获得组织内造影剂的时间密度曲线,用作动态研究,从而可提供更多的诊断和鉴别诊断的信息。

(2)快速连续扫描:其功能是在选取了必要的扫描技术参数后,整个扫描过程自动逐层进行,直到全部预置的扫描结束后,再逐一处理和显示图像。

(3)定位扫描:其功能是可准确地标定出欲扫描的区域和范围等。

(4)目标扫描:其功能是仅对感兴趣区的层面实施扫描,而对其感兴趣区以外的层面,则采取较大的层厚、层距,或间隔扫描。

(5)平滑过滤:其功能是使所有相邻的不同组织界面得到平滑过滤,产生平均的 CT 值,有效地提高相邻区域间的对比。

(6)三维图像重建:其功能是在薄层连续重叠扫描的基础上可重建出三维立体图像,常简称为 3D-CT,较常规二维 CT 有更高的定位价值。

(7)高分辨力 CT(HRCT):其主要功能是对肺部弥散性间质性病变以及结节病变的检查。

(8)定量骨密度测定:其功能是可对骨矿物质含量进行定量测定,为老年病学的重点研究课题之一,它可定量测定腰椎的骨小梁和皮质骨的三维单位体积内骨矿物含量(mg/cm^2)。其方法较多,如单光子吸收法和双光子吸收法等。单光子定量测量精度好,通常用于临床诊断及随诊;双光子定量测量可消除脂肪对测量值的影响,准确度高,多用于科研工作中。

二、CT 的分代与发展

(一)第一代 CT

豪恩斯菲尔德的实验机被称为第一代 CT,扫描方式为平移-旋转式,X 线束为笔形线束,球管和探测器形成一对系统,扫描时球管和探测器同时做平行移动,通过多次平移、旋转、扫描,才能获得一幅图像,一个层面的扫描时间常达数十分钟,而且扫描孔径小,仅能做颅脑扫描。问世不久就发展成第二代。

(二)第二代 CT

扫描方式同第一代,只是 X 线束改为窄扇形,覆盖范围增大,对侧的探测器增加至数十个,扫描时间缩短至几十秒,但也仅能进行颅脑扫描。上述两代 CT 称为头颅 CT,随着全身 CT 的出现,很快被淘汰。

(三)第三代 CT

扫描方式为旋转-旋转式,完全不同于前两代,X 线束改为宽扇形,覆盖范围进一步增大,探测器增至数百个甚至上千个,排列成弧形,与 X 线管固定在同一个旋转机架上,位置与 X 线管相对应,形成"X 线管-(机架孔)-探测器"一体系统。扫描时该系统一起沿环状机架行圆周运动,边旋转边扫描。

这种扫描方式的不足是扫描过程中需要对每一个相邻探测器的灵敏度差异进行校正,否则由于同步旋转的扫描运动会产生环形伪影。所谓的旋转-旋转方式是 X 线管做 360°旋转扫描后,X 线管和探测器系统仍需反向回到初始扫描位置,再做第二次扫描。第三代 CT 机是临床应用相当广泛的一种 CT 机。

(四)第四代 CT

扫描方式同第三代,但探测器改为圆周排列,固定在一个环状机架上,不与 X 线管形成一体系统,扫描时仅 X 线管运动,探测器不动。图像质量、扫描速度与相同档次的第三代 CT 一样,同样可以应用集电环技术。

第四代 CT 机的探测器可获得多个方向的投影数据,故能较好地克服环形伪影。但随着第三代 CT 机探测器稳定性的提高,并在软件上采用了相应的措施后,鉴于第四代 CT 机探测器数量多成本高,且在扫描中并不能得到充分利用,第四代 CT 机相对于第三代 CT 机来说已无明显的优势。目前第四代 CT 机已停止生产。

(五)第五代 CT

第五代 CT 机又称超高速 CT(UFCT)或电子束 CT(EBCT),结构与前几代 CT 机的显著不同是无须机械运动,代替它的是"磁偏转系统"。最大的差别是 X 线发射部分不是旋转阳极 X 线管,而是由电子枪、聚焦线圈、偏转线圈和真空中的 4 个平行半圆形钨靶构成的电子束 X 线管。扫描时电子枪发射的电子束,沿 X 线管轴向加速,电磁线圈将电子束聚焦,并利用磁场使电子束瞬时偏转,分别轰击 4 个靶环。扫描时间为 30ms、50ms 和 100ms。864 个探测器排列成两排 216°的环形,一次扫描可得两层图像,且由于一次扫描分别轰击 4 个靶面,所以一次扫描总计可得 8 个层面。

第五代 CT 机最大优势就是其超短的扫描速度,达毫秒级,除了传统 CT 的成像特点外,适合进行心脏的扫描,可获得不同心动周期的清晰图像,不仅能对心脏形态学的改变进行诊断,而且可以测定心脏功能,还对冠状动脉壁的钙化进行量的测定以推断其狭窄程度。缺点是 X 线源平面与检测器平面不重合,图像的空间分辨力和对比分辨力及信噪比均不如常规螺旋 CT,此外,其体积大且成本高(2 倍于螺旋 CT)。近年随着 16 层乃至 64 层以上多层螺旋 CT 的兴起,电子束 CT 在心血管成像方面的优势已不存在。2004 年,全球生产 120 台后逐步淘汰,我国装机 7 台,至今均废弃不用。

(六)"代"与 CT 机评价的关系

CT 的分代是一种不严格的划分方法,它仅以问世的时间先后划分,它们之间的区分是以 X 线束的形态、探测器的多少与排列、X 线管与探测器之间的运动关系以及 X 线的产生方式为基础,这种划分并不能完全代表 CT 机的先进程度。无疑,第一、二代 CT 是较落后的机器,图像质量差,扫描时间长且仅能做颅脑检查,目前都已淘汰。由于成本和其他因素,第四代 CT 已经停产多年。第五代 CT 因应用范围较窄且价格高昂,已停止生产。当前商用 CT 机几乎均属第三代 CT,主要从图像质量、扫描速度、扫描效率、图像后处理等几方面进行机器性能的评估,与 CT 的代无关。

三、螺旋 CT

螺旋 CT 是 CT 发展史上的一个里程碑。螺旋扫描的概念首次出现在 1987 年的专利文献上,1989 年北美放射学年会上 Kalender 发表了关于螺旋 CT 物理性能和临床方面研究的论文。随着多排螺旋 CT 的诞生,为便于区别,又根据探测器结构的不同分为单排螺旋 CT 和多排螺旋 CT。螺旋 CT 在临床应用上拥有非螺旋 CT 所无法比拟的优势。

(一)单排螺旋 CT

螺旋 CT 扫描的基础是集电环技术,去除了 X 线管和机架之间连接的电缆,X 线管-探测器系统做单向连续旋转,扫描的过程大大加快。扫描时检查床同时单向匀速移动,X 线管焦点围绕受检者旋转的运行轨迹形成一个类似螺旋管,故称螺旋扫描。同时 X 线连续曝射、探测器连续采集数据,所采集的不是一个层面的数据,而是一个器官或部位的扫描数据,因而这种扫描方法又称容积扫描。容积扫描将非螺旋 CT 的数据二维采集发展为三维采集,为数据的后处理带来更大的灵活性,扫描完毕后可根据需要做不同层厚和间隔的图像重建。

螺旋扫描和非螺旋扫描最大的不同是数据的采集方式,即容积采集数据。非螺旋扫描经过 360°旋转,采集到的是一层完全平面的扫描数据,可利用平面投影数据由计算机重建成像。螺旋扫描呈螺旋运行轨迹,焦点轨迹的路径不形成一个平面,采集的是一个非平面的扫描数据。

螺旋扫描的成像平面并不是真正垂直于受检者的身体长轴,对扫描得到的原始数据不能直接采用反投影的方法进行重建。为此需要先从螺旋扫描数据中合成平面数据,这种预处理步骤称为 Z 轴插值法,即螺旋扫描数据段的任一点,可以采用相邻两点扫描数据进行插值,再通过卷积和反投影等算法重建出平面图像。螺旋扫描比非螺旋扫描的重建过程增加了一个中间步骤——数据插值,而其他重建处理步骤是相同的。多层 CT 在单层螺旋扫描线性内插的基础上,有更为复杂的重建算法。

(二)多排螺旋 CT

四十多年来,CT 的发展一直围绕如何协调和解决扫描速度、图像质量、单次连续扫描覆盖范围三个相互制约的因素。直至发展到多层螺旋 CT,速度、分辨力、覆盖范围三者终于得到了完美结合。

多排螺旋 CT(MSCT)X 线管旋转一周可获得多个层面的图像,是目前 CT 机的发展热点。多排螺旋 CT 的基础是多排探测器技术。1998 年 RSNA 年会上推出 4 层螺旋 CT,一次扫描旋转过程能同时获得 4 个层面投影数据,明显减少了获得容积数据时间,并大大提高了 Z 轴方向的空间分辨力,同时能进行 0.5 秒以下的快速扫描,对 CT 扫描方式做了重大革新,更重要的是发展了一个能对巨大容积数据进行处理的图像重建系统。此后在短短的几年中,16 排、32 排、64 排等螺旋 CT 相继进入临床应用。多层螺旋 CT 在探测器结构和数据处理系统两方面做了根本性的改进,这是与单排螺旋 CT 最主要的区别。

单排螺旋 CT 在 Z 轴方向只有一排探测器。多排螺旋 CT 采用了二维探测器结构,即探测器沿 Z 轴扩展,使探测器不仅有横向排列,而且有纵向排列。探测器 Z 轴排列有 4~64 排或更多,探测器总数等于每排数目×总排数。不同厂家的探测器排数和排列方式有所不同,一般分为等宽和不等宽排列两种。在 64 排及以上的多排 CT 中,基本上都是采用等宽的宽体探测器。在 64 排以下,尤其是 16 排 CT,有很多厂家采用了不等宽排列。

不同排列组合的探测器阵列各有利弊。等宽型探测器的层厚组合较为灵活,但外周的探测器只能组合成一个宽探测器阵列使用,并且由于 Z 轴方向探测器比较小,因而探测器间隙过多,会造成射线的利用率下降。不等宽型探测器的优点是在使用宽层厚时,探测器之间总的间隙较少,射线的利用率较高,缺点是层厚组合不如等宽型探测器灵活。

多排螺旋 CT 的探测器向宽体、薄层的方向发展,宽体指探测器组合的 Z 轴覆盖宽度,决定了每 360°扫描覆盖范围;薄层是指每一单列(排)探测器的物理采集层厚,决定了图像空间分辨力。单排 CT 的 Z 轴覆盖宽度只有 10mm,探测器最薄物理采集层厚 1mm。多排螺旋 CT 探测器每一单列的最薄物理采集层厚达到 0.5mm,Z 轴覆盖宽度在 16 排 CT 达 20~32mm,64 排 CT 达到 40mm,320 排 CT 可到 160mm。覆盖范围的增大和层厚的减薄能在提高扫描速度的同时得到更佳的空间分辨力。更高的分辨力对临床应用中的内耳、冠脉细小分支、冠脉支架等的精细显示具有重要意义。但一个重要的事实是,探测器的最薄物理层厚已达 0.5mm,在未来的发展中再提升的空间十分有限,而探测器的宽度仍有较大发展空间。

关于"多层"和"多排"两个不同的概念,"多层"是指 X 线管旋转一周能获得多层图像,"多排"是指探测器的 Z 轴方向的物理排列数目。尽管 CT 机型号是依照旋转一圈能最多采集的层数命名,但多层 CT 螺旋问世以来,就存在两种名称:一种着眼于轴位扫描时,X 线管围绕人体旋转一圈能同时得到独立的多幅断面图像,称为 Multi Slice CT(MSCT),中文称多层(螺旋)CT;另一种是着眼于 Z 轴方向的多排探测器的排列,称为 Multi Detector Row CT(MDCT),中文称多排(螺旋)CT。

第二节　CT 成像原理

一、基本原理

当 X 射线通过人体时,其强度依受检层面组织、器官和病变等的密度(原子序数)的不同,而产生相应的吸收衰减,此过程即 X 射线通过人体时其能量的吸收减弱过程。探测器收集上述衰减后的 X 射线信号(X 射线光子)时,借闪烁晶体(或氙气电离室)、光导管和光电倍增管的作用,将看不见的 X 射线光子转变为可见光线(闪烁晶体的作用),再将光线集中(光导管的作用),然后由光电倍增管将光线转变为电信号并加以放大。借助模拟/数字(A/D)转换器将输入的电信号转变为相应的数字信号后,由计算机处理重建一幅横向断层的图像。这是一幅由各像素的吸收系数排列成的图像,所以完全可以排除上下重叠影像的影响,使图像的细微结构显示清楚。

如前所述,X 射线穿过人体某一部位时,不同密度的组织对 X 射线的吸收量是不同的,密度越高吸收 X 射线越多,探测器接收到的信号就越弱,反之,组织密度越低,吸收 X 射线量越少,探测器接受到的信号便越强。由物理学的吸收定律(或称朗伯定律)可知,当 X 射线穿过任何物质时,其能量与物质的原子相互作用而减弱,减弱的程度与物质的厚度和组成成分或吸收系数有关,其规律可用下列公式表示(图 1-2-1)。

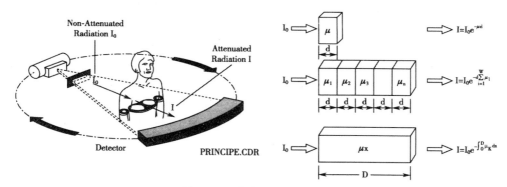

图 1-2-1　线衰减系数 μ 的定义

由上述可知,当能量为 E 的单能射线穿过厚度为 d 的物体后,射线强度 I_0 衰减为 I。对于任一能量射线衰减系数为 $\mu(E)$,则衰减后射线强度 I 可记作:

$$I = I_0 e^{-\mu d}$$

式中:

I_0——入射 X 射线强度;

I——通过物体吸收后的 X 射线强度;

d——物体的厚度;

μ——物体的线衰减系数。

将上式中 μ 移到等号左边,并取对数,得 $\ln I/I_0 = -\mu d$ 或 $\mu = (1/d)\ln(I_0/I)$。

二、若干基本概念

(一)X 线的衰减及衰减系数

X 线穿透物体时会发生衰减,而 CT 成像的基础就是利用不同密度的物质结构衰减量的差异特性进行成像。这种差异是源于其 X 线衰减系数不同,X 线通过物体的衰减遵循以下指数衰减定律

$$I = I_0 e^{-\mu d}$$

式中:I 是通过物体以后经过衰减的 X 线强度;I_0 是入射的 X 线强度;d 是物体的厚度;μ 是物体的线性衰减系数,是物体或组织的特性参数。μ 是一个常量,不同的物体、组织有其特定的衰减系数,可以通过测定 I、I_0 和 d 来确定。

(二)CT 值的计算及 A 体各组织的 CT 值

尽管衰减系数是组织的特性参数,但实际使用上相当不便。因此在 CT 应用中提出用 CT 值来反映衰减系数,鉴于豪恩斯菲尔德对 CT 的贡献,CT 值以其名字命名,即豪氏单位(HU)。CT 值反映的是组织密度,其计算式为

$$CT\ 值=\frac{\mu_物-\mu_水}{\mu_水}\times\alpha$$

式中：α 代表分度因数，是个常数，在 EMI 分度法中为 500，目前常用的是豪氏分度，分度因数为 1000；$\mu_物$ 为各种不同组织的 X 线衰减系数；$\mu_水$ 为水的衰减系数。

CT 值不仅反映物质的衰减系数，在 CT 图像中还反映不同组织的密度。以水的线性衰减系数作为参照，物质衰减系数大于水者 CT 值为正值，小于水者 CT 值为负值。CT 值为正值者表示组织密度大于水，负值者表示组织密度小于水。CT 值越高，表示组织密度越高；反之越低。由于在物理过程中，物质的密度是由物质对 X 线的衰减系数来体现的，因此在分析 CT 图像时，更能提供诊断信息的是组织之间的密度差异，而不是绝对密度。

由上式可求得不同物质或组织的 CT 值，如水的衰减系数（即 μ 值）为 1，代入公式，可计算出几种标志性的 CT 值。

真空的衰减系数（$\mu_{真空}$）为 0，以 0 计算代入公式，有

真空的 CT 值 $=(0-1)\times\alpha=-1000(HU)$

水的 CT 值 $=(1-1)\times\alpha=0$

骨皮质的衰减系数（$\mu_骨$）约为 2.0，代入公式，有

骨的 CT 值 $=(2-1)\times\alpha=1000(HU)$

CT 平扫肝门层面图像，区域 ROI 的 CT 值测量平均值为 56.99HU，标准差为 8.2HU，测量 ROI 面积为 2461mm²。人体不同组织的 CT 值见表 1-2-1。

表 1-2-1　人体不同组织的 CT 值

（HU）

组织	CT 值
空气（近似真空）	−1000
脂肪	−90±10
水	0
凝固血	80±10
静脉血	55±5
血浆	27±2
渗出液	＞18±2
漏出液	＜18±2
致密骨	＞250
松质骨	130±100
脑灰质	40±10
脑白质	30±10
肌肉	45±5
甲状腺	70±10

组织	CT 值
肝脏	60 ± 10
脾脏	45 ± 10
淋巴结	45 ± 10
胰腺	40 ± 10
肾脏	35 ± 10

CT 值的大小与 X 线的能谱有关,相同物质对较低能谱能量的 X 线吸收强,CT 值会有所增大。因此 CT 扫描一般使用较高的电压值($120\sim140kVp$),高电压的作用是:减小光子能的吸收衰减系数,增加穿透率,使探测器能够接收到较高的光子流,但同时也会降低骨骼和软组织的对比度。例如,在头颅扫描中,一般选用较合适的电压值,这样在减少射线束硬化伪影、增加探测器响应的同时,保证了颅骨和软组织之间有一定的吸收差,这样才能显示出颅骨边缘软组织内的小病灶。由于 CT 值还会受射线能量大小的影响,CT 机中需要采取 CT 值校正程序,以保证 CT 值的准确性。

(三)像素与体素

像素是指构成数字图像矩阵的基本单元,像素大小(或一定图像面积内像素的多少)直接关系到图像的清晰度,也即图像空间分辨力。像素越小,图像分辨力越高,图像越细腻。

由于 X 线束穿过一定厚度的人体,所以 CT 图像实际上是包含一定厚度的人体断层,体素即代表一定厚度的三维体积单元,是具有厚度的像素(三维概念)。

(四)重建矩阵与显示矩阵

矩阵与像素密不可分,两者的关系可以表示为

$$像素大小=视野\div矩阵$$

由此可见,在一定的视野下,增大矩阵规模可以缩小像素,提高空间分辨力。需注意的是,决定空间分辨力的是重建矩阵。重建矩阵指最初重建视野范围内所使用的矩阵,直接关系到像素大小;显示矩阵是指在原始重建结果基础上为提高显示图像的细腻度而使用的矩阵,它不再增加信息量,即不增加图像的空间分辨力,但会使已有图像的信息显示得更好。简言之,重建矩阵等于重建视野所含像素数目,显示矩阵等于显示器上图像所含像素数量。工作中使用的显示矩阵总是不低于重建矩阵,目前的 CT 机重建矩阵绝大多数使用 512×512,显示矩阵使用 1024×1024。

(五)采集视野与显示视野

视野(FOV)同矩阵一样,也与像素密不可分。

一般 CT 条件下,矩阵是不变的,要改变像素大小,实践中常改变视野,缩小视野可以缩小像素,提高空间分辨力。同样需要注意的是,决定空间分辨力的是采集视野。采集视野即扫描视野,指最初探测器的探测视野,直接关系到像素大小,如保持扫描矩阵一定,缩小扫描视野,将预先设置的感兴趣区作为扫描视野进行扫描,图像空间分辨力将会提高;显示视野是指在原始数据基础上将全部或者一部分数据进行显示,如缩小显示视野,在其视野内只显示部分数

据,并使用与显示全部数据时相同的显示矩阵,显示图像的细腻度将会提高,这与在显示视野中显示全部数据但增大显示矩阵的效果相一致。

上述缩小采集视野的工作方式称为靶扫描,结合薄层扫描可以获得更好的分辨力,有很好的临床使用价值。而缩小显示视野的工作方式称为靶重建,也是常用的一种图像获得方式,其意义在于无须增加曝射量就可以突出显示重点。

(六)原始数据与显示数据

CT 原始数据是指探测器接收到的透过人体后的衰减 X 线信号,经放大与 A/D 转换后输入计算机的数据,即投影数据。原始数据经过计算机进行图像重建处理后,即形成能显示出图像的显示数据,即图像数据。

螺旋 CT 的一个重要特点是可做回顾性重建。由于螺旋 CT 采用容积采集方式,可利用原始数据,通过改变重建间隔、显示视野、滤过函数等参数做各种重建处理来满足诊断的需要。

(七)重建与重组

原始数据经计算机采用特定的算法处理,得到能用于诊断的横断面图像(显示数据),该处理过程称为重建。每秒重建图像数量以及第一幅图像重建时间是衡量 CT 机性能的一个重要指标。

重组是不涉及原始数据处理的一种图像处理方法,如多平面重组、单平面重组等。过去,有关图像重建与重组的概念有些混淆,三维图像处理有时也采用重建一词来描述,实际上 CT 的多平面重组或者单平面重组都是在已有的横断面图像的基础上,经重新组合或构筑而成。由于是使用已重建形成的横断面图像,因此重组图像的质量与横断面图像有密切的关系,尤其是层厚和层数。横断面越薄、图像的数量越多,重组的效果就越好。

三、CT 图像重建技术

(一)滤波反投影法

滤波反投影法是以中心切片定理为基础的 CT 重建技术,也是当代影像学设备进行图像重建的基本数学方法。在直接利用 CT 扫描所获得的投影数据反投影重建出的 CT 图像中,将会出现模糊和失真,这种现象与图像的高频信息损失有关。为避免上述缺陷,该方法使用一种称为滤波或者卷积的数学方法去除这种模糊,即在反投影前使用滤波器或者卷积核对原始投影数据进行修正,然后再反投影。其优点为:在中心切片定理的基础上只对 CT 扫描所获得的原始数据进行滤波和反投影两步操作即可直接重建出 CT 图像,重建速度快,图像重建系统的硬件成本低,有利于 CT 的普及应用;其缺点在于低剂量条件下图像噪声大幅度增加,图像质量受噪声影响损失严重。此外,FBP 仅为一种理想的数学解析重建方法,在其重建图像过程中对实际 CT 扫描进行诸多近似和假设,可能在图像上引入伪影,进而制约图像质量的提高。

(二)基础图像迭代重建算法

基础图像迭代重建算法是 FBP 的进一步发展,其特点为:在 CT 数据的投影空间构建噪声模型,基于噪声模型生成图像的噪声模板,同时基于 FBP 图像构建解剖模型,进而利用图像噪声模板和解剖模型在图像空间对 FBP 图像迭代降噪并保护解剖信息。

所谓模型,即处理噪声和图像的数学工具,对于 CT 图像的重建,根据处理对象的不同,主要模型包括噪声模型、解剖模型和系统模型;而空间则是这些数学工具作用对象,即数据的呈现方式,比如直角坐标系和极坐标系均属数据不同的呈现方式。CT 的数据空间可分为投影空间和图像空间,前者最熟悉的表现形式为正弦图。

噪声在成像的过程中,是一种客观存在的信号;是所有系统和当今科技不可避免的客观存在;它会干扰人们所需要的有效信号的品质。噪声模型,是采用数学的方式对噪声的特性进行描述和表达,并最终实现对噪声水平的控制。噪声模型帮助实现对噪声的消除和对解剖细节的再现。解剖信息是成像所需要的有效信号,其本身具备特征和规律。解剖模型是采用数学方法对其特征进行描述和表达,目的是在图像重建过程中有效保护解剖信息重现。

基础图像迭代重建算法本质上是基于 FBP 的图像空间迭代降噪技术,其优点是能够在相同辐射剂量下获得比 FBP 噪声更低的 CT 图像,同时抑制噪声导致的条状伪影,降低图像噪声及噪声伪影对医师诊断的干扰,继而降低 CT 扫描的辐射剂量。

另外,为了进一步提高降噪效果,在更高程度上降低 CT 辐射剂量,高级的基础图像迭代重建算法会对不同阶段的噪声分别处理。一般而言,探测器接收信号时伴生的噪声符合统计学泊松分布,但经过各种数据预处理和算法滤波后,这一特性不再保持,最终导致噪声处理的复杂性和低效。在低剂量条件下,这个问题尤其突出——有效成像光子淹没在大量噪声中。而投影空间的 CT 数据则是未经过预处理的原始数据,高级的基础图像迭代重建算法采用在投影空间先进行一轮噪声的建模和消除,之后再把数据推送到图像空间,以显著提高降噪效果。

然而,基础图像迭代重建算法也存在一定的局限,如产生临床上称为蜡状伪影的图像质感漂移。此外,即使是高级的基础图像迭代重建算法,也仅为基于 FBP 图像进行迭代降噪,因此除噪声外的 FBP 算法的一些固有缺陷将难以被其克服。

(三)多模型双空间迭代重建算法

多模型双空间迭代重建算法是 CT 重建技术的最新进展,其技术特征可概括为"多模型双空间"。具体而言,该方法在 CT 数据的投影空间和图像空间分别构造噪声模型和解剖模型,在利用噪声模型刻画和处理噪声的同时,采用解剖模型描述人体组织结构特征,并基于上述模型在投影和图像双空间直接进行迭代重建;更重要的是,除噪声模型和解剖模型,该方法建立了实际 CT 扫描的系统模型,通过系统模型将重建图像通过迭代方式与原始数据进行比较更新,以保证图像的真实呈现,进而在降低辐射剂量的同时保持图像分辨力和图像质感。

该方法的基本过程是从初始图像出发,在投影空间,通过系统模型产生最新的估计数据,并在噪声模型的作用下将估计数据与 CT 原始数据逐一对比,产生误差数据;之后将误差数据通过系统模型转换入图像空间,结合解剖模型更新初始图像;通过迭代重复上述步骤,抑制和去除初始图像的噪声和伪影,得到最终图像。

这里采用双空间的优势为:

(1)CT 在重建图像过程中,会受到众多噪声的"污染"。噪声的出现是客观条件下的必然结果,其来源广泛,如:①成像 X 线光子的统计学特征;②电子噪声;③采样和各种滤波算法。

上述噪声来源可分为两大类：一是有 CT 扫描仪在数据采集阶段产生的噪声；二是在数据投影到图像空间的过程中，由于个别算法和滤波所放大或产生噪声。①和②产生的噪声将在投影空间中通过噪声模型予以抑制和消除，从而有益于精确的系统模型和解剖模型，③产生的噪声则应予以避免和消除。

（2）原始 CT 数据中包含了丰富的信息，这些信息淹没在噪声信号中，利用一般重建方法重建出的图像很难利用到这些信息，多模型双空间迭代重建算法在抑制和去除①和②产生噪声的同时，通过比较估计数据与 CT 原始数据的误差，可以将原始数据中的有效信息通过系统模型转换到图像空间迭代更新至初始图像，从而提高图像分辨力（空间分辨力和密度分辨力），抑制和消除图像伪影。

因此，多模型双空间迭代重建算法的优势不仅仅在于降低噪声及降低噪声的程度，而且可以显著提高图像质量，从而为临床诊疗在图像质量和剂量使用策略间，提供了一个强大的技术手段。但是，该方法需要利用多模型在双空间展开迭代式的计算，其图像重建速度较慢，对图像重建系统的硬件要求也较高。

四、CT 基本扫描模式

（一）步进式扫描

步进式扫描是最基本的 CT 扫描方式，也称断层扫描或轴位扫描，每次扫描过程简单而完整：检查床不动，设定探测器准直宽度后启动曝射，X 线管围绕人体旋转一圈，采集到一个准直宽度的原始数据，然后重建该准直宽度下的图像，形成一幅或多幅图像；移床后可以重复该过程完成第二组图像。上述过程的多次重复方能完成一个部位的检查。

（二）螺旋扫描

螺旋扫描是目前最常用的 CT 扫描方式，曝射时 X 线管旋转与检查床匀速移动同时进行，一次采集到一个宽度大于准直宽度的容积数据，可重建出连续多幅图像。螺旋扫描是现代 CT 的主流技术，具有很大的优势。

螺旋扫描与常规断层扫描相比，有两大优势：①"快"，即扫描速度快，可以缩短检查时间。"快"还可以使整个扫描区域内的动态增强扫描成为现实，可以捕捉到对比剂在不同期相的显影效果。"快"还能在允许的扫描时间内覆盖更长的范围，例如可以一次屏气完成肝、胰腺甚至肾脏的扫描。②"容积数据"，"容积数据"可以在工作站上进行图像后处理，重组成高质量的冠状、矢状、斜位甚至曲面图像，弥补断层扫描的缺陷，还可以进行三维图像的重组。

采用较小的螺距和重叠重建的方法，可使 Z 轴空间分辨力得以改善，从而提高病灶的检出率，一般情况容积数据采用 50% 的重叠重建。

在螺旋扫描中，与常规方式扫描的一个不同是产生了一个新概念——X 线管旋转一周扫描床移动距离与准直器宽度之间的比，具体公式为

螺距＝X 线管旋转 360°床移动的距离（mm）/准直器宽度（mm）

据此，螺距越大，单位时间扫描覆盖距离越长。实际扫描中，要针对不同的要求选择适当的螺距。①当扫描大血管时，主要是观察对比剂的充盈情况，就要在极短时间内（对比剂充盈

良好时)完成扫描,血管的直径较大,可以用较大的螺距,牺牲的密度分辨力不会对大血管病变的诊断产生决定性的影响;②当观察颅内血管结构时,不仅要求高的空间分辨力,而且要求高的密度分辨力,此时的螺距就应当选择小于1,以利细小血管的显示。

第二章 颅脑疾病 CT 诊断

第一节 先天性颅脑畸形

一、胼胝体发育不全

(一)病因病理和临床表现

胼胝体发育不全是较常见的颅脑发育畸形,包括胼胝体完全缺如和部分缺如,常合并脂肪瘤。

(二)诊断要点

侧脑室前角扩大、分离,体部距离增宽,并向外突出,三角部和后角扩大,呈"蝙蝠翼"状。第三脑室扩大并向前上移位于分离的侧脑室之间,大脑纵裂一直延伸到第三脑室顶部。合并脂肪瘤时可见纵裂池为负 CT 值伴边缘钙化。

(三)鉴别诊断

一般无需鉴别。

(四)特别提示

由于 MRI 可以多方位成像,并且矢状位和冠状位显示胼胝体非常清楚,所以对该病诊断有重要意义。

二、Chiari 畸形

(一)病因病理和临床表现

Chiari 畸形又称小脑扁桃体下疝畸形,系后脑的发育异常。小脑扁桃体变尖延长,经枕大孔下疝入颈椎管内,可合并延髓和第四脑室下移、脊髓空洞和幕上脑积水等。

(二)诊断要点

CT 主要表现为幕上脑积水,椎管上端后部类圆形软组织,为下疝的小脑扁桃体。X 线平片可显示颅颈部的畸形。

(三)鉴别诊断

一般无需鉴别。

（四）特别提示

由于 MRI 可以多方位成像，并且矢状位显示脑干、延髓与枕大孔关系及颈髓内部结构非常清楚，所以对该病诊断有重要意义。应行 MRI 检查。

三、脑颜面血管瘤综合征

（一）病因病理和临床表现

脑颜面血管瘤综合征又称 Sturge-Weber 综合征，属于先天性神经皮肤血管发育异常疾病。与神经外胚层和血管中胚层组织发育障碍有关。主要病理改变为颅内血管畸形、颜面三叉神经分布区皮肤血管痣及眼球脉络膜血管畸形。脑的基本病变为覆盖皮质灰质表面的软脑膜血管异常瘤样改变，好发于枕叶或顶枕叶、额叶或颞极，并可以导致血管闭塞、脑组织缺血、萎缩等改变。临床表现主要有：癫痫，部分患者伴偏瘫、不同程度智力低下等，并且颜面部沿三叉神经分布的血管痣的发生常与颅内血管瘤同侧。

（二）诊断要点

CT 主要表现为枕叶或顶枕叶、额叶或颞极不规则斑片状高密度影或斑点状钙化，局部可以伴发脑萎缩或广泛脑萎缩改变（图 2-1-1A）。增强少数病例可以看到钙化部位及周围不规则的轻微脑皮质强化。

（三）鉴别诊断

一般无需鉴别。

（四）特别提示

CT 由于对钙化显示效果较 MRI 好，结合临床上三叉神经分布区颜面部血管痣（图 2-1-1B），对该病诊断有重要意义。

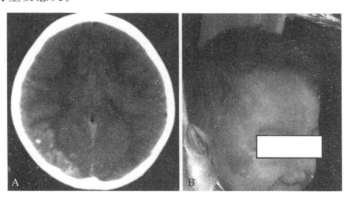

图 2-1-1 脑颜面血管瘤综合征

男性患者，4 岁，因癫痫发作来院就诊。A.CT 显示右侧顶枕叶皮质灰质区密度增高，脑回可见多发斑点状钙化；B.患者右侧可见三叉神经分布区大片红色血管痣，结合 CT 脑内表现，诊断为脑颜面血管瘤综合征

四、Dandy-Walker 畸形

Dandy-Walker 畸形（DWM）即第四脑室中侧孔闭锁，包括典型 DWM、变异型 DWM 及大

枕大池。发病机制可能为菱脑发育障碍、第四脑室正中孔开放延迟或第四脑室前膜区与脉络丛融合失败。主要病变为小脑蚓部完全或部分缺如、第四脑室气球样扩大,约70%伴其他神经管闭合障碍、神经元移行异常、脂肪瘤、下丘脑错构瘤、脊髓空洞等。临床特点为头围增大、枕区膨隆、头痛、呕吐、神经运动发育迟缓、小脑性共济失调及其他并发畸形症状。

(一)诊断要点

(1)小脑蚓部及半球发育不良,第四脑室后壁缺如及向后囊状扩大(图2-1-2A、B),脑干及小脑上池受压,小脑蚓部向上旋转。

(2)小脑天幕上移,小脑后部间隔消失,窦汇与横窦上移、位于人字缝顶端上方,枕骨扇贝状受压,幕上脑积水。

(3)颅后窝扩大及枕骨受压、变薄。

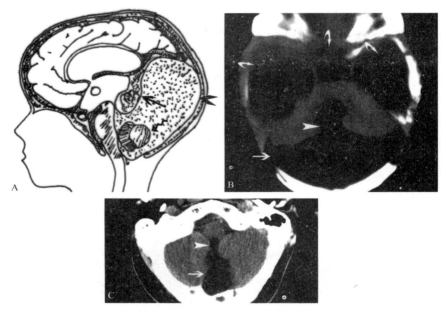

图 2-1-2　Dandy-Walker 畸形(DWM)

A.第四脑室囊状向后扩大(黑燕尾箭头),上蚓部上翻(黑箭),小脑半球发育不良(黑波浪杆弯箭)。B.女,4天。DWM。前囟张力高、颅缝裂开。小脑蚓部缺如(白箭头),第四脑室直接与枕大池(白箭)相通,小脑半球明显缩小,侧脑室及第三脑室明显扩大(3个白弯箭)。C.变异型DWM。第四脑室后壁缺损(白箭头),向后与枕大池(白箭)相通,小脑半球发育较好

(二)特别提示

(1)DWM变异型表现明显较轻,第四脑室上部与上蚓部相对正常,而下蚓部发育不良及逆时针旋转(表2-1-1)。

表 2-1-1　Dandy-Walker 畸形 DWM 与蛛网膜囊肿 CT 鉴别诊断要点

影像学征象	典型 DWM	DWM 变异型	大枕大池	蛛网膜囊肿
部位	占据颅后窝大部	颅后窝中线	颅后窝中线,可向桥小脑角延伸	颅后窝中线,可累及桥小脑角

影像学征象	典型 DWM	DWM 变异型	大枕大池	蛛网膜囊肿
第四脑室	后壁缺如、与大囊腔相通	呈"匙孔"状	正常	可见受压移位
小脑蚓部	缺如或发育不良	部分发育不良	正常	可见受压
梗阻性脑积水	常见	无	无	可能有
钙化与增强	无	无	无	无
颅骨改变	窦汇位于枕内隆突下方	正常	正常	枕骨内板可见扇贝状受压

（2）应与蛛网膜囊肿、Joubert 畸形鉴别。

五、前脑无裂畸形

前脑无裂畸形（HPE）也称无嗅脑畸形，以额叶与深部灰质结构不同程度融合为特征，常并存面中线部畸形。可能为脑憩室化障碍所致，新皮质极度发育不良。临床表现包括面部畸形、小头、尿崩症、抽搐、神经运动发育迟缓、肌张力低下等。

（一）诊断要点

（1）单一脑室或脑室部分发育异常，额叶、间脑、基底节融合（图 2-1-3）。

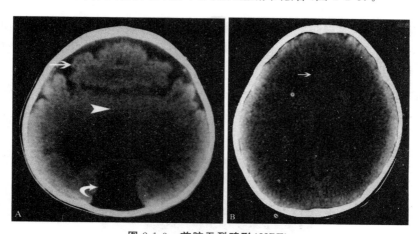

图 2-1-3 前脑无裂畸形（HPE）

A. 女，5 月龄。无脑叶型 HPE。额叶（白箭）与基底节前部（白箭头）融合，侧脑室扩大及融合，无透明隔，中线后部见背侧囊肿（白短弯箭）。B. 女，1 岁。半脑叶型 HPE。大脑纵裂前部缺如，侧脑室前部融合、三角区扩大，额叶深部见异位灰质（白箭），无透明隔

（2）大脑镰及大脑纵裂前部缺如或部分缺如、透明隔缺如。

（3）外侧裂前移及外侧裂角度增大，伴或不伴背侧囊肿、脑积水。

（4）CTA：单一大脑前动脉或其缺如。

（5）CTV：矢状窦与直窦缺如，胚胎型深静脉。

（6）根据畸形程度分型：脑叶型、半脑叶型、无脑叶型（表 2-1-2）。

表 2-1-2　各种前脑无裂畸形 CT 特点

CT 表现	无脑叶型	半脑叶型	脑叶型
面部畸形	严重	不定	无或轻度
侧脑室	单一脑室,无额枕角	无额角,枕角增大	额角分离,枕角正常
第三脑室	缺如	较小	正常
透明隔	缺如	缺如	缺如
大脑镰	缺如	部分缺如	发育良好
大脑半球间裂	缺如	部分缺如	可发育,前下部融合
丘脑与基底节	融合	部分分离	分离
背侧囊肿	有	无	无
血管	单一大脑前动脉,静脉窦及深静脉缺如	正常,或胚胎型深静脉	正常

（二）特别提示

（1）分型依据：有无半球间裂、侧脑室枕角及颞角、中央灰质团块。

（2）胼胝体压部及体后部可形成,胼胝体体前部缺如,胼胝体嘴部发育。

六、无脑回畸形

无脑回畸形属神经元移行障碍,也称光滑脑,特征为大脑半球表面无脑回脑沟结构及皮质增厚、神经元排列紊乱,脑皮质仅有 4 层结构。可伴其他神经元移行障碍及神经管闭合异常。临床表现为神经运动发育迟缓、抽搐等。

（一）诊断要点

（1）大脑半球脑皮质增厚、脑回及脑沟缺如或稀少（图 2-1-4）,灰白质边界欠清楚,外侧裂变浅,岛盖缺如,蛛网膜下隙增宽。

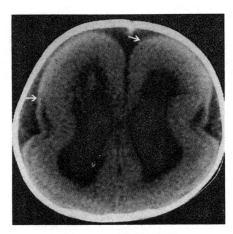

图 2-1-4　无脑回畸形

男,9 月龄。脑回粗大、皮质增厚、脑沟稀少,外侧裂浅,双侧侧脑室扩大（2 个白箭）

（2）Ⅰ型：外观如"8"字形。Ⅱ型：灰白质边界模糊，髓鞘形成不良。Ⅲ型：合并小脑及脑干发育不良。

（二）特别提示

可合并其他神经元移行障碍。

七、脑灰质异位

脑灰质异位（HGM）为最常见的神经元移行障碍，局部神经元发育不良，可合并其他脑畸形。常表现为难治性癫痫、认知及神经运动发育迟缓。

（一）诊断要点

（1）皮质下或室管膜下结节或块状、带状或弧形（脑中脑）等密度影（图 2-1-5A、B），无强化，偶见营养不良性钙化。

（2）包括带状、室管膜下型、脑皮质下型。

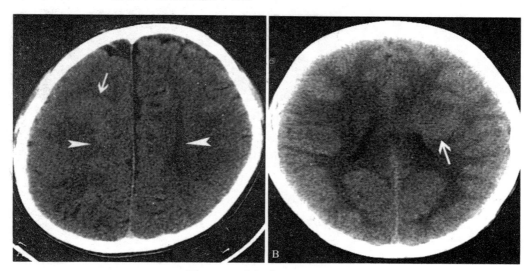

图 2-1-5　脑灰质异位（HGM）

A.男，20 岁。室管膜下型 HGM 伴胼胝体缺如。白箭示右侧脑室旁灰质团块，2 个白色箭头示双侧侧脑室分离、扣带回下移。B.男，9 岁。自幼右侧肢体无力。室管膜下型 HGM。左半卵圆中心灰质团块（白箭）

（二）特别提示

（1）对于较小的灰质异位需薄层扫描及窄窗观察。

（2）与结节性硬化不同的是其 MR 信号与灰质一致。

（3）与等密度转移瘤不同的是无水肿及强化。

八、脑裂畸形

脑裂畸形为最严重的神经元移行障碍，也称无透明隔的前脑无裂畸形。可能是宫内感染、创伤及中毒所致。常合并其他神经元移行障碍等。临床表现包括脑瘫、抽搐、智力低下等。

（一）诊断要点

（1）贯穿于脑实质的裂隙及软脑膜室管膜缝（PE缝），灰质覆盖，深部与脑室相通，中央前后回附近，局部见粗大皮质静脉。闭口型裂隙较小，开口型裂隙较大（图2-1-6A、B）。

（2）Ⅰ度，裂隙宽度似脑沟。Ⅱ度，裂隙深达室管膜下，异位灰质向侧脑室突出。Ⅲ度，裂隙与脑室相通，侧脑室壁典型憩室样外突。

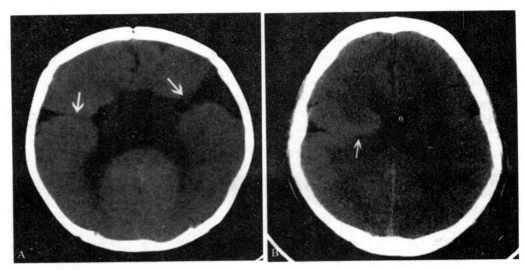

图2-1-6　脑裂畸形

A.男，5月龄。开口型（Ⅲ度），双侧大脑半球裂隙（2个白箭），边缘呈双抛物线状，未见透明隔。B.男，28岁。闭口型（Ⅱ度）。右额叶裂隙，局部围绕灰质结构（白箭）

（二）特别提示

裂隙可为各方向走行，需注意多方位观察。

九、神经纤维瘤病Ⅰ型

神经纤维瘤病Ⅰ型（NF1）也称周围型神经纤维瘤病，属神经皮肤综合征，以牛奶咖啡斑、丛状神经纤维瘤、脑错构瘤病变为特征。

（一）诊断要点

（1）视神经孔、眶上裂、卵圆孔、人字缝扩大、蝶骨大翼发育不良、脑膜钙化。

（2）脑白质异常密度，皮下及颅底孔神经纤维瘤征象（图2-1-7）。

（二）特别提示

（1）诊断标准中与影像学有关者包括脑与视神经胶质瘤、骨质异常、丛状神经纤维瘤。

（2）CT对于NF1脑实质病变显示不如MRI。

（3）颅外病变：肋骨发夹状改变和多发假关节、脊柱侧弯、椎骨扇贝状受压及椎间孔扩大、硬膜囊扩大、脊膜膨出。

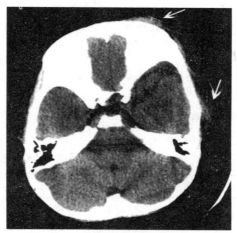

图 2-1-7 神经纤维瘤病Ⅰ型(NFl)

男,5 岁。左蝶骨大翼发育不良,左额颞区(2 个白箭)及眶周皮下多发不规则软组织密度影

十、神经纤维瘤病Ⅱ型(NF2)

神经纤维瘤病Ⅱ型(NF2)也称中央型 NF,以颅内脑外多发肿瘤为特征。明显少于 NF1。临床表现为听力减退、眩晕、共济障碍、其他脑神经受损症状等。

(一)诊断要点

(1)单或双侧听神经瘤,与散发者表现一致(图 2-1-8A),但可侵犯颞骨与耳蜗。其他脑神经(三叉神经最常见)、脊神经鞘瘤。

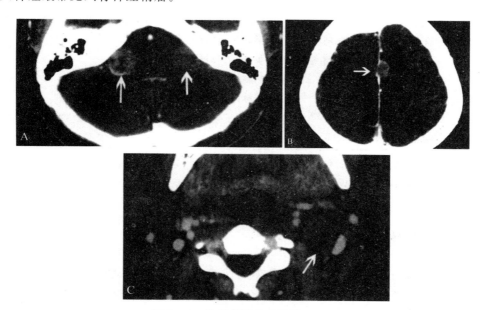

图 2-1-8 神经纤维瘤病Ⅱ型(NF2)

A.女,16 岁。NF2。两侧桥小脑角区不均匀强化肿物(2 个白箭)。B、C.女,19 岁。NF2。B.多发脑膜瘤合并左侧听神经鞘瘤(未列出),白箭示大脑镰脑膜瘤;C.左侧颈动脉鞘迷走神经鞘瘤(白箭)

(2)单发或多发脑膜瘤(图 2-1-8B)或脊膜瘤、脊髓星形细胞瘤或室管膜瘤。

(3)脑膜增厚及钙化、脉络丛与室管膜钙化,继发椎骨受压及侵蚀、椎间孔扩大。

(二)特别提醒

(1)双侧听神经鞘瘤即可诊断本病(图 2-1-8A),听神经瘤者中 2%～10% 为 NF2。

(2)皮肤表现较少及较小。

(3)合并周围神经神经鞘瘤(图 2-1-8C)。

(4)需与其他神经皮肤综合征鉴别(表 2-1-3)。

表 2-1-3　几种常见的神经皮肤综合征 CT 诊断要点

名称	其他名称	皮肤病变	神经系统病变	其他系统病变
神经纤维瘤病Ⅰ型(NF1)	Von Reckling-hausen 病,周围型神经纤维瘤病	牛奶-咖啡斑(>6 个或≥5mm)	视神经胶质瘤、脑脊髓胶质瘤、脑脊髓非肿瘤性错构瘤、神经纤维瘤、硬膜囊扩大、脑膜膨出、脑血管病	虹膜错构瘤、蝶骨翼发育不良、脊柱侧弯、发夹状肋骨、内分泌肿瘤、胫骨弯曲、假关节、指骨等过长
神经纤维瘤病Ⅱ型(NF2)	中央型神经纤维瘤病	少见	单或双侧听神经瘤、多发神经鞘瘤、脑脊膜瘤(常多发)、颅内非肿瘤性钙化、室管膜瘤	继发性椎管膨大、椎间孔空大及骨质侵蚀
结节性硬化(TS)	Bourneville 病	面部对称性结节,脱色斑	室管膜下结节(多有钙化)、脑灰白质错构性病变、室管膜下巨细胞性星形细胞瘤、脑积水	肾囊肿与错构瘤、心脏横纹肌瘤、血管扩张及狭窄、动脉瘤、肝平滑肌瘤与腺瘤、胰脾腺瘤、骨岛、骨囊肿
脑颜面血管瘤综合征	Sturge-Weber 综合征	面部三叉神经分布区葡萄酒色痣	大脑皮质及皮质下脑回状与弧形钙化(顶枕叶常见)、局部脑萎缩、板障增厚、额窦扩大,同侧脉络丛髓静脉增粗、脑皮质及脉络丛异常强化	牛眼征、巩膜与脉络膜血管瘤
脑视网膜血管瘤病	Von Hippel-Lindau 综合征	无	脑、脊髓及视网膜血管网状细胞瘤	内脏囊肿、肾细胞癌、嗜铬细胞瘤

其他几种神经皮肤综合征少见,包括 Wyburn-Mason 综合征、共济失调-毛细血管扩张症、Rendu-Osler-Weber 综合征、Klippel-Trenaunay-Weber 综合征、神经皮肤黑色素病、表皮痣与基底细胞痣综合征、Cowden 病等

十一、结节性硬化

结节性硬化(Bourneville 病)是正染色体显性遗传性神经皮肤病。特点是在脑、肾、肺、心、脾、消化道和骨骼发生错构瘤。临床上以癫痫、智力障碍和皮脂腺瘤三征为特点。

(一)病理

中枢神经系统结节性硬化包括:①皮层和皮层下白质、白质和侧脑室室管膜下错构瘤;②室管膜下结节;③室管膜下巨细胞星形细胞瘤;④放射状异位白质;⑤视网膜星形细胞错

构瘤。

错构瘤肉眼观非常结实坚硬,故称结节性硬化。组织学上,由许多星形细胞和含有 2 或 3 个细胞核的大的卵圆形细胞组成,有的很像星形细胞和(或)神经单位。还有致密纤维胶质增生,异常髓鞘形成以及不同程度的钙化灶。皮层错构瘤使脑回变扁,很像扁平脑回。皮层下错构瘤可发生于任何部位,但以额、顶区多见,明显钙化在婴儿罕见,偶见于 2 岁以上儿童和成年,可为单发孤立性,但常为多发,单发者常伴室管膜下错构瘤,多见于大脑半球,偶见于小脑半球,可侵犯皮层、皮层下和白质。

室管膜下错构瘤常发生于靠近室间孔后部的尾状核头部,侧脑室外侧缘,侧脑室三角区的前面。70%为多发,30%为双侧性,大小各异,数毫米至 10 毫米不等。位于室间孔的错构瘤通常最大和钙化。室管膜下错构瘤钙化率较皮层或皮层下白质病变的钙化率高。10%左右室管膜下错构瘤演变为星形细胞瘤,尤以侵犯室间孔的尾状核头部的巨细胞星形细胞瘤最常见。

(二)临床表现

结节性硬化的发病率约为 1/300000～500000,常见于儿童,约占精神病院的患儿的 0.1%～0.5%。临床表现以癫痫、智力障碍和面部皮脂腺瘤,尤以鼻唇区为特征,白斑痣以及其他各种各样的肿瘤。白斑痣表现为扁平,边界清楚的圆或卵圆形的皮肤病,是最常见和最早期的结节性硬化的皮肤征象。用"皮脂腺瘤"这个名词可能是不适当的,因为皮脂腺增生并不常见,有的甚至完全没有皮脂腺增生,实质上较常见的是结缔组织和血管组织,在组织学上很像血管纤维瘤,90%患者均有血管纤维瘤,因此,用血管纤维瘤比皮脂腺瘤的名词较为准确。皮肤病变可在出生后发现,随年龄增长病变增多和更明显。此外,还可有皮肤血管瘤、奶油咖啡斑等。

结节性硬化除表现在皮肤和中枢神经系统外,身体任何部位均可发生错构瘤,尤以肾血管肌脂肪瘤以及肺错构瘤常见。眼球后极视网膜结晶瘤,由中央含透明玻璃质或钙化的纤维胶质组成,常不影响视力。此外还可有视网膜血管母细胞瘤和脉络膜血管瘤等。

(三)CT 表现

结节性硬化的特征性表现是在侧脑室周围发现钙化结节,这些钙化结节在 2～4 岁患儿,头颅平片难以显示,但 CT 可显示,CT 检出率比头颅平片高 50%。75%钙化结节为多发性,50%为双侧性,皮层下白质,白质的结节也可钙化。钙化程度与智力障碍或癫痫的程度无直接关系。非钙化性结节表现为同密度,病变较小,所以 CT 难显示,但 CT 增强扫描可显示,所以对癫痫患者 CT 增强扫描是有用的。皮质错构瘤呈高密度,可钙化,周围有一薄层低密度。CT 平扫显示脑实质低密度提示脑血管受累,狭窄导致脑梗死,白质低密度灶提示脱髓鞘,轻度或正常的脑室边缘不规则,必须追随复查,才能与脑室旁非钙化性结节所致的变形相鉴别。较大的室间孔结节可使室间孔阻塞,导致脑积水。高分辨 CT 可显示视网膜和(或)脉络膜病变。偶尔,脑小畸形和(或)皮层萎缩,提示普遍性脑发育不良。

颅内钙化结节,可先于皮肤病变。有的婴儿结节性硬化可伴有脉络丛增大,脉络丛血管瘤和大脑中动脉分支的钙化。

10%～15%错构瘤可恶变为胶质母细胞和大圆形星形细胞组织的巨细胞星形细胞瘤,通常生长慢,无转移。室管膜瘤、胶质母细胞瘤和多形胶质母细胞瘤也可由结节性硬化的错构瘤演变而来。良性错构瘤生长慢,钙化性结节不强化,如生长快,钙化性病灶有强化,应考虑到恶变的可能。

颅穹窿可增厚,可能是继发于严重智力障碍,癫痫患者应用苯妥英钠治疗所致。

(四)鉴别诊断

结节性硬化以面部皮脂腺瘤(纤维血管瘤)、癫痫和脑室旁结节样钙化为特征,CT 诊断不难,但应注意与宫内感染的弓形体原虫病、巨细胞病毒脑炎、AVM、Sturge-Weber 综合征和脑白质异位相鉴别。

弓形体原虫病和巨细胞病毒脑炎的钙化斑点较结节性硬化的钙化结节小,常伴脑萎缩或(和)脑小畸形以及基底节钙化。Sturge-Weber 综合征的钙化呈脑回样,分布于枕、顶叶皮层。AVM 的钙化常是环形或弓线形,伴局部脑萎缩。脑白质异位位于脑室旁使脑室边缘不规则,很像结节性硬化,但前者呈等密度,且在脑室内壁,后者高密度,在脑室外壁。

十二、脑-三叉神经血管瘤病(Sturge-Weber 综合征)

Sturge-Weber 综合征既是家族遗传性病变,又可为散发性病变。本综合征以癫痫、面部三叉神经支配区的血管痣和枕叶血管瘤为特征。

(一)病理

胚胎学解释了面部血管痣和枕-顶叶血管瘤的相互关系。在胚胎发育早期,发育成三叉神经支配区的面部皮肤的外胚叶,在发育成枕叶和邻近脑实质的神经管的上面,以及端脑和眼和上面皮的血供相近,因此,随胚胎的发育枕叶后移。

软脑膜血管瘤是很多薄壁,小于 $140\mu m$ 的小静脉网,单层或多达 4～5 层,聚集于脑表面,偶尔相连的小静脉可穿入皮层。软脑膜血管典型者,为单侧性,主要侵犯枕叶,亦可双侧性,侵犯顶、颞、额叶,甚至整个大脑半球,偶尔侵犯小脑。患侧邻近脑实质萎缩。

脑钙化包括脑皮层钙化和小的脑动脉钙化,尤以皮层深层较明显。头颅平片显示的脑回样钙化不是血管钙化,而是脑皮层本身的钙化。这是由于血管瘤本身以及与血管瘤相连的皮层静脉和上矢状窦的血流郁积和(或)栓塞形成,引起局部缺血、缺氧所致。小动脉钙化常在脑表面,与脑回本身无关,偶尔,较深层的皮层,4 和 5 层,可有小滴样毛细血管钙化。

(二)临床表现

面部皮肤毛细血管痣,主要侵犯三叉神经支配区,前额、眼睑区和面颊部,尤以上部常见。癫痫出现于早期,此外还有同侧偏盲、智力障碍、偏瘫、青光眼、蛛网膜下隙出血等。颅内钙化与三叉神经第一支支配区血管痣必须同时出现,才能诊断本综合征。

(三)CT 表现

钙化是 CT 诊断本病的特征。常常是单侧性,位于枕叶,偶可双侧,亦可侵犯顶、颞、额叶、甚至单侧或双侧大脑半球。CT 扫描显示钙化呈脑回样或斑片样。患侧脑实质萎缩,尤以邻近钙化区更明显,表现为脑室扩大,脑沟、脑池、脑裂增宽,鼻旁窦和乳突明显气化,颅穹窿增厚,蝶骨嵴上抬。CT 增强扫描显示血管瘤强化,深部静脉增粗。此外有的病例还可有脉络丛增大或血管瘤,脱髓鞘和胶质增生等征象。我们遇到 1 例,钙化灶侵犯双侧大脑半球和双侧基底节。2 岁以下患儿钙化程度轻。散发病例可伴中脑 AVM。

第二节 脑血管病

一、高血压性脑出血

高血压性脑出血为原发性高血压时脑动脉破裂所致,是最常见的自发性脑出血。好发于50～70岁,急性起病,临床表现为头痛、呕吐、意识障碍、偏瘫、神经功能障碍等。CT为本病首选检查,尤适合于急诊患者。

(一)诊断要点

(1)好发于基底节、丘脑、内外囊、脑干(图2-2-1A),脑叶及小脑少见,呈肾形、结节状或块状高密度(CT值50～70HU),灶周轻中度水肿,较大者破入脑室及蛛网膜下隙。

(2)吸收自周边开始,最终演变为软化灶。

(二)特别提醒

(1)等密度期CT易漏诊,此时MRI仍可见出血信号,亚急性期之后增强扫描可见环状强化(图2-2-1B)。

(2)需与其他原因自发性出血、外伤性脑内血肿及肿瘤出血鉴别。

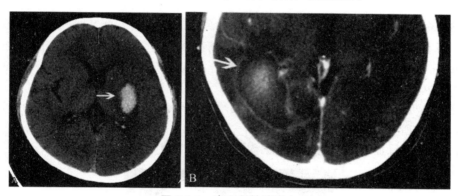

图2-2-1 高血压性脑出血

A.男,70岁。右半身无力6小时。左基底节肾形高密度(白箭),轻度低密度环绕。B.男,74岁。右颞枕叶高血压性脑出血2周。增强扫描,病变周边环状强化(白箭)

二、高血压脑病

高血压脑病是血压急骤升高所致的急性脑病综合征,也称后部可逆性脑病(PRES),常见原因为恶性高血压、子痫、尿毒症、免疫抑制治疗等。病理改变为血管内皮细胞损伤及血脑屏障破坏所致的脑水肿、灶性出血及坏死。临床表现为急性头痛、呕吐、抽搐、意识障碍、肢体功能障碍等。

(一)诊断要点

(1)双侧弥漫或斑片状对称或不对称性低密度(图2-2-2A),脑沟变浅、脑回肿胀。

(2)大脑后动脉供血区,即顶枕叶及颞叶多见,也可侵犯基底节、额叶、小脑及脑干。

（二）特别提醒

（1）治疗后可完全恢复正常；CT 不如 MRI 敏感（图 2-2-2B），难以检出灶性出血。

（2）需与静脉窦血栓等鉴别。

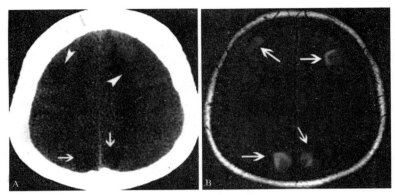

图 2-2-2　高血压脑病

女，22 岁。妊娠子痫，产后 6 天，头痛、呕吐。A.CT 平扫，两侧顶枕叶皮质及皮质下低密度灶（2 个白箭），两侧额叶可疑低密度灶（2 个白箭头）；B.FLAIR 序列，两侧顶枕叶及额叶多发高信号（4 个白箭）

三、自发性蛛网膜下隙出血（SAH）

自发性蛛网膜下隙出血（SAH）为血液进入蛛网膜下隙所致。自发性 SAH 以动脉瘤最常见，其次为各种脑血管畸形与高血压，少数为血液病、烟雾病、颅内肿瘤、抗凝治疗、血管炎、静脉血栓等。常在情绪激动或用力后发病，突发头痛、意识障碍、恶心、呕吐、脑膜刺激征（＋）。

（一）诊断要点

（1）弥散性或局限性脑沟、脑裂及脑池密度增高，重者形似脑池造影（图 2-2-3），可合并交通性脑积水及血管痉挛所致脑梗死。

（2）CTA 示动脉瘤及血管畸形等基础病。

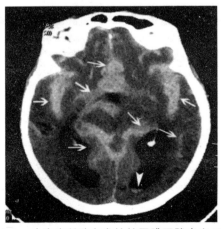

图 2-2-3　动脉瘤所致自发性蛛网膜下隙出血（SAH）

男，80 岁。外侧裂、大脑纵裂、环池、鞍上池及众多脑沟弥散性密度增高（7 个白箭），侧脑室扩大，枕角内少许高密度影（白箭头）

（二）特别提醒

（1）CT有可能漏诊少数SAH及发病7天后的病例，此时需行MRI检查。

（2）出血所在部位有可能提示出血来源。

四、脑梗死

（一）病因病理和临床表现

脑梗死包括缺血性和出血性脑梗死及腔隙性脑梗死。

1. 缺血性脑梗死

是指脑血管闭塞导致供血区域脑组织缺血性坏死。其原因有：①脑血栓形成，继发于脑动脉硬化、动脉瘤、血管畸形、炎性或非炎性脉管炎等；②脑栓塞，如血栓、空气、脂肪栓塞；③低血压和凝血状态。

2. 出血性脑梗死

是指部分缺血性脑梗死继发梗死区内出血。

3. 腔隙性脑梗死

系深部髓质小动脉闭塞所致，为脑深部的小梗死，在卒中病变中占20%，主要好发于中老年人，常见于基底核、内囊、丘脑、放射冠及脑干。

（二）诊断要点

1. 缺血性梗死

CT示低密度灶，其部位和范围与闭塞血管供血区一致，皮髓质同时受累，多呈扇形，基底贴近硬膜。可有占位效应。早期改变，常发生于颅底大动脉主干，表现为其中一段动脉密度增高，称为致密动脉征（图2-2-4）。2～3周时可出现"模糊效应"，病灶变为等密度而不可见。增强扫描可见脑回状强化。1～2个月后形成边界清楚的低密度囊腔。

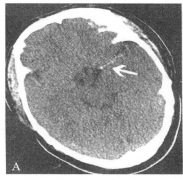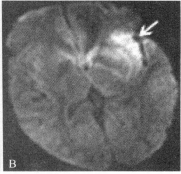

图2-2-4　急性期脑梗死

男性患者，35岁，突发失语、右侧偏瘫3小时。A. CT显示左侧大脑中动脉M1段密度增高（箭）；B.MRI DWI显示左侧颞叶大片急性脑梗死（箭）

2. 出血性梗死

CT示在低密度脑梗死灶内，出现不规则斑点、片状高密度出血灶，占位效应较明显。

3. 腔隙性梗死

CT表现为脑深部的低密度缺血灶，大小为5～15mm，无占位效应。

（三）鉴别诊断

1. 胶质瘤

应于胶质瘤相关鉴别。

2. 脑炎

结合病史和临床症状及实验室检查可鉴别。

（四）特别提示

CT 对急性期及超急性期脑梗死的诊断价值不大，应行 MRI 弥散加权扫描。病情突然加重时应行 CT 复查，明确有无梗死后出血即出血性脑梗死，以指导治疗。

五、动脉瘤

（一）病因病理和临床表现

动脉瘤好发于脑底动脉环及附近分支，是蛛网膜下隙出血的常见原因。发生的主要原因是血流动力学改变，尤其血管分叉部血液流动对血管壁形成剪力以及搏动压力，造成血管壁退化。动脉粥样硬化也是常见因素。另外，其常与其他疾病伴发，如纤维肌肉发育异常、马方综合征等。按形态可分为常见的浆果形、少见的梭形及罕见的夹层动脉瘤。浆果形的囊内可有血栓形成。

（二）诊断要点

分为三型：Ⅰ型无血栓动脉瘤，平扫呈圆形高密度区，均一性强化；Ⅱ型部分血栓动脉瘤，平扫中心或偏心处高密度区，中心和瘤壁强化，其间血栓无强化，呈"靶征"；Ⅲ型完全血栓动脉瘤，平扫呈等密度灶，可有弧形或斑点状钙化，瘤壁环形强化。

（三）鉴别诊断

1. 脑膜瘤

与脑膜宽基相接。

2. 脑出血

结合病史及临床症状。

（四）特别提示

CTA 对动脉瘤显示价值重大，可以立体旋转观察载瘤动脉、瘤颈及其同周围血管的空间关系。

六、脑血管畸形

（一）病因病理和临床表现

脑血管畸形为胚胎期脑血管的发育异常。根据 McCormick1966 年分类，分为动静脉畸形、静脉畸形、毛细血管扩张症、血管曲张和海绵状血管瘤等。动静脉畸形（AVM）最常见，好发于大脑中动脉、后动脉系统，由供血动脉、畸形血管团和引流静脉构成。好发男性，以 20～30 岁最常见。儿童常以脑出血，成人常以癫痫就诊。

（二）诊断要点

显示不规则混杂密度灶,可有钙化,并呈斑点或弧线形强化,水肿和占位效应缺乏（图 2-2-5A）。可合并脑血肿、蛛网膜下隙出血及脑萎缩等改变。

（三）鉴别诊断

当 CT 表现为典型或病变位置较深时,常需与脑梗死、软化灶以及脑肿瘤进行鉴别。

（四）特别提示

CTA 价值重大,可以立体旋转观察供血动脉和引流静脉（图 2-2-5B）。MRA 显示更清楚。

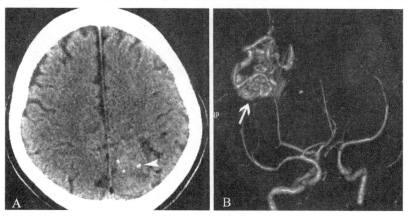

图 2-2-5　颅内动静脉畸形

A. 男性患者,19 岁,因癫痫不规则发作 5 年来院检查,CT 平扫显示左侧顶枕部脑实质内可见多发斑点状钙化影（无尾箭头）,局部脑实质密度增高。DSA 证实为颅内动静脉畸形;B. 男性患者,55 岁,CTA 显示为右侧大脑后动脉的 AVM（VR）（箭）

第三节　颅脑外伤

一、外伤性蛛网膜下隙出血及脑室内出血

外伤性蛛网膜下隙出血（SAH）最常见于脑外伤,其发生率高达 60%～80%,相关临床表现包括头痛、呕吐、脑膜刺激征及意识障碍、血性脑脊液等。脑室内出血多见于重度脑损伤,脑外伤中发生率为 1%～5%。

（一）诊断要点

1.外伤性 SAH

脑池脑沟高密度影,常合并脑外伤其他病变征象（图 2-3-1A）。

2.脑室内出血

脑室内高密度影及液-液平面,常见于枕角（图 2-3-1B）。

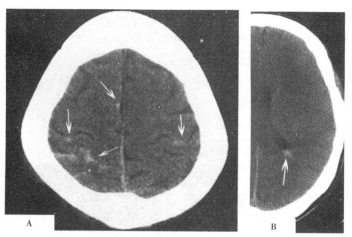

图 2-3-1　外伤性蛛网膜下隙出血（SAH）与脑室内出血

（二）特别提醒

上述病变常并发其他脑外伤性病变。

二、硬膜外血肿（EDH）

硬膜外血肿（EDH）位于颅骨内板与硬脑膜外层之间，为脑膜血管及板障静脉破裂所致。临床表现包括急性意识障碍、颅内压增高及局限性神经功能障碍，有典型的中间清醒期。

（一）诊断要点

（1）颅骨内板下双凸形或梭形高密度影（图 2-3-2A），可跨越中线，不跨越颅缝。

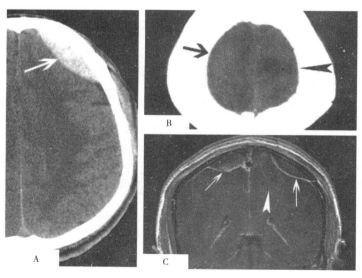

图 2-3-2　硬膜外血肿（EDH）

（2）大部分合并颅骨及脑实质外伤性病变。

（3）亚急性期及慢性期可见包膜强化。

（二）特别提醒

轴位 CT 易漏诊颅顶与颅底 EDH（图 2-3-2B、C）。亚急性与慢性硬膜下血肿,后者常密度较低及可跨越颅缝、范围较大、较少合并骨折。

三、硬膜下血肿（SDH）

硬膜下血肿（SDH）位于硬脑膜与软脑膜之间,为脑表面动、静脉或桥静脉撕裂所致,占颅内血肿50%～60%,分为急性、亚急性与慢性 3 类。临床表现包括头痛、呕吐及神经功能障碍等,可形似脑肿瘤。

（一）诊断要点

（1）颅骨内板下范围较大、新月形或带状高密度影（图 2-3-3A）,可超出 1 块颅骨范围。

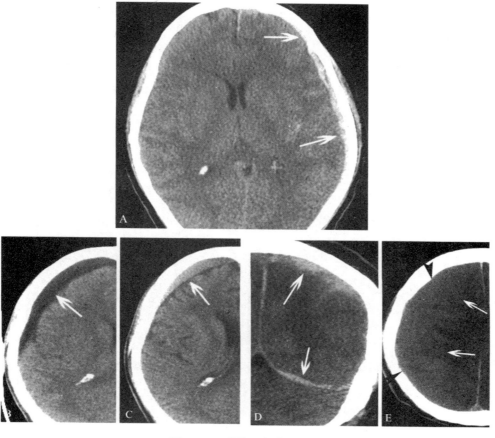

图 2-3-3 硬膜下血肿（SDH）

（2）常合并蛛网膜下隙出血（SAH）。

（3）亚急性期与慢性期可见包膜强化及脑表面血管内移。

（二）特别提醒

（1）可由硬膜下积液进展所致（图 2-3-3B、C）。

（2）颅顶等处者需多方位观察（图 2-3-3D）。

（3）急性期也因贫血、混入脑脊液而密度较低。

（4）由于血肿较薄，窄窗观察易漏诊。

（5）等密度 SDH 需根据同侧灰白质界面内移、脑沟变浅或闭塞等间接征象识别（图 2-3-3E）。

（6）亚急性期 SDH 由于渗透压增大、血肿体积膨大，呈梭形或双凸形，需与硬膜外血肿鉴别。

（7）疑难病例应行 MR 检查。

四、硬膜下积液

硬膜下积液也称硬膜下水瘤，占脑外伤的 0.5%～1%；为蛛网膜撕裂、脑脊液（CSF）进入硬膜下腔所致，有时内部可混有出血。本病以儿童及老年患者多见，临床表现为神经功能障碍、颅内压增高、局灶神经症状等。

（一）诊断要点

（1）好发于双侧或单侧额、颞区（图 2-3-4A），呈内板下方与脑实质之间新月形或条状水样密度影，累及额部者可伸入纵裂前部的大脑镰旁，无或有轻微占位效应。

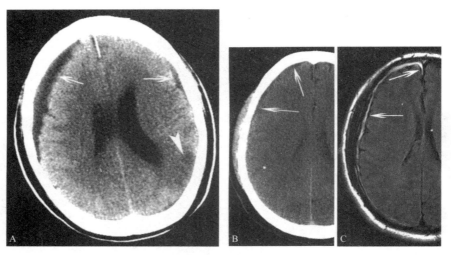

图 2-3-4　硬膜下积液与硬膜下血肿

（2）50% 呈双侧性，但两侧可不对称。

（3）随访变化，积液逐渐吸收，但也可增多及转变为硬膜下血肿，呈混杂或高密度。

（二）特别提醒

（1）本病蛛网膜撕裂为活瓣性，脑脊液逐渐进入硬膜下腔，因此外伤后早期 CT 可为阴性或不明显；随访变化，积液逐渐增多。

（2）部分硬膜下血肿内混有脑脊液，密度较低，可形似硬膜下积液（图 2-3-4B、C）。

（3）双侧及较对称的硬膜下积液应与脑萎缩鉴别（表 2-3-1）。

（4）注意勿遗漏合并的其他脑外伤性病变。

表 2-3-1　硬膜下积液与硬膜下血肿及脑萎缩 CT 鉴别要点

项目	硬膜下积液	硬膜下血肿（SDH）	脑萎缩
年龄	各年龄段，儿童与老年多见	各年龄段，青壮年多见	老年
外伤史	有	有	无
部位	单侧或双侧额颞区多见	常为单侧，幕上颅骨内板下较大范围	双侧性，较对称
CT 密度	脑脊液密度	一般为高密度，也可为等密度、混杂密度或低密度	脑脊液密度
脑回脑沟改变	脑回受压，脑沟变浅	脑回受压，脑沟变浅	脑沟增宽
随访变化	增大或减小，或进展为 SDH	密度减低	无明显变化
MR 检查	各序列信号同 CSF	出血信号，DWI 扩散受限	信号与 CSF 一致

五、脑挫裂伤

（一）病因病理和临床表现

脑挫裂伤是临床最常见的颅脑损伤之一，包括脑挫伤和脑裂伤。脑挫伤是指外力作用下脑组织发生局部静脉淤血、脑水肿、脑肿胀和散在的小灶性出血。脑裂伤则是指脑膜、脑组织或血管撕裂。二者常合并存在，故统称为脑挫裂伤。

（二）诊断要点

CT 表现为低密度脑水肿区内，散布斑点状高密度出血灶。小灶性出血可以互相融合，病变小而局限时可以没有占位效应，但广泛者可以有占位征象（图 2-3-5）。

早期低密度水肿不明显，随着时间推移，水肿区逐渐扩大，第 3～5 天达到高峰，以后出血灶演变为低密度，最终形成软化灶或可不留痕迹。

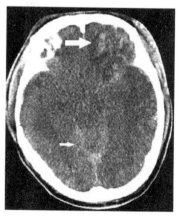

图 2-3-5　颅脑外伤 2 小时后 CT 检查
粗箭示左额叶挫裂伤，细箭示小脑上池蛛网膜下隙出血

（三）鉴别诊断

1.部分容积效应

前颅底骨可能因部分容积效应致脑额叶高密度影，但薄层扫描后即消失。

2.出血性脑梗死

有相应的临床表现和病史。

（四）特别提示

CT可以快速诊断,病变小者如治疗及时一般能痊愈,不遗留或很少有后遗症。病变较大者形成软化灶。

第三章　胸部疾病 CT 诊断

第一节　肺部疾病

一、大叶性肺炎

(一)病因病理和临床表现

大叶性肺炎以秋冬季节多见,常见于青壮年。致病菌主要为肺炎双球菌,炎症累及整个肺叶或肺段。临床表现为突然发病、畏寒发热、胸痛、咳嗽、咳痰,白细胞和中性粒细胞明显升高等。

(二)诊断要点

充血期为边缘不清的云雾状阴影,边缘模糊;实变期表现为大片状密度增高影,部分病变内有充气支气管征;消散期表现为散在的大小不一的斑片状阴影。

(三)鉴别诊断

1.肺结核

肺结核引起的肺不张,CT 扫描可见肺叶缩小,而肺炎则见肺叶边缘膨大。

2.干酪型肺结核

高密度内多见虫蚀样低密度影,多见于上肺,其他肺叶内可见播散灶,以此同大叶性肺炎鉴别。

3.肺癌

中央型可见阻塞性肺炎,纵隔窗可见支气管狭窄,肿块影。

(四)特别提示

影像学检查对肺炎的发现、确定部位、动态变化及鉴别诊断很有帮助。胸部正侧位 X 线片为首选。CT 检查的目的在于鉴别诊断。

二、小叶性肺炎

(一)病因病理和临床表现

小叶性肺炎即为支气管肺炎,常见于婴幼儿和年老体弱者。致病菌主要为肺炎链球菌、金黄色葡萄球菌,常可为麻疹、百日咳、流感的并发症。病变以小叶支气管为中心,在支气管和肺泡内产生炎性渗出。临床表现为畏寒、发热、胸痛、咳嗽、咳痰、呼吸困难等。

（二）诊断要点

病变多见于两中下肺中内带,沿肺纹理分布的斑片、小斑片状影,边缘较模糊。病灶可融合成团片状,常伴有局限性肺气肿,肺不张。

（三）鉴别诊断

1.肺结核

浸润型肺结核多见于上叶,病变新旧不一,可见纤维条索灶。

2.支气管扩张症伴感染肺

内见多发囊状、柱状扩张影,边缘伴有片状影。

（四）特别提示

细菌、病毒和真菌等均可引起小叶性肺炎,影像检查不能判断病变的病原性质。CT 发现小病灶的能力明显优于 X 线平片。

三、间质性肺炎

（一）病因病理和临床表现

细菌和病毒均可以引起间质性肺炎。小儿较成人多见,多继发于麻疹、百日咳、流行性感冒等急性传染病。在病理上为细小支气管壁与周围肺泡壁的浆液渗出及炎性细胞浸润,进一步发生充血、肺气肿或肺不张。临床上有发热、咳嗽、气急及发绀,临床症状明显,而体征不明显。

（二）诊断要点

肺纹理增多、边缘模糊,以两下肺明显,可以有网格状及小点状影,多分布于两肺下叶及肺门周围。另外可见肺气肿,两肺透亮度增高。

（三）鉴别诊断

与其他原因引起的肺间质病变鉴别,如:胶原病、肺尘埃沉着病、细支气管炎等。比较困难,需注意结合临床病史。

（四）特别提示

临床症状明显,但影像学表现相对轻微,两者相互分离,需要注意鉴别。CT 发现小病灶及肺气肿的能力优于 X 线平片。

四、肺脓肿

（一）病因病理和临床表现

引起肺脓肿的细菌主要有肺炎球菌、葡萄球菌、链球菌、大肠埃希菌等。多为支气管源性感染,少数继发于肺部病变如支气管扩张症、肺癌等。化脓性细菌引起肺实质炎变、坏死和液化,液化物质由支气管排出,形成空洞。急性肺脓肿有寒战、高热,咳嗽、咳痰,胸痛,白细胞和中性粒细胞增高。慢性肺脓肿常有咳嗽、咳脓痰和血痰,不规则发热、贫血、消瘦等。

（二）诊断要点

1. 急性肺脓肿

早期见大片状高密度实变阴影,边缘模糊。实质阴影内有多个低密度灶,增强有助于发现肺炎内环形强化的脓肿。后期再融合成厚壁空洞,内壁可凹凸不平,常伴气-液平面,并可伴局部胸膜增厚和少量胸腔积液(图 3-1-1)。

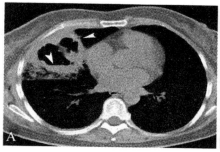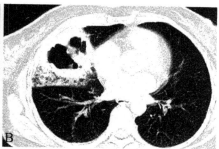

图 3-1-1　肺脓肿

右肺见大片状高密度实变阴影,内可见不规则厚壁空洞及气-液平面(无尾箭头)

2. 慢性肺脓肿

空洞壁较厚,有时可多房,内外壁清楚,可伴液平面,周围肺野可有慢性炎症和纤维索条、支气管扩张等。

3. 血行性肺脓肿

多见于婴幼儿和老年患者,为两肺大小不一的多发片状、结节状阴影,边缘模糊,结节内可见有空洞和液平面,或形成肺气囊,病灶变化快。

(三)鉴别诊断

(1)早期与细菌性肺炎鉴别,空洞未形成期鉴别困难。

(2)空洞形成后与结核空洞、癌性空洞、肺囊肿等鉴别。肺脓肿空洞多为中央性;结核空洞多为偏心、厚壁空洞,周围有卫星灶;癌性空洞偏心,厚壁,有其他继发改变;肺囊肿壁薄,环形透亮影。

(四)特别提示

肺脓肿抗感染治疗后 2 周应复查,以观察病灶有无吸收,尤其是与肺癌进行鉴别。血行性肺脓肿病灶演变迅速,可以一日数变,常可见有的病灶吸收,同时出现新的病灶。CT 和 MRI 均有助于病灶形态、内部结构与周围组织器官的二维立体的观察,临床常选择 CT 作为主要检查方法。

五、肺结核

(一)病因病理和临床表现

肺结核由结核杆菌所致。基本病理改变为渗出性病变,增殖性病变和干酪样坏死。原发性肺结核常见于婴幼儿和儿童,继发性肺结核多见于成人。肺结核临床上分为 4 型:原发性肺结核、血行播散型肺结核、继发性肺结核、结核性胸膜炎。临床表现常见为低热、盗汗、消瘦、乏力、咳嗽、咯血等。

(二)诊断要点

(1)渗出性病变,为肺小叶或腺泡实变。病灶常为多发结节灶,可融合成片状,边缘模糊。

病灶多见于上叶的尖、后段和下叶背段。

（2）结核增殖性肉芽肿形成时，周围渗出逐渐吸收，病灶密度增高，边缘清楚。

（3）干酪性肺炎为大片状或全肺叶受累，密度不均，中央有液化、坏死的低密度区。

（4）结核球直径＞20mm，呈圆形或类圆形，病灶内可见空洞或钙化，周边密度较高，边缘清楚。

（5）结核空洞可为单发或多发，空洞形态多样，空洞壁一般较厚，内壁可不规则，可伴液平面。

（6）结核钙化多见于病灶的中央或边缘，呈条状、结节状或片状。

（7）肺结核，尤其是原发性肺结核，可引起肺门或纵隔淋巴结肿大，增强后淋巴结可轻度强化或环形强化（图3-1-2）。

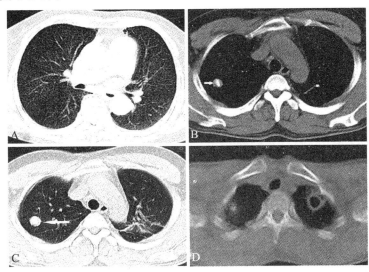

图 3-1-2　肺结核

A.血行播散型肺结核，两肺均匀分布粟粒状小结节影；B.右上肺结核球，右上肺结节内见小片状钙化（箭），纵隔淋巴结增大，可见点状钙化；C.右上肺结核球，右上肺结节灶，边缘光整清晰（箭）。左上肺渗出性病变，边界模糊；D.左上肺纤维空洞型肺结核，左上肺渗出性病变伴空洞形成，壁薄，内壁光整

（三）鉴别诊断

结核早期渗出时主要与肺炎鉴别；干酪性肺炎与大叶性肺炎鉴别；结核球与肺良性肿瘤、肺癌、炎性假瘤鉴别；结核空洞与肺脓肿、肺癌空洞鉴别。

（四）特别提示

渗出性病灶在抗结核治疗后吸收快，常在1～2个月基本吸收，增殖性病灶吸收慢。薄层或高分辨CT能提供病灶更多的影像学信息，从而提高CT对结核的诊断能力。

六、肺泡蛋白沉着症

肺泡蛋白沉着症是一种肺泡腔内富含脂质性嗜酸性蛋白物质的疾病，可能与Ⅱ型肺泡细胞产生表面物质过度及巨噬细胞清除能力障碍有关。病理特征为肺泡腔内聚集过碘酸-雪夫

(PAS)染色阳性的乳白色液体蛋白性物质。好发于 20～50 岁,男性较多见,表现为呼气性呼吸困难、咳出胶冻状物质、发绀等,常因呼吸衰竭及低氧血症、心力衰竭致死。

(一)诊断要点

(1)双侧对称或不对称性斑片状或弥散性气腔实变或 GGO。

(2)小叶间隔光滑增厚,呈多边形,与 GGO 构成碎石路状(图 3-1-3)。

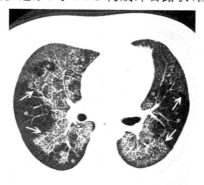

图 3-1-3　肺泡蛋白沉着症

男,33 岁。两肺多发斑片状 GGO 及小叶间隔、小叶内间隔增厚(4 个白箭和 6 个白色星号)

(二)特别提醒

不典型:结节及肿块,较高密度实变。

七、百草枯中毒

百草枯对人体毒性极大,口服 2～6g 即可致死,肺内聚集为血浆浓度的 10～90 倍。肺损伤机制尚不明确,病理改变是肺泡上皮破坏、透明膜形成、肺水肿、出血、纤维化。胸区表现包括咳嗽、咳痰、胸闷、气促、呼吸困难、肺出血及 ARDS、呼吸衰竭。

(一)诊断要点

(1)早期呈散在磨玻璃病变(GGO),进展期 GGO 增大、并出现实变(图 3-1-4),晚期小叶间隔及小叶内间隔增厚、支气管扩张。

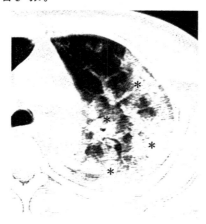

图 3-1-4　百草枯中毒

女,28 岁。左上叶斑片状实变(4 个黑色 *),边界模糊,其余两肺多发类似病变(未列出)

（2）其他：纵隔气肿、胸腔及心包积液。

（二）特别提醒

中毒后 2～3 天的 CT 所见可预测预后。

八、小细胞肺癌（SCLC）

小细胞肺癌（SCLC）占肺癌 15％～20％，具有高度侵袭性，就诊时常已出现转移。起源于支气管黏膜基底层的嗜银细胞，属于神经内分泌肿瘤，免疫组化染色神经元特异性烯醇化酶（NSE）阳性具有特异性。临床表现中，内分泌异常及副肿瘤综合征具有提示诊断的作用。

（一）诊断要点

（1）中央型占 95％，呈肺门区实性肿块伴肺门、纵隔淋巴结转移，融合后形成"冰冻纵隔"，原发灶小，而纵隔转移灶大（图 3-1-5A）。

（2）仅 5％为周围型，以病灶小、而转移较早为特点，边缘可见毛刺及分叶（图 3-1-5B）。

（二）特别提醒

早期转移及内分泌异常提示本病诊断。

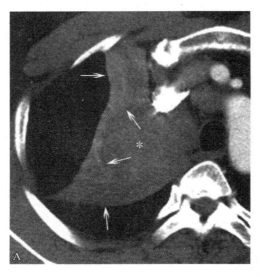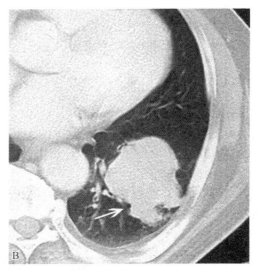

图 3-1-5　小细胞肺癌

A.男，49 岁。右上纵隔旁中度强化肿块（白色星号），其远侧的右上叶体积缩小、实变及明显强化（4 个白箭）。B.男，74 岁。左下叶巨大软组织密度肿块，边缘分叶（白箭）

九、弥散性细支气管肺泡癌（BAC）

弥散性细支气管肺泡癌（BAC）仅占肺癌 5％。2011 年国际肺癌新分类已取消 BAC 个词，代之以原位腺癌、鳞屑样生长的浸润性腺癌及浸润性黏液腺癌。弥散性 BAC 占所有 BAC 的 40％，瘤细胞沿支气管及肺泡壁生长，分非黏液性与黏液性两类。部分病例的大量黏液性痰为其临床特点。

（一）诊断要点

（1）两肺多灶性或弥散性实变或磨玻璃病变（GGO），密度较低，内见含气支气管征。

（2）也可呈弥散性多发结节，边界清楚或模糊，有时见空洞化，壁较厚且不均匀。

（二）特别提醒

实变或 GGO 内枯枝状支气管及增强显示其内强化血管走行为其特征。

十、肺类癌

肺类癌约占肺肿瘤 2%，为具有神经内分泌分化的低恶度肿瘤。瘤细胞排列呈巢状与带状，内见神经内分泌颗粒。平均 45 岁，女性略多见，以 Cushing 综合征及类癌综合征为特征。实验室检查 5-HT、ACTH 等增高。

（一）诊断要点

（1）大部分（85%）为中央型，表现为肺门肿块伴远侧阻塞肺改变等。

（2）周围型者呈类圆形或长条形肿块，可伴钙化及毛刺、胸膜凹陷等。

（3）增强扫描常为明显强化。

（二）特别提醒

可出现淋巴结及血行转移。

十一、肺转移瘤

肺转移瘤为肺外或肺内恶性肿瘤经血行、淋巴途径、支气管等侵入肺、形成与原发肿瘤组织学一致的瘤灶，常见原发瘤包括肺癌、乳腺癌、胃肠道癌及泌尿生殖系统恶性肿瘤等。多数患者临床表现不明显，少数出现咳嗽、痰中带血或咯血、呼吸困难等。

（一）诊断要点

（1）单发或多发结节或肿块、粟粒状病变，随机分布，边界清楚，无毛刺与分叶，大小从微结节至巨大肿块（图 3-1-6A）。

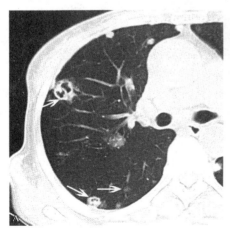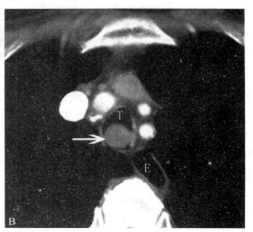

图 3-1-6　**肺转移瘤**

A.男,59 岁。直肠癌肺转移。右肺多发大小不等的结节,胸膜下多见,部分内见空洞（3 个白箭），左肺类似多发病变（未列出）。B.男,74 岁。食管癌气管转移。胸段气管（T）内明显强化的圆形肿块（白箭），（E）食管

（2）瘤灶肺门侧见血管引入。

（二）特别提醒

鳞状细胞癌、移行细胞癌、胃肠道腺癌、肉瘤等转移灶易出现空洞；转移瘤也可侵犯大呼吸道（图 3-1-6B）。

第二节 纵隔疾病

一、胸腺瘤

（一）病因病理和临床表现

胸腺瘤是前纵隔最常见的肿瘤，多见于成年人。病理上可分为上皮细胞型、淋巴细胞型、混合细胞型。临床上根据病理学表现和生物学行为分为良性胸腺瘤和侵袭性胸腺瘤、胸腺癌（罕见）。胸腺瘤多无临床症状，约 1/3 患者临床症状为重症肌无力，胸痛、胸闷、咳嗽等，15％重症肌无力患者伴有胸腺瘤。

（二）诊断要点

良性胸腺瘤表现为前纵隔内圆形、类圆形肿块，大小不一，通常密度均匀，部分可有囊变，边缘光整，可有分叶。增强后实质部分均匀强化（图 3-2-1A）。

侵袭性胸腺瘤表现为边缘不清的肿块，增强后强化明显，密度不均，常侵犯纵隔胸膜、心包，大血管、气管，可沿胸膜种植，可伴胸腔积液（图 3-2-1B）。

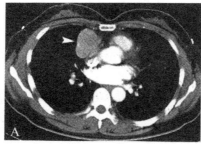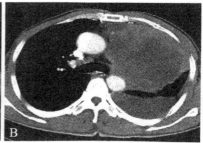

图 3-2-1 胸腺瘤

A.胸腺瘤，右前纵隔见类圆形肿块，密度均匀，边缘光整（无尾箭头），与周围组织分界清晰，轻度均匀强化；B.侵袭性胸腺瘤，左侧前上纵隔巨大肿块，侵犯周边胸膜，不均匀轻度强化，内可见大片液性坏死区，左侧胸腔内见积液

胸腺癌 CT 表现与侵袭性胸腺瘤类似。

（三）鉴别诊断

1.胸腺增生

多见于儿童，密度均匀。

2.畸胎瘤

发生部位较胸腺瘤偏低，边界清楚，密度不均匀，囊性变为水样密度，内见脂肪、骨化、钙化为其典型特征，发病年龄较胸腺瘤轻。

3.淋巴瘤

可见多发淋巴结肿大,可融合,常两侧生长,伴有肺门淋巴结肿大。

(四)特别提示

常规 X 线胸正侧位片一般能明确诊断。CT 对于病灶的发现、大小形态、局部浸润及并发症的诊断具有很高的价值。螺旋 CT 三维重建对肿瘤的显示更有效。CT 检查周围结构明显侵犯或手术时如发现肿瘤侵犯到邻近结构即可定为侵袭性胸腺瘤。

二、胸腺癌

胸腺癌来自胸腺上皮,具有局部侵袭性、淋巴结与血行转移。包括鳞状细胞癌、神经内分泌癌、淋巴上皮样癌、黏液表皮样癌、未分化癌、基底细胞癌、肉瘤样癌、透明细胞癌、乳头状癌等。好发年龄平均 46 岁。表现为胸痛、咳嗽、上腔静脉综合征、高钙血症、类癌综合征、Cushing 综合征等。

(一)诊断要点

(1)前纵隔大肿块(>5cm),边缘分叶及不规则,侵犯纵隔结构及胸壁(图 3-2-2A、B),可伴淋巴结大及远处转移。

(2)常为不均匀、中度强化。

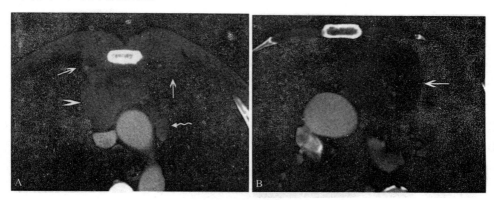

图 3-2-2　胸腺癌

A.男,40 岁。胸腺癌。前纵隔明显及不均匀强化肿物(白色燕尾箭头),向前侵犯前胸壁(2 个白箭),主动脉弓左侧增大淋巴结(白色波浪弯箭)。B.男,71 岁。胸腺类癌。前纵隔球形、不均匀强化肿块(白箭),内见斑点状钙化

(二)特别提醒

远处转移及局部结构侵犯提示本病,但需要与胸腺其他疾病鉴别(表 3-2-1)。

表 3-2-1　胸腺病变 CT 鉴别要点

疾病	临床病理特点	CT 特点
胸腺增生	好发于儿童及青少年,体积增大、结构正常或淋巴滤泡增生,可伴重症肌无力、类风湿关节炎、甲状腺功能亢进等	胸腺正常、增大或脂肪化的胸腺内>0.5cm 的软组织结节与肿块或片状影

疾病	临床病理特点	CT 特点
胸腺反跳	见于化疗、放疗、激素治疗后、严重疾病后	在上述原因后数月内增大,恢复正常或进一步增大
胸腺瘤	按生物学行为分为侵袭与非侵袭性,按细胞分化分为 A、AB、B_1、B_2、B_3 型,为前纵隔最常见肿瘤	类圆形、分叶状肿物,边缘不整。常突向一侧,较大伴囊变及坏死,侵袭性者肿瘤周围脂肪间隙密度增高与模糊、胸膜增厚与积、胸膜结节,少数累及腹膜后
胸腺癌	包括鳞状细胞癌、淋巴上皮癌、类癌等	前纵隔较大肿块,伴邻近结构侵犯、淋巴结转移及远处转移、胸膜与心包种植等
胸腺脂肪瘤	组织学为成熟脂肪,少数呈蒂状与胸腺相连,平片似心影增大	前纵隔脂肪密度肿物,内见索条状及结节状软组织密度影,有时肿块巨大、包绕心脏
胸腺囊肿	来自胸腺咽管残余,偶见手术后及化疗、感染后	类圆形或囊袋状低密度,壁可钙化,无强化
胸腺淋巴瘤	主要是霍奇金病	胸腺弥散性增大及软组织肿块

三、胸内甲状腺

胸内甲状腺大部分为甲状腺肿,也可为甲状腺腺瘤、甲状腺癌及淋巴瘤,少数为异位甲状腺。多见于女性,临床表现常为食管与气管受压症状。

(一)诊断要点

(1)前上纵隔肿物,与颈区甲状腺相连,主动脉弓及其分支、头臂静脉受压后移,气管受压向后及一侧移位(图 3-2-3),平扫为高密度、低密度、等密度的混杂密度,高密度区代表碘对比剂摄取。

(2)增强扫描实性区明显强化。

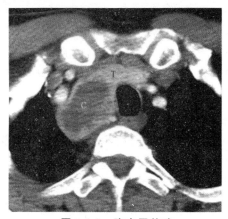

图 3-2-3 胸内甲状腺

女,57 岁。气管受压、其右侧囊性肿物(C),与增大的甲状腺(T)相连

（二）特别提醒

与甲状腺相连及气管移位为其特征。

四、畸胎瘤

纵隔畸胎瘤起源于生殖细胞,常为良性及囊实性,病理学包括成熟性、囊性、不成熟性及恶性畸胎瘤,前者最常见,包含分化良好的外胚层结构,如皮肤、毛发,以及软骨、肌肉。好发年龄为青少年,较小时无症状,较大者压迫纵隔结构引起气短、咳嗽、胸骨后压迫感及疼痛等症状。

（一）诊断要点

（1）前纵隔较大肿物,常偏向一侧,内含多种密度结构,包括软组织、脂肪或骨髓、钙化或牙、水样密度(图 3-2-4A)。

（2）实性区域中度强化(图 3-2-4B)。

（3）并发症:肺不张、肺炎、破入主动脉及上腔静脉。

（二）特别提醒

轮廓不规则、呈结节状、边界模糊、包膜较厚及强化提示为恶性畸胎瘤。

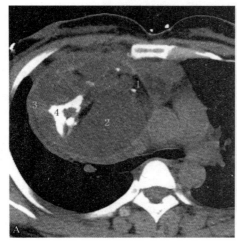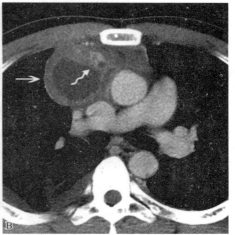

图 3-2-4　成熟畸胎瘤

A.男,24 岁。右前上纵隔巨大混杂密度肿物,内见脂肪密度(1)、水样密度(2)、软组织密度(3)及钙化密度(4)。B.女,32 岁。右前上纵隔囊实性肿物(白箭),囊壁及左前方实性区较明显强化(白色波浪弯箭)

五、淋巴瘤

纵隔淋巴瘤常为全身淋巴瘤一部分。早期可局限于一侧气管旁淋巴结,通常迅速发展侵及两侧纵隔淋巴结,并侵犯结外组织。临床表现为发热和浅表淋巴结大,压迫呼吸道时可致咳嗽及呼吸困难等。

（一）诊断要点

（1）前纵隔和支气管旁组淋巴结大最常见,气管与支气管组和隆突下组次之,可融合成块,较大时坏死,放疗后还可出现钙化,轻度强化(图 3-2-5)。

（2）其他：胸腔及心包积液、胸膜结节、肺内浸润病灶。

（二）特别提醒

多组淋巴结受侵，前纵隔及气管旁较多。

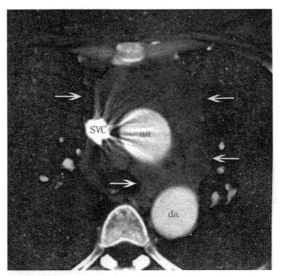

图 3-2-5　淋巴瘤

女，29 岁。前中纵隔弥散性软组织肿块（4 个白箭），并向后累及主-肺动脉窗、气管右前方；SVC.上腔静脉；aa.升主动脉；da.降主动脉

第四章 骨关节疾病 CT 诊断

第一节 骨关节疾病

一、骨折

（一）病因病理和临床表现

骨折可发生于任何年龄,包括外伤性骨折和病理性骨折两类。外伤为骨折的最常见原因,其组织改变包括骨折解剖、骨折对软组织的损伤、软组织对骨折的影响。临床表现为疼痛、肿胀、畸形、功能障碍。下文主要介绍外伤性骨折 CT 表现。

（二）诊断要点

(1)骨窗上线形骨折表现为骨皮质断裂线状密度减低影,边界锐利,常在多层面上显示,可伴有骨小梁的扭曲和紊乱,骨外形正常或有成角、错位、分离和重叠等;嵌入性骨折或压缩性骨折 CT 可显示线状或带状的密度增高影。对粉碎性骨折和关节附近韧带撕脱性骨折的碎骨片,CT 能清楚显示其位置和数目。胸骨骨折:轴位扫描易被漏诊,冠状位和矢状位重组容易诊断。髋臼骨折:髋臼骨折因髋臼解剖复杂,且骨折常为粉碎性,CT 扫描能精确描述骨折粉碎程度,骨折片形状及相互立体关系,关节内游离骨块,矢状位和冠状位重建图像可用于显示关节面吻合情况及髋臼负重结构关系恢复情况。

(2)软组织窗位片上主要显示骨折线附近软组织改变,如水肿显示为肌间隙模糊,肌肉肿胀,密度正常或略低;局部血肿则为边界清楚或不清楚的高密度区,关节附近的骨折致关节囊内出血,可显示关节囊肿胀,关节囊内密度增高;肌肉或关节周围组织嵌入骨折断端可显示为软组织密度影。

(3)骨折愈合过程中形成的骨痂,在 CT 上表现为原骨折线处骨皮质周围软组织内不定形的高密度影,内缘与骨皮质相连,部分病例可形成骨化性肌炎改变(图4-1-1)。

（三）鉴别诊断

1.骨滋养动脉管影

CT 横断位显示条状低密度影,边缘较光整、规则,范围局限,周围软组织无肿胀。

2.干骺线

为横形低密度带,边缘呈不规则锯齿状,周围软组织间隙清晰。

（四）特别提示

骨折检查首选普通 X 线片,CT 常用于对判断解剖结构复杂部位的骨折和严重脊柱外伤、骨盆、髋关节、膝及肩关节的外伤和了解骨折碎片及其移位情况,也用于显示出血、血肿以及发现外伤性的异物并加以定位。对于脊柱骨折特别是寰枢椎骨折,CT能准确确定骨折、碎骨片各种移位及椎管内容物损伤情况。对于骨盆骨折,CT不仅可清楚显示骨折情况,还可显示盆腔内脏器的损伤情况,提供全面的诊断资料。所以,X线平片与CT、三维重组图像结合使用,为骨折提供更全面的资料,可对骨折及其并发症做出更全面的评价,对治疗及预后有积极的意义。

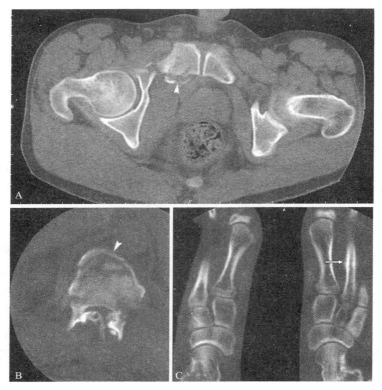

图 4-1-1　骨折

A.骨盆骨折,右侧耻骨上支骨折,并出现骨碎片(无尾箭头);B.腰椎爆裂性骨折,腰椎椎体、椎弓、棘突均断裂,骨折端进入椎管内(无尾箭头);C.左侧第 2 跖骨陈旧性骨折(长箭)

二、脱　位

(一)病因病理和临床表现

脱位是由于关节囊、韧带、肌腱被暴力损伤,使构成关节的骨端错位而失去正常的解剖关系称脱位,可分为完全脱位和半脱位。临床常表现为肿胀、疼痛、关节畸形、活动障碍等。

(二)诊断要点

对解剖结构复杂关节,CT无影像重叠且具有很高的分辨率,对关节脱位显示非常清楚。尤其对于普通 X 线难以发现的关节脱位,CT 扫描及重组可清晰显示,如 CT 横断面扫描能显示胸锁关节的前、后脱位,CT 对显示髋关节、膝关节和肩关节、肘关节和腕关节的脱位也非常好。

寰枢椎脱位显示骨折分离和脱位的征象,前后脱位 CT 图像可见到齿状突与寰椎前结节距离增大,齿状突与枢椎二侧块间隙不对称。

髋关节脱位常常合并股骨头或髋臼缘骨折及股骨头圆韧带窝的撕脱骨折,产生小骨片。CT 扫描图像能清楚显示股骨头前脱位或后脱位、骨折情况,以及很小碎骨片的位置和移位程度。髋关节脱位时,由于关节内骨折,血液及髓内脂肪进入关节囊内形成关节积脂征。如另有气体进入关节囊内,则关节内同时存在 3 种成分,称为关节积气脂血征,此征象在诊断关节内骨折有重要意义。

增强扫描后可显示骨折脱位后周围大血管损伤的情况,尤其后脱位时对大血管的损伤(图 4-1-2)。

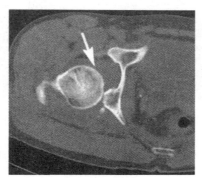

图 4-1-2 股骨头半脱位
CT 显示右侧股骨头向后脱位,髋关节软组织肿胀(箭)

(三)鉴别诊断

根据病史多可确诊,必要时可以行双侧扫描对照。

(四)特别提示

外伤性脱位多发生在活动范围较大、关节囊和周围韧带不坚韧及结构不稳固的关节,普通 X 线检查即可确诊,无需进行 CT 检查。但某些小关节和骨骼未完全骨化的关节脱位,特别是不完全脱位,X 线征象不明确,诊断困难,CT 能提供十分有益的帮助,并且能发现关节内碎骨片等,为治疗方案的确定提供依据。

三、强直性脊柱炎

强直性脊柱炎(AS)是一种主要累及中轴骨的自身免疫性炎性疾病,为血清阴性关节炎之一。主要累及骶髂关节、脊柱。男性约为女性 5 倍,好发年龄为 15~35 岁。临床特点为慢性背痛与僵直。

(一)诊断要点

(1)早期累及骶髂关节前部,导致关节软骨下骨硬化、关节面模糊,脊柱则以椎体前角侵蚀较早,形成"方椎"。

(2)病变进展出现骨侵蚀、关节软骨面下囊变(图 4-1-3A),脊柱病变自下向上发展。

(3)晚期关节间隙狭窄、强直(图 4-1-3B),脊柱前、后纵韧带钙化,呈"竹节"状外观。

（二）特别提示

（1）AS 也可累及大关节，如髋、膝关节。

（2）侵犯肌腱韧带附着处称附丽病。

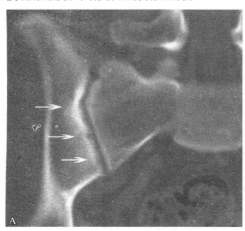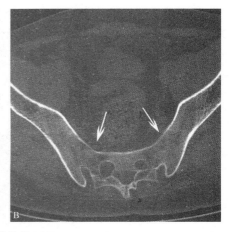

图 4-1-3　强直性脊柱炎（AS）

A.男，21 岁。冠状位 MPR。双侧骶髂关节（左侧未列出）面密度增高、髂骨面为著（3 个白箭），关节面形态不整，多发小囊变。B.女，24 岁。双侧骶髂关节间隙消失、骨小梁通过（骨性强直）（2 个白箭）

四、类风湿关节炎大关节病变

类风湿关节炎（RA）是类风湿因子阳性关节炎，好发于手足小关节，其大关节病变包括膝、髋、肘、肩关节等，造成关节软骨丧失、软骨下骨囊性变等。

（一）诊断要点

（1）关节间隙对称性狭窄或纤维性或骨性关节强直。

（2）关节面下囊性变（图 4-1-4）。

（3）髋臼及股骨头可向骨盆突出，继发骨性关节炎与骨坏死。

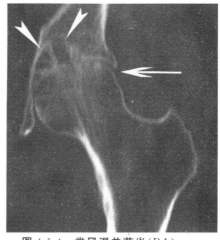

图 4-1-4　类风湿关节炎（RA）

男,81 岁。RA 多年。双侧(右侧未列出)髋关节间隙显著狭窄(白箭)、部分骨小梁通过,关节面下多发囊变(2 个白箭头)

(二)特别提示

RA 还可累及寰枢关节致半脱位。

五、骨性关节炎

骨性关节炎(OA)也称退行性骨关节病,是累及全关节结构,即软骨、骨、韧带、特定肌肉、关节囊及滑膜的慢性炎性疾病。OA 好发于承重大关节,膝关节常见,其他包括髋关节、脊柱、腕及手、肩关节等。临床表现主要是疼痛与活动受限。

(一)诊断要点

(1)关节间隙不均匀及狭窄,常两侧发病,但多不对称,关节游离体。

(2)骨端形态不整、硬化、骨赘及骨刺(图 4-1-5A),骨性关节面塌陷,软骨下囊性变。

(3)脊柱:终板硬化、骨赘、椎小关节面硬化及间隙狭窄、椎间盘膨出及内含气体、椎间隙狭窄、椎体排列不整(图 4-1-5B、C)。

(二)特别提示

CT 对于软骨及其下方病变、半月板及韧带异常等显示不如 MRI。

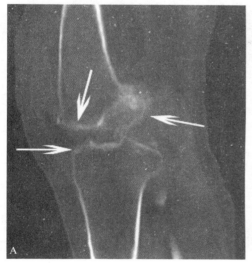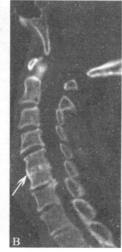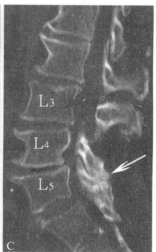

图 4-1-5　骨性关节炎(OA)

A.男,79 岁。矢状位 MPR。膝关节间隙狭窄,关节面形态不整及密度增高(3 个白箭),关节内多发游离体。B、C.女,73 岁。B.颈椎排列欠整齐。椎体边缘密度增高,$C_{5\sim6}$ 间隙明显狭窄(白箭);C.腰椎顺列不整,L_3、L_4 及 L_5 为著,多发椎体边缘突出及密度增高,椎小关节间隙狭窄及密度增高(白箭)

六、骨结核

骨结核为常见的肺外结核,多由肺结核播散所致,结核菌常停留于血供丰富的骨松质,好发部位包括脊椎、长骨干骺端,穿破皮质后可形成寒性脓肿。临床特点为局部肿胀、疼痛、活动受限、畸形、神经压迫及结核中毒症状等。

（一）诊断要点

（1）脊柱好发于两个相邻的椎体，也可累及附件及单个椎体，腰椎及胸腰段多见，可见骨破坏、死骨、椎间盘及终板软骨破坏、椎间隙狭窄或消失、椎旁脓肿（包括腰大肌）（图 4-1-6A、B），后者环形强化。

（2）长骨病变骨骨质疏松，局限性溶骨性破坏，内见泥沙状及斑点状死骨，邻近软组织脓肿。

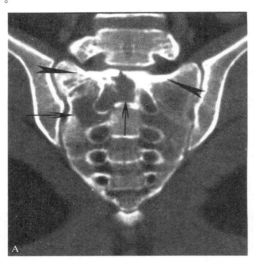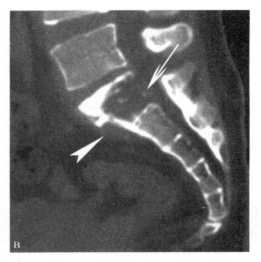

图 4-1-6　骨结核

男，21 岁。A.曲面重组图。第 12 骶椎骨质破坏（黑箭），累及右侧第 1 骶孔，上缘骨硬化（黑箭头）；B.矢状位 MPR，病变内多发结节状死骨（白箭），骶前软组织肿胀（白箭头）

（二）特别提示

长骨结核常需与骨脓肿鉴别，后者进展迅速，可侵犯关节及造成骨硬化。

七、化脓性关节炎

化脓性关节炎为化脓菌所致的关节病变，儿童多见，也可因创伤、手术等继发感染。常见于滑膜关节，如四肢大关节、椎间盘等处。表现为局部疼痛、红肿、活动受限、全身感染症状等。

（一）诊断要点

（1）急性期为关节肿胀、骨质稀疏、关节积液，随后出现软骨破坏、骨质侵蚀与死骨、空洞、关节间隙狭窄（图 4-1-7）、脓肿。

（2）晚期出现关节强直及骨硬化。

（二）特别提示

（1）与结核不同之处是进展迅速。

（2）可合并骨髓炎。

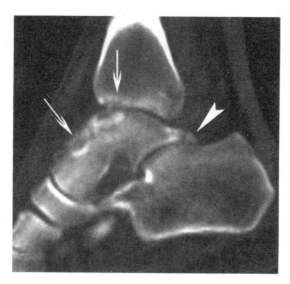

图 4-1-7　化脓性关节炎

女,56 岁。左距小腿关节间隙狭窄、关节面硬化及多发骨质破坏(2 个白箭)、骨赘(白箭头)

八、骨髓炎

骨髓炎常为血行感染化脓菌所致,慢性者则为急性骨髓炎迁延未愈形成。急性者突然起病,出现高热、局部皮温增高、疼痛、肿胀,慢性者局部窦道、间断性流脓等。

(一)诊断要点

(1)急性软组织肿胀、皮下脂肪密度增高及模糊,随后骨质疏松、筛孔状骨质破坏(图 4-1-8A)、骨膜反应、脓肿形成、死骨。

(2)慢性病骨塑形异常、皮质增厚、髓腔密度增高、死骨、窦道(图 4-1-8B)。

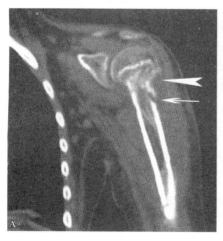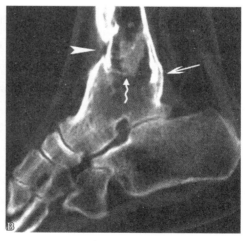

图 4-1-8　骨髓炎

A.女,11 岁。左肱骨上段骨质密度减低,皮质中断(白箭头)及窦道形成(白箭)。B.男,55 岁。胫骨下段形态异常,皮质增厚(白箭),前部皮质缺损(白箭头),髓腔内死骨(白色波浪弯箭),距小腿关节骨性强直

（二）特别提示

（1）儿童急性骨髓炎需与Ewing肉瘤等鉴别，疑难病例可行穿刺确定。

（2）慢性弥漫硬化性者称Garre骨髓炎。

第二节 骨肿瘤与肿瘤样病变

一、骨巨细胞瘤

（一）病因病理和临床表现

骨巨细胞瘤是起源于骨髓结缔组织的间充质细胞，亦称破骨细胞瘤。本病较常见，多见于20～40岁成人，无明显性别差异，分为良性、生长活跃性和恶性。好发部位以股骨下端为多见，次为胫骨上端及桡骨下端，三处发病占全部的60%～70%；然后为肱骨上端、腓骨上端、胫骨下端、股骨上端和掌骨、指骨。病变有明显的横向生长倾向，一般单发，偶可多发。病理上，根据单核瘤细胞和多核巨细胞的组织学特点，可分为Ⅰ、Ⅱ、Ⅲ三级。Ⅰ级表示良性，Ⅱ、Ⅲ级表示恶性。本病起病缓慢，主要临床表现为局部疼痛（常为间歇性钝痛）、肿胀和压痛。组织学上虽属良性，但可发生转移。

（二）诊断要点

CT平扫见位于骨端的囊性膨胀性低密度骨破坏区。病灶区骨皮质变薄，骨壳完整连续，多数也可见小范围的间断；骨壳外缘基本光滑，内缘多呈波浪状，为骨壳内面的骨嵴所致，一般无真性骨性间隔。骨破坏区边缘无新生骨形成的骨质增生硬化带。生长活跃的骨巨细胞瘤和恶性巨细胞瘤的骨壳往往不完整，并常可见骨壳外的软组织肿块影（图4-2-1）。骨破坏区内为软组织密度影，无钙化和骨化影；病灶内若有出血，密度可增高；病灶内若有坏死液化则可见更低密度区（图4-2-1A）；巨细胞瘤伴病理性骨折时，CT显示骨皮质断裂和软组织肿块。增强扫描肿瘤组织有较明显的强化，而坏死囊变区无强化（图4-2-1B、C）。发生于腰骶椎的巨细胞瘤，巨大的分叶分房的软组织肿块可突向腹腔、盆腔内，增强CT扫描可显示肿块周边和肿块内分隔状的强化。

（三）鉴别诊断

1.动脉瘤样骨囊肿

原发性动脉瘤样骨囊肿好发于较小年龄，在骨成熟后病变可延入关节下区，如CT或MRI显示液-液平面，需行增强扫描，一般动脉瘤样骨囊肿无明显强化或边缘轻微强化，而骨巨细胞瘤常呈明显不均匀强化。

2.骨囊肿

病变常位于干骺端或近骨端，呈中心型骨质破坏，密度较低，骨皮质对称性变薄，发生骨折时见碎骨片陷落及液平面。

3.骨肉瘤

好发青少年,发生于干骺端,表现为骨质破坏,骨性基质,软组织肿块,针状、絮状骨膜反应及骨膜三角。

(四)特别提示

骨巨细胞瘤比较特殊,多数为良性,但亦有部分为生长活跃性,少数恶性,临床随访有助于鉴别。

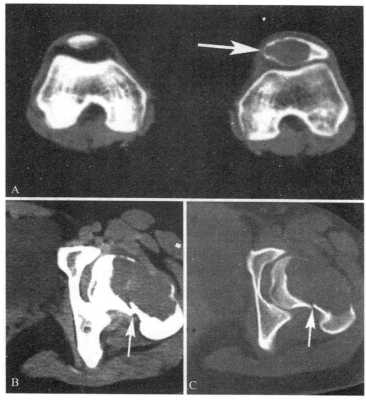

图 4-2-1　骨巨细胞瘤

A.左侧髌骨骨巨细胞瘤(Ⅰ级),可见髌骨内膨胀性生长的囊性病灶,骨皮质明显变薄(箭);B、C.左股骨骨巨细胞瘤并病理性骨折(箭)

二、骨软骨瘤

(一)病因病理和临床表现

骨软骨瘤可单发或多发,后者有家族遗传性。单发者是最常见的良性骨肿瘤。本病多见于儿童或青少年,常见于 10~30 岁。本病仅发生于软骨内骨化的骨骼,长骨干骺端为其好发部位,以股骨下端和胫骨上端最常见,约占 50%,其次为肱骨上端、桡骨下端、胫骨下端和腓骨两端。组织学上肿瘤由三种组织构成,即由骨质构成的瘤体、透明软骨帽和纤维组织包膜。临床上,肿瘤早期一般无症状,仅局部可扪及小的硬结。肿瘤增大时,可有轻度压痛和局部畸形,靠近关节可引起活动障碍。有柄型肿瘤可因病理性骨折而引起剧烈疼痛。

（二）诊断要点

1.单发骨软骨瘤

CT 表现为与骨皮质相连的骨性突起,病灶呈分叶状或菜花状,其顶端由软骨帽覆盖,软骨帽内的钙化 CT 显示为圆形或菜花状不规则的高密度影。肿瘤较大时压迫邻近骨骼使之产生变形、移位、萎缩,一般无侵蚀,也无骨膜反应。

2.多发性骨软骨瘤

特点为病灶多发,且形状、大小不一;部分呈对称性生长;常有患骨发育异常(图 4-2-2)。

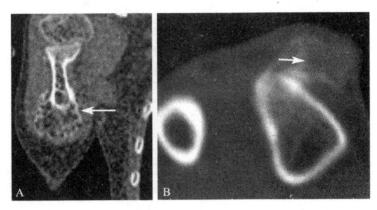

图 4-2-2　骨软骨瘤

A.肱骨骨软骨瘤,右侧肱骨可见与骨皮质相连的骨性突起,病灶呈菜花状(箭);B.中跗趾骨软骨瘤,左侧中跗趾骨可见一骨性突起(箭)

（三）鉴别诊断

1.皮质旁骨肉瘤

表现为骨皮质旁软组织肿块,密度较高,伴有骨化,肿块与骨皮质间见分隔间隙。

2.皮质旁骨瘤

表现为骨皮质象牙样致密影,与载瘤骨间无间隙,无骨松质存在。

（四）特别提示

X 线检查为首选检查。对于生长于复杂关节处或隐蔽部位的骨软骨瘤,如肩胛骨内侧和向骨盆腔内生长的骨软骨瘤,CT 横断面能很清楚地显示肿瘤的来源及基底部。一般不选用 MRI 检查。

三、软骨母细胞瘤

（一）病因病理和临床表现

软骨母细胞瘤是一种少见的原发肿瘤,一般为良性。肿瘤细胞来源于软骨胚芽细胞,主要发生于骨骺处未成熟的软骨细胞。肿瘤软而脆,呈灰黄或灰棕色沙砾样组织,有时可见组织内出血。在完整标本的中央区域可见软骨样的病变。典型软骨母细胞瘤在长骨的骨骺或骨突,偶有侵入邻近的干骺端。通常于儿童晚期或青少年期发病。肿瘤好发在膝关节区域,约占此肿瘤发病数的 1/3。病程进展缓慢,一般表现为肿瘤部位肿胀和疼痛。约 1/3 患者膝关节可有积液。病史较长者可有跛行、肌肉萎缩和局部压痛。血钙、血磷及碱性磷酸酶检查均正常。

（二）诊断要点

肿瘤在 X 线、CT 检查中表现为骨骺圆形或卵圆形低密度灶,大小为 1～4cm,肿瘤的中心区或周围区示有不同程度密度增高的棉絮状及斑点状钙化。肿瘤无骨膜反应。病变早期边缘无硬化现象,久之边缘出现较细的硬化环。范围较大的病灶可穿破骨皮质形成软组织肿块,此时有可能出现骨膜反应(图 4-2-3)。

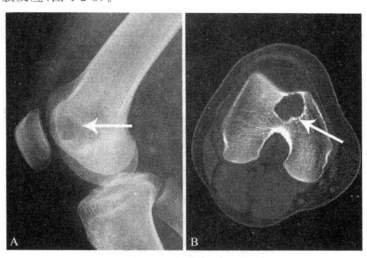

图 4-2-3　软骨母细胞瘤
CT 显示右侧股骨下端骨骺见结节状低密度影,边缘清晰(箭),病灶内密度均匀

（三）鉴别诊断

骨巨细胞瘤,常发生于骨骺闭合后的骨端,呈偏心膨胀性生长,病灶内无钙化灶。

（四）特别提示

根据肿瘤生长部位,一般可以明确诊断,部分病例行 CT 检查肿瘤内不能显示软骨钙化。

四、软骨肉瘤

（一）病因病理和临床表现

软骨肉瘤是一种常见的恶性骨肿瘤,发病仅次于骨肉瘤,起源于软骨或成软骨结缔组织,可原发于骨,也可发生于骨髓的间叶组织或骨膜,亦可由软骨瘤、骨软骨瘤恶变而来。起自骨髓腔(骨髓和软骨瘤恶变者)为中心型,起源于骨膜或骨表面(软骨瘤恶变)为周围型。发病部位多见于膝关节附近的长骨干骺端,少数在骨干,腕、踝以下少见。扁骨中多见于骨盆,其次为肋骨、肩胛骨和胸骨等。临床上,多数发展慢,病程长,症状较骨肉瘤轻。本病预后较差,手术局部切除后极易复发。

（二）诊断要点

软骨肉瘤根据其发生部位可分为中央型和周围型。

1.中央型软骨肉瘤

CT 平扫骨髓腔内高、低混合密度病灶,其中破坏后的残余骨、瘤骨、软骨钙化呈高密度,囊变呈低密度;病变的恶性特征为周围骨皮质破坏和肿瘤坏死。早期骨皮质尚未破坏,表现为轻度膨胀,多叶型溶骨性病灶,还可见到散在的条状钙化影,有时与内生软骨瘤较难鉴别。而晚期骨皮质被穿破,有骨膜反应,可形成软组织肿块,而且往往体积很大,密度不均,含斑点样钙化,肿块常呈分叶状、结节状,轮廓清楚。

2.周围型软骨肉瘤

多为骨软骨瘤恶变,与中央型软骨肉瘤表现相似,但它的整个病灶有蒂与相应骨皮质相连,病灶顶部有一层软骨帽,密度低于同层肌肉组织,软骨帽内有散在钙化。骨软骨瘤表面不清,软骨帽厚度 0.3～1.5cm,也可伴有散在斑点状钙化之高密度影。在软组织内可见散在斑块状钙化,也可见粗而长的骨针(图 4-2-4)。

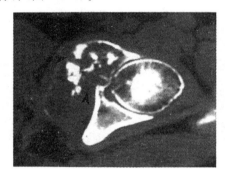

图 4-2-4　髋臼软骨肉瘤

CT 检查显示左侧髋臼前唇骨质膨胀性破坏,见较大软组织肿块,肿瘤基质内见多发斑点状及小斑片状钙化(无尾箭头)

(三)鉴别诊断

骨软骨瘤:生长缓慢,鉴别同前。

(四)特别提示

病程、病灶生长速度对病变的恶性程度鉴别有很大的意义。CT 对评价钙化及瘤内骨化要比 X 线、MRI 敏感。如果软骨瘤出现以下表现则高度提示恶变为软骨肉瘤:①病程长,瘤体大;②近期生长迅速,疼痛明显,软组织肿块显著增大;③出现侵蚀性骨破坏,骨膜增生,钙化斑点模糊或产生大量棉絮状钙化。

五、脊索瘤

(一)病因病理和临床表现

脊索瘤起源于残留在骨内的迷走脊索组织,是一种生长缓慢,较少发生转移的低度恶性肿瘤,好发于颅底蝶枕部和骶尾部(占 55%)。肿瘤大小不一,切面分叶状,中间有纤维隔,肿瘤质地较软者,偏良性;质地较硬且有钙化者,恶性度较高。镜下可见囊泡性细胞(印戒样细胞)。脊索瘤可发生于任何年龄(7 个月至 82 岁),骶尾部多发生于 50～60 岁,男女之比约为 2∶1。

临床上,常见症状为骶尾部疼痛,进行性排便困难和骶后部肿块。在此主要描述发生于骶尾部和脊柱其他部位的脊索瘤。

(二)诊断要点

CT 平扫示骶尾部骨质破坏,表现为局部软组织肿块,肿块内常出现点片状高密度影,为破坏残余骨和钙化灶,整个病灶边缘比较清楚。骶尾部脊索瘤的骨质破坏主要向前发展,甚至下部骶骨和尾骨完全破坏,肿瘤可在周围软组织内生长,形成分叶状低、等或略高密度、边缘光滑而密度尚均匀的软组织肿块,常推移或侵犯直肠、臀肌和骨盆肌,病灶范围大小不等,多数较大可达 10cm 以上。CT 增强示肿瘤边缘部分强化较明显,肿瘤中央部分也有轻度强化(图 4-2-5)。

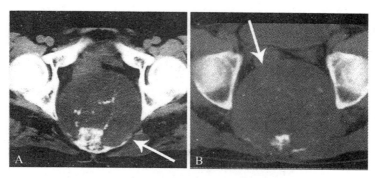

图 4-2-5　骶尾骨脊索瘤

CT 检查显示骶尾椎骨质破坏,形成巨大软组织肿块(箭),肿块内见残留骨质及斑点状钙化,直肠向前方推移

(三)鉴别诊断

巨细胞瘤:常位于骶骨上部,病灶呈膨胀性,病灶内无钙化。

(四)特别提示

手术后肿瘤复发可仅仅出现在软组织内,而缺乏骨异常的证据。MRI 对显示肿瘤在椎管内的侵犯更有效。鉴别困难时需行活检病理诊断。

六、骨肉瘤

(一)病因病理和临床表现

骨肉瘤是起源于骨的间叶组织以瘤细胞能直接形成骨样组织和骨质为特征的最常见的原发性恶性骨肿瘤。镜下肿瘤是由明显间变的瘤细胞、肿瘤性骨样组织及骨组织组成,有时亦可见有数量不等的瘤软骨。临床上,骨肉瘤多见于青少年。好发于四肢长骨干骺端,以股骨下端和胫骨上端最为常见,次为肱骨和股骨近端。扁骨和不规则骨中以髂骨最多。发生于骨外软组织者,称骨外骨肉瘤。临床上还有皮质旁骨肉瘤、骨膜骨肉瘤、原发性多源性骨肉瘤、毛细血管扩张型骨肉瘤、继发性骨肉瘤等特殊类型。骨肉瘤一般都有局部进行性疼痛、肿胀和功能障碍三大主要症状,以疼痛最为常见,初为间歇性隐痛,可迅速转变为持续性难忍的剧痛,尤以夜间为甚。实验室检查血碱性磷酸酶常增高。

(二)诊断要点

成骨型、溶骨型和混合型骨肉瘤 CT 表现虽然多种多样，一般表现如下。

1.骨质破坏

表现为骨松质的虫蚀样、斑片状破坏，甚至大片状缺损。

2.骨质增生

表现为骨松质不规则斑片状高密度影和骨皮质增厚，可位于骨质破坏区或其他部位，特征为骨质增生与骨质破坏不成比例。

3.髓腔内软组织肿块

肿瘤侵犯髓腔，使低密度的髓内组织密度提高，其 CT 值为 20～40Hu，含有钙化时 CT 值可达＋100Hu 以上；肿瘤可沿骨长轴蔓延，也可在髓内形成跳跃性转移灶。髓腔内浸润灶一般在增强后无明显强化。

4.周围软组织肿块

常偏于病骨一侧或围绕病骨生长，其边缘大多模糊而与周围正常肌肉、神经和血管等分界不清，却很少累及关节。增强扫描可见肿瘤明显强化，从而可区别于周围受压的软组织。

5.骨膜增生

骨皮质外缘凸出，粗糙不规则，并可见长短不一的骨针指向周围软组织肿块，在 CT 上表现为高密度，轴位多平面重建时能见到骨膜三角(图 4-2-6)。

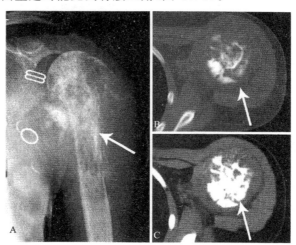

图 4-2-6　骨肉瘤

CT 检查显示左侧肱骨上段骨质广泛性破坏，周围见大量肿瘤骨，呈斑片状、针状高密度影，肱骨上段形成软组织肿块(箭)

6.其他

CT 检查易于显示骨肉瘤引起的轻微病理性骨折和骨质破坏。骨皮质尤其是骨内膜的破坏等细小变化有利于早期诊断。

(三)鉴别诊断

1.硬化性骨髓炎

骨皮质增厚，髓腔闭塞，层状连续的骨膜反应。

2.成骨型转移瘤

常为肺癌、前列腺癌及乳腺癌转移,年龄较大,好发脊柱、骨盆等。

3.中心型软骨肉瘤

肿块内钙化多。

4.单房性骨巨细胞瘤

无骨膜反应,无瘤骨。

5.骨纤维肉瘤

鉴别困难。

6.溶骨性骨转移癌

骨质破坏为主,无明显增生,常有原发病史。

（四）特别提示

实际工作中以 X 线平片检查为首选。CT 能更准确地判断肿瘤的侵犯范围。MRI 的优点是对于 X 线平片阴性的骨肉瘤亦有信号改变,对于软组织及髓内的侵犯显示更佳,同时利于对疗效的观察。

七、骨转移瘤

骨转移瘤极其常见,好发于具有造血功能的脊椎、骨盆、胸骨、肋骨、长骨近端等处。

（一）诊断要点

1.溶骨性

局部低密度＋软组织肿块,边缘呈虫噬或溶冰状(图 4-2-7A、B)。

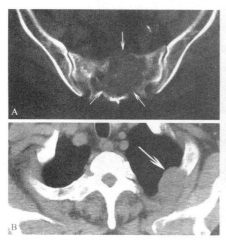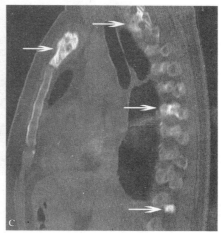

图 4-2-7　骨转移瘤

2.成骨性

絮状、斑点状或球状高密度,小梁结构粗乱,偶为牙骨质状(图 4-2-7C)。

3.混合性

溶骨＋成骨。

（二）特别提醒

（1）多发溶骨性者需与多发骨髓瘤鉴别。

（2）成骨性者常为前列腺癌、乳腺癌、肺癌、鼻咽癌等转移。

第三节　软组织病变

一、脂肪瘤

脂肪瘤为软组织最常见的良性肿瘤。病理学上由完整包膜及其内部的成熟脂肪构成。根据部位分为皮下与深部脂肪瘤,常见于颈区、头皮下、四肢、胸壁等处。好发于40～70岁。多表现为质软肿块、无压痛,可缓慢增大。

（一）诊断要点

1.典型脂肪瘤

边界清楚、有包膜的低密度肿物或结节,与皮下脂肪密度一致(图4-3-1A),增强扫描无强化。

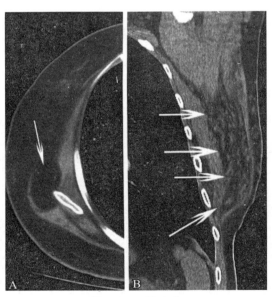

图4-3-1　脂肪瘤

A.女,60岁。骨旁脂肪瘤。右侧肩胛骨下角前外侧类圆形低密度病变(白箭)包绕肩胛骨边缘,CT值－58HU。B.男,40岁。血管脂肪瘤。冠状位MPR,左胸壁脂肪与血管混合肿物(4个白箭),局部肌肉受压、皮肤隆起。

2.血管脂肪瘤

还可见迂曲血管结构(明显强化)及静脉石(图4-3-1B)。

3.纤维脂肪瘤

内见索条状软组织影。

（二）特别提醒

邻近及包绕骨骼者称骨旁脂肪瘤。

二、脂 肪 肉 瘤

脂肪肉瘤为次常见软组织肉瘤，组织学类型包括 5 型。好发部位包括下肢、腹膜后、肠系膜及肩部等。男性较多见，高峰年龄为 40～60 岁。

（一）诊断要点

1.高分化型

似脂肪瘤，但可见＞2mm 的结节、索条影，软组织成分有强化。

2.黏液样型

均匀或不均匀较低密度，可见坏死，呈轻中度强化（图 4-3-2A、B）。

3.圆形细胞及多形型、去分化型

无特征的不均匀肿块伴坏死，不同程度强化。

（二）特别提醒

中老年、深部软组织大肿块应考虑本病。

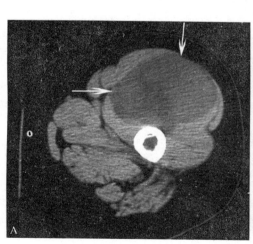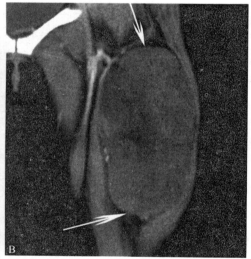

图 4-3-2　黏液样脂肪肉瘤

女，33 岁。A.轴位 CT 平扫，左股部腹侧类圆形低密度肿物（2 个白箭），边界清楚，最低 CT 值 27HU；B.增强扫描冠状位 MPR，肿物呈椭圆形，不均匀强化（白箭）。

三、纤 维 瘤

（一）病因病理和临床表现

纤维瘤是一种起源于纤维结缔组织的良性肿瘤。纤维瘤可以发生于体内任何部位，其中以四肢（尤以小腿）及躯干皮肤和皮下组织最为常见，常单发。因纤维瘤内含成分不同，可以有纤维肌瘤、纤维腺瘤、纤维脂肪瘤等。镜下：肿瘤细胞由成纤维细胞和纤维细胞组成，间质胶原纤维丰富。多无临床症状,皮肤及皮下组织的肿瘤呈圆形或椭圆形硬块,直径由几毫米至1~2cm,棕褐色或红棕色,表面光滑或粗糙,无自觉症状,偶有痒感,瘤体增长到一定程度才出现压迫症状和体征。

(二)诊断要点

CT平扫病灶边缘清楚,形态规则,密度略低于或与肌肉相当,密度均匀,可以有包膜。增强扫描病灶中度强化(图4-3-3)。

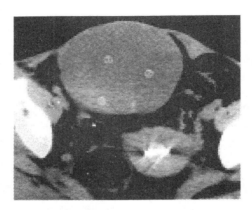

图 4-3-3 右侧腹直肌后侧韧带纤维瘤
CT显示右侧腹直肌后方软组织肿块,密度均匀,强化程度中等,边缘清晰

(三)鉴别诊断

需与血管瘤相鉴别,并且纤维瘤恶变时还需与其他软组织恶性肿瘤鉴别。

(四)特别提示

纤维瘤内成分含量不同因而种类繁多。与其他良性肿瘤相比较CT检查缺乏特殊改变,诊断较困难,MRI检查可提供更多的信息。

MRI 篇

第五章　MRI 成像技术

第一节　MRI 设备

一、磁体系统

磁体系统是 MRI 设备的重要组成部分,它是产生主磁场的硬件设施,其性能直接影响最终图像质量。

(一)磁体的性能指标

磁体的性能指标有主磁场强度、磁场均匀性、磁场稳定性、磁体有效孔径及边缘场的空间范围等。

磁共振成像系统的主磁场 B0 又叫静磁场,是在磁体孔径内通常≤50cm 的范围产生均匀分布的磁场,其磁场强度的大小主要由获得 MR 信号的信噪比、射频对生物体的穿透能力和人体安全性 3 个方面综合考虑。在其他条件相同的情况下,信噪比主要依赖于磁场强度与采样体素,磁场强度越高,信噪比越大,成像质量越高,但人体对射频能量的吸收增加,对人体产生不良影响,同时增加主磁场强度使设备成本急剧增加。通常磁共振成像设备的磁场强度在 0.2～3T 之间,对于带有波谱分析及功能成像的磁共振成像设备,其场强必须在 1.5T 以上。

磁共振成像需要均匀度很高的磁场,非均匀磁场引起一个体素内质子共振频率范围加宽,在成像区域范围内的磁场均匀度是决定影像空间分辨力和信噪比的基本因素,它决定系统最小可用的梯度强度。所谓均匀性是指在特定容积限度内磁场的同一性,即穿过单位面积的磁力线是否相同。在 MRI 系统中,均匀性是以主磁场的百万分之几(ppm)为单位定量表示,如对于 1.0T 的磁场在 40cmDSV 范围内测量的磁场偏差为 0.02G(高斯),则其磁场均匀性为 2ppm。在所取测量 DSV 大小相同的前提下,ppm 值越小表明磁场均匀性越好,且 DSV 越大,磁场均匀性越低。梯度磁场强度必须大于其磁场偏差,否则将会扭曲定位信号,降低成像质量。磁场均匀性由磁体本身的设计和具体外部环境决定。

磁场稳定性是衡量磁场强度随时间漂移程度的指标,它与磁体类型和设计质量有关,受磁体附近铁磁性物质、环境温度、磁体电源稳定性、匀场电源漂移等因素的影响,稳定性下降,意味着单位时间内磁场的变化率增高,在一定程度上亦会影响图像质量。磁场的稳定性可以分为时间稳定性和热稳定性两种。时间稳定性指磁场随时间而变化的程度;热稳定性指磁场随温度变化而变化的程度。

磁体的有效孔径指梯度线圈、匀场线圈、射频体线圈和内护板等均安装完毕后柱形空间的有效内径,一般来说其内径必须＞65cm,才能基本符合临床要求。磁共振系统磁体腔一般设计为圆筒状,供受检者静卧,磁体腔四周是密封的,以便磁体腔四周线圈形成环状结构,增强主磁场强度,孔径过小容易使被检者产生压抑感,孔径大些可使受检者感到舒适。然而,增加磁体的孔径在一定程度上比提高场强更难。

磁体的边缘场指延伸到磁体外部向各个方向散布的杂散磁场,边缘场延伸的空间范围与磁场强度和磁体结构有关。随着空间点与磁体距离的增大,边缘场的场强逐渐降低(与距离的立方成反比)。边缘场是以磁体原点为中心向周围空间发散的,具有一定的对称性。常用等高斯线图来形象地表示边缘场的分布,即由一簇接近于椭圆的同心闭环曲线表示的杂散磁场分布图,图中每一椭圆上的点都有相同的场强(用高斯表示),故称为等高斯线。由于不同场强磁体的杂散磁场强弱不同,对应的等高斯线也就不同,一般用5高斯(0.5mT)线作为标准。边缘场可能对在它范围内的电子仪器产生干扰,这些电子仪器也通过边缘场对内部磁场的均匀性产生破坏作用,因此要求边缘场越小越好。

除了上面所提到的几项磁体性能指标外,磁体重量、磁体长度、致冷剂(液氦)的挥发率和磁体低温容器(杜瓦)的容积等因素也是超导型磁体的重要指标。

(二)磁体的分类

磁共振成像磁体可分为永磁型、常导型和超导型三种。

1.永磁型磁体

永磁型磁体是最早应用于全身磁共振成像的磁体,由具有铁磁性的永磁材料构成,铁磁性材料在外加磁场的作用下易被磁化,磁感应强度比外磁场强得多,且外磁场去掉后仍能保持永久性磁化强度。用于构造磁体的永磁材料主要有铝镍钴、铁氧体和稀土钴三种类型,目前永磁体使用的主流材料是稀土钕铁硼。

永磁体一般由多块永磁材料堆积(拼接)而成。磁铁块的排列既要构成一定的成像空间,又要达到尽可能高的磁场均匀度。另外,磁体的两个极片需用磁性材料连接起来,以提供磁力线的返回通路,从而减少磁体周围的杂散磁场。图5-1-1为永磁体的两种结构形式,其中图6-1-1a是环形偶极结构,图5-1-1b是H形框架结构。环形偶极结构通常由八个大永磁体块组成,孔径内的磁场是横向;H形框架结构由铁磁性材料框架和永久磁体块组成一个H形空间,框架本身同时为磁通量提供回路,永磁体的极靴决定磁场分布的形状和磁场的均匀性,H形框架结构比环形偶极结构更笨重,但边缘场的延伸范围小,便于安装和匀场。

永磁体两极面之间的距离就是磁体孔径,其值越小磁场越强,而太小又不能容下人体。在它一定的前提下,提高场强的唯一办法就是增加磁铁用量,但这样做又要受磁体重量的限制。因此,设计者必须在场强、孔径和磁体重量三者之间折中进行选择。永磁体的场强一般不超过0.4T。

永磁型磁体缺点为场强较低,使成像的信噪比较低,目前功能成像及某些特殊快速成像在该类磁共振系统中无法实现;由于用于拼接磁体的每块材料的性能不可能完全一致,且受磁极平面加工精度及磁极本身的边缘效应(磁极轴线与边缘磁场的不均匀性)的影响,磁场均匀性也较差;另外,永磁型磁体的热稳定性差,通常永磁性材料随温度的变化值为1100ppm/℃。它的磁场稳定性是所有磁体中最差的,磁体室内的温度变化控制在±1℃之内;此外,重达数十吨甚至几十吨的重量对安装地面的承重也提出了较高的要求。针对永磁体对温度的敏感特性,目前的永磁体在磁体上均增加了磁体的温度控制单元,用来测量磁体温度并及时对磁体加热,该控制单元不间断地工作以确保磁场强度及均匀性,使磁体性能更加稳定,减少了用户为保持环境温度而配置高性能空调的费用。

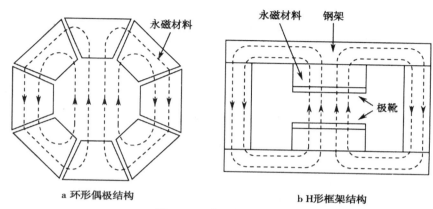

a 环形偶极结构　　　　　　　　　**b H形框架结构**

图 5-1-1　永磁体的结构图

永磁型磁体的优点是结构简单并以开放式为主、设备造价低、运行成本低、散逸场小、对环境影响小及安装费用少等,仍占有一定市场,尤其是日益兴起的磁共振介入治疗技术,为永磁型 MRI 设备开拓新的用武之地。

2.常导型磁体

常导型磁体也称为高阻式磁体或阻抗型磁体,其磁场是由通电线圈产生,载流导线周围存在磁场,其场强与导体中的电流强度、导线的形状和磁介质的性质有关。从理论上讲,将载流导体沿圆筒表面绕成无限长螺线管,螺线管内形成高度均匀的磁场;将载流导体紧密排列在一个球形表面上形成均匀分布的电流密度,球面内部的磁场是高度均匀的。由于 MRI 磁体只能采用有限的几何尺寸且必须有供人体出入的空间,所以实际磁体线圈只能采用与理想结构近似的形式。常导磁体线圈是由铜或铝导线绕制而成的。

无限长螺线管的近似结构是有限长螺线管,它靠圆柱对称的几何形状建立螺线管内部的均匀磁场。均匀磁场只能建立在螺线管中一个长度有限的区域,增加螺线管两端导线的匝数可以扩大这个均匀区域的范围,也可以在螺线两端与它同轴各附设一个半径稍大的薄线圈,利用这两个辅助线圈电流的磁场抵消螺线管中心两侧磁场随轴向位置的变化。

球形磁体线圈最简单的近似形式是霍尔姆兹线圈,它是一对半径相等的同轴线圈,轴向距离等于线圈的半径,两个线圈的导线沿相同方向流过相等的恒定电流,这种线圈只能在线圈中心一个小体积范围建立均匀磁场,扩大均匀磁场范围的途径是增加线圈对数目。双线圈对结构是将四个线圈同轴排列在一个球形表面内,中间两个线圈的半径比两边两个线圈的半径大,以此类推。

常导型磁体的磁场强度与功耗及线圈的几何形状有关,磁体的功耗与磁场强度平方成正比,如 0.2T 左右的横向磁场的四线圈常导磁体通过 300A 电流,工作电压 220V 时的功耗达 60kW 以上,因此,这种磁体必须配备专门的电源供电系统及磁体水冷装置。另外线圈的电阻率 ρ 将随温度的增加而增加,影响主磁场的稳定性。

常导磁体的优点是其结构简单、造价低廉,磁场强度可达 0.4T,均匀度可满足 MRI 的基本要求,是常用的低场磁体,该磁体性价比较高,其成像功能已经满足临床基本需求,图像质量也较高,维修相对简便,适用于一些较偏远电力供应充足的地区。其缺点是工作磁场偏低,磁场均匀性及稳定性较差,MRI 新功能及快速成像技术在该磁体上无法实现,且励磁后要经过一段时间等待磁场稳定,需要专用电源及冷却系统,使其运行和维护费用增高,限制了常导磁体的推广应用,该类磁体目前在市场上逐渐消退。

3.超导型磁体

超导磁体线圈的设计原理与常导磁体的基本相同,不过,超导磁体的线圈是采用超导体导线绕制而成,故称其为超导磁体。这种磁体场强高,且稳定性及均匀性较高,MRI 中 0.5T 以上的磁体场强都采用超导磁体。超导性指在低温下某些导体没有电阻,导电性超过常温下的优良导体现象。具有超导性的物质为超导体,超导体出现超导性的最高温度叫临界温度。目前磁共振成像系统的超导磁体线圈均采用韧性的铌钛合金(Nb-Ti)超导材料。

超导磁体的内部结构非常复杂,整个磁体由超导线圈、低温恒温器、绝热层、磁体的冷却系统、底座、输液管口、气体出口、紧急制动开关及电流引线等部分组成。超导线圈由铌钛合金的多芯复合超导线埋在铜基内,铌钛合金的临界温度在 9K 以上,超导线圈整个浸没在液氦中二铜基一方面起支撑作用,另一方面一旦发生失超,电流从铜基上流过,使电能迅速释放,保护超导线圈,并使磁场变化率减小到安全范围以内。为了固定超导线圈绕组的线匝,防止其滑动,通常用低温特性良好的环氧树脂浇灌、固定、封装绕制好的超导线圈绕组,环氧树脂封装超导线圈绕组的强度要确保其能够免疫并承受励磁过程中线圈整体受到的径向和轴向的挤压力,而不发生位移。

超导线圈的低温环境由低温恒温器保障,低温恒温器是超真空、超低温环境下工作的环状容器,内部依次为液氦杜瓦、冷屏和液氮杜瓦(新磁体大都没有该容器),其内外分别用高效能绝热材料包裹,为减少漏热,容器内部各部件间的连接和紧固均采用绝热性能高的玻璃钢和环氧树脂材料。通常为减少液氦的蒸发,装配有磁体的冷却系统,它由冷头、气管、压缩机及水冷机构成,在磁体顶部冷头通过绝热膨胀原理,气管内的纯氦气(纯度在 99.999％ 以上)在膨胀过程中吸收磁体内部的热量,再利用外部压缩机对氦气进行制冷,压缩机中的热量由水冷机带走,新型磁体均采用 4K 冷头,且在磁体内有液氦液化装置,通常冷头正常工作时,液氦挥发率几乎为零,如果冷却系统工作不正常,液氦挥发率成倍增长(1.5～2 升/小时)。低温恒温器上有液氦的加注口和排放孔,以及供线圈励磁、退磁、液面显示和失超开关用的引线,这些引线用高绝热材料支持和封固起来进入恒温器,它们向恒温器的热传导被降到最低限度。

同阻抗型磁体一样,超导型磁体也由线圈中的电流产生磁场。二者的差别主要是线圈的材料不同:前者用普通铜线绕制,而后者由超导线绕成,它的工作温度为 4.2K(-269℃),即一个大气压下液氦的温度。

励磁又叫充磁,是指超导磁体系统在磁体电源的作用下给超导线圈逐渐加以电流,从而建立预定磁场的过程。励磁一旦成功，超导线圈将在不消耗能量的情况下提供强大的、高稳定性的均匀磁场。对于超导磁体，成功励磁的条件是建立稳定的超导环境及有一套完善的励磁控制系统，该系统一般由电流引线、励磁电流控制电路、励磁电流检测器、紧急失超开关和超导开关等单元组成。另外，一个高精度的励磁专用励磁电源也是不可缺少的，这种电源是低压大电流的稳流电源，应具有高精度、大功率、高稳定性、电源的纹波较小等特点，电源还须附加保护磁体的自动切断装置，在励磁、退磁过程中及突然停电时，保护超导线圈和电源本身。磁体线圈的稳定电流强度不仅取决于磁体所设计的场强，而且与线圈的结构有关，场强相同的不同磁体，其稳定电流往往是不相同的。

超导磁体励磁时，电流到了预定数值就要适时切断供电电源，去磁（退磁）时又要迅速地将磁体储存的磁量泄去。超导磁体中实现这一特殊功能的设备就是磁体开关，它是磁体供电装置的重要组成部分。超导磁体的电源采用由晶体管组成的变压器整流器系统或可控硅整流器系统输出电流，它有具备独特的性能：提供完整的控制功能；电流特性好；有好的电流引线设计等。

失超是超导体因某种原因突然失去超导性而进入正常态的过程。超导体是在极高的电流密度下工作的，又处于超低温环境，因而比较容易发生失超。失超的基本过程是电磁能量转换为热能的过程。如果它所产生的热能在整个磁体是均匀分布的，那就不会引起任何问题，但是，磁能在线圈绕组周围的传播是不均匀的，因而从微观上讲失超总是从一点开始，并通过热传导方式向外扩散热，温度的升高使线圈局部出现失常区（转为正常态），即此处的线圈有了电阻。线圈局部电阻的出现，加热了超导线圈，使磁体电流下降。失超是一个不可逆的过程，在这一过程中，磁场能量将迅速耗散，线圈中产生的热引起液氦急剧蒸发，低温氦气从排出管猛烈向外喷发，超导线的失超部分可出现几千伏的高电压引起强大的电弧，可能烧焦线圈的绝缘或熔化超导体，甚至损坏整个超导线圈。失超和磁体的去磁是两个完全不同的概念，去磁只是通过磁体的特殊电路慢慢泄去其储存的巨大能量（一个 1.5T 的磁体在励磁后所储存的磁场能量高达 5MJ），使线圈内电流逐渐减小为零，但线圈仍处于超导态；失超后不仅磁场消失，而且线圈失去超导性。造成磁体失超的原因很多，主要有磁体本身结构和线圈因素、超导材料的不稳定、磁体超低温环境破坏、人为因素及其他不可抗拒的因素如地震、雷电、撞击等均可造成失超等。

超导磁体的场强可以超过任意一种磁体，其场强在 0.35～12T，目前应用于临床的最高场强为 3T，其他高场均用于实验。超导磁体优点为高场强、高稳定性、高均匀性、不消耗电能以及容易达到系统所要求的孔径，所得图像的信噪比高，图像质量好，许多需要高场强高性能梯度磁场的复杂序列和快速成像脉冲序列只能在超导高场强的磁共振系统中完成，所以，具有最新成像功能和代表最新 MRI 技术发展方向的新产品都是超导机型。但是超导线圈须浸泡在密封的液氦杜瓦中方能工作，增加了磁体制造的复杂性，运行、安装及维护的费用相对较高，随着磁场强度的升高，其边缘场范围较大。近年来，随着超导技术的发展，已出现高性能、低成本的 MRI 超导磁体。

二、梯度场和梯度线圈

梯度场是 MR 成像设备的核心之一,由梯度线圈产生,一般由三组梯度线圈构成空间上三个互相垂直的轴向,即 x、y、z 平面,主要用于空间定位和某些成像过程。目前设计的磁场梯度有三种:层面选择梯度、相位编码梯度和频率编码梯度,上述三个梯度线圈中的任何一个均可产生这三种梯度,每次产生一个组合,三种梯度的联合使用可获得任意切面的图像。

与主磁场相比,梯度场的场强相对较低,但是它提供被照体的空间分辨力。梯度典型值为 1~10mT/m(0.1~1G/cm),但现代 MRI 要求有更高的梯度场,以实行一些较特殊的成像序列,1.5T 的 MR 成像设备至少要有 15mT/m 以上的梯度磁场强度,如需进行 EPI 或其他快速成像序列时,梯度磁场强度则要大于 20mT/m,爬升时间小于 1ms,切换率要大于 70mT/(m·ms),这才能保证快速成像的图像质量和速度。现代 MR 成像设备常规梯度线圈配置已达 33mT/m,切换率 160mT/(m·ms)以上,有些已高达 60mT/m 的梯度场和 200mT/(m·ms)的切换率。梯度场的性能直接与成像质量相关,不但要求场强高,反应速度快,对稳定性要求也很高,梯度场的空间非线性成分不能超过 2%。

当然,梯度场的剧烈变化可能引起周围神经刺激等不良反应,对人体造成一定的影响,因此对梯度场强和切换率也有一定限制。

三、射频系统:发射和接收线圈

射频系统发射射频脉冲,使磁化的氢质子吸收能量产生共振,后者在弛豫过程中释放能量并产生 MR 信号,可为射频系统的接收部分所接收。

发射线圈发射基于拉莫尔频率的电磁波,以激发相应的氢原子,使磁化的氢原子吸收能量产生共振。在停止射频发射后,氢原子发生弛豫,释放能量及产生 MR 信号。射频接收线圈即接收此时的 MR 信号。射频发射和接收线圈种类较多,有集发射和接收于一身的容积线圈、正交线圈(QD 线圈),也有仅具有接收功能的表面线圈。

容积线圈包括头线圈、体线圈等。表面线圈的种类则更多,有平板式的、柔软灵活的带状线圈、有能连接数个表面线圈的相控阵线圈等。表面线圈信噪比很高,信号强,分辨力高,但其穿透力有一定限制,信噪比与检查部位到线圈的距离密切相关,距离越远,信号越弱,噪声越大。

相控阵线圈是射频线圈技术的重要进展,一个相控阵线圈由多个子线圈单元构成,同时需要有多个数据通道进行采集和传输。目前临床使用的高场 MR 成像设备上,一般以数据通道数量来描述,通常在 8 个以上,部分达到 32 个或更多。利用相控阵线圈可明显提高 MR 图像的信噪比,有助于完成薄层扫描、高分辨扫描等,与并行采集技术匹配,可以进一步提高 MR 成像的采集速度。

近年来射频技术的发展已从多通道接收发展到多通道发射,已有 MR 成像设备可实现双通道发射和 4 通道并行发射,8 通道甚至更高通道数并行发射这种硬件平台将带动新一轮的扫描序列和扫描技术的推出,为 MRI 技术带来新的动力。但随着并行发射通道数增多,成本也会成倍增加。

四、计算机系统：中央处理器数据处理系统和记录设备

近年来,多数 MR 成像设备都以高性能的计算机来执行中央处理器的任务。由于计算机技术的发展,目前,中央处理器数据处理系统已广泛采用 64 位、1.5GHz 以上工作频率的中央处理器,随机存取存储器都高达 4～8GB 甚至更高,保证了 MR 成像设备能在更高接收通道采集时快速准确地处理图像。数据处理系统的主要组成部分——阵列处理机也同样广泛采用计算机实施。数据记录设备的硬盘都以大容量 500GB 为主,采用 DVD 光盘及大容量移动硬盘等。

现代 MRI 由于速度快、分辨力高,可在短时间内产生大量的图像。为有效地利用这些图像,并扩展二维平面图像的重建功能,需要配备独立的图像工作站,以便处理大量的图像数据资料。图像工作站一般由大容量、高速度、高性能的计算机组成,以保证快速处理和重建图像。

图像工作站的用途主要是将二维平面图像通过不同的重建方法进行三维重组,可模拟出不同投影的立体图像,可从各种不同的信号强度、不同的角度来切割三维图像,可重建产生 MR 血管造影的图像,可进行模拟内窥镜的图像重建等。为图像工作站设计的软件名称很多,各厂商的商品名更是名目繁多,但最常用的是围绕最大密度投影法、表面遮盖显示法和容积重建显示法三种重建方法设计的软件。它们各具特点,用途也不尽相同。

五、其他辅助设备

(一)磁屏蔽

由于 MR 成像设备需要强大的磁场,此磁场对周围环境会产生很大的影响,而周围环境中的铁磁性物体也会反过来影响该磁场。最早的 MR 成像设备为了阻止磁场与周围环境的相互影响,特建造一座钢板房来屏蔽磁场。近年来由于技术的进步,MR 成像设备的磁体大多都具有主动屏蔽功能,以保证在一定强度和频率的外部铁磁性干扰场下能正常工作,达到提高磁体的稳定性、降低扫描机房建设成本的目的。

(二)射频屏蔽

除磁场需屏蔽外,射频系统也需屏蔽。因为强大的射频不仅会对周围环境造成影响,周围其他机器,如车辆、高压电缆和无线电波等也会对 MR 成像设备的射频系统造成干扰,因此必须加以屏蔽。通常用薄铜板或铜网覆盖在扫描室的四周,包括窗玻璃;如果扫描室的顶上或地下有高压电缆通过或存在其他会产生无线电波的设备,那么在扫描室的房顶或地板下也需要铺设屏蔽的铜材;扫描室的门也是整个屏蔽环路中的一部分,也需特殊设计制造,在关闭时,扫描室将处于完全射频屏蔽状态。整个扫描室的六个面均需完全密封,接缝处应叠压以保证无任何缝隙的存在,整个屏蔽还需绝缘,即一点接地,接地导线的电阻应符合要求。

(三)匀场线圈

任何一种磁体都不可能使静磁场完全均匀一致,为使静磁场趋于均匀,可进行被动或主动调整。被动调整是在磁体孔腔内贴补金属小片,主动调整则采用匀场线圈。匀场线圈是带电的线圈,位于磁体孔腔内,较为常见的是与梯度线圈集成在一起以便于生产和维护。MR 成像

所需的磁场均匀度随时间变化而产生漂移,受检者身体也会使其均匀性降低,因此应随时调整匀场线圈使静磁场均匀。MR 成像设备在扫描前先测量静磁场并计算出其不均匀性,控制系统据此在匀场线圈施加适当电流产生小的磁场以部分调节静磁场的不均匀性。磁共振波谱(MRS)、扩散成像等对磁场均匀度要求高,在检查前应进行匀场。

(四)液氦压缩制冷系统

超导 MR 成像设备必须使用液氦作为制冷介质,为超导线圈建立和保持超导环境,但磁体不可能完全阻止热传导,同时在 MR 成像设备运行高强度脉冲序列时,由于梯度交变引起的涡流效应也会导致磁体内部发热,液氦会以蒸发的形式带出导入的热量。为减少液氦的蒸发,超导 MR 成像设备一般都配有制冷系统以减少液氦蒸发。制冷系统包括冷头、压缩机、水冷机组三个部分。冷头是制冷部件,为超导磁体提供两级低温。压缩机主要为冷头提供高压氦气,由冷头返回的低压氦气,经过压缩机压缩提升压力,将高压氦气输送回冷头,建立氦气循环过程。通过冷头和压缩机不停地工作,就达到减少液氦蒸发的目的。目前,技术先进的 MR 成像设备可以有效地控制液氦的蒸发,称为零液氦挥发技术,以此保证在很长的周期内可不进行液氦的加注。

第二节　MRI 成像原理

一、物 理 基 础

磁共振是研究具有磁矩的原子核在静磁场中与电磁辐射相互作用的一门学科。近代物理学是用量子力学原理对物质中微观粒子的相互作用过程作正确阐述,但就物质的宏观效应来说,利用经典力学和电磁学理论可以得到满意解答,本节利用经典物理学及量子力学的观点来描述物质微观粒子的某些特性及其磁共振现象。

(一)原子核的自旋与磁矩

原子核具有一定质量和大小,大多数原子核有绕着其直径不停以一定频率旋转的特性,这就是原子核的自旋现象。有自旋的原子核相当于一个环形电流,自旋核具有核磁矩 μ,同时也有自旋角动量 P,自旋角动量总是量子化的,可用自旋量子数 I 表征,I 表示原子核的固有特性,不同的原子核 I 也不同。量子力学理论表明,当质子成对出现时其自旋方向相反,彼此抵消,中子亦如此,因此得出结论:

原子核的质子数和中子数均为偶数,该原子核的自旋量子数 I 为零,则该核没有自旋,如 $_{6}^{12}C$、$_{8}^{18}O$、$_{16}^{32}S$ 等原子核;若质子数和中子数中有一个是奇数,另一个为偶数,则这种核的自旋量子数 I 为半整数,该原子核具有自旋。如 $_{1}^{1}H$、$_{6}^{13}C$、$_{7}^{15}N$、$_{15}^{31}P$ 的 I=1/2;质子数是奇数,中子数也是奇数的原子核,其自旋量子数 I 为正整数,这种核也具有自旋,如 $_{1}^{2}H$、$_{7}^{14}N$ 的 I=1 等。

现代物理学的研究表明,由于电荷运动产生磁场,则具有自旋特性的原子核周围存在一个微观磁场,该磁场为一个磁偶极子,即原子核的自旋磁矩(简称核磁矩),原子核的核磁矩 μ 与其自旋角动量 P 之间存在下列简单正比关系：

$$\mu = g\frac{e}{2m_N c}P$$

式中：e 为电子电荷的大小，m_N 为核子的质量，c 为光速，g 为一个取决于原子核种类的无量纲数，称为该原子的 g 因子，把公式改写为：

$$\mu = \gamma P$$

式中 $\gamma = g\dfrac{e}{2m_N c}$ 称为原子核的磁旋比，它是原子核的内禀常数。

（二）原子核自旋磁矩在静磁场中的运动

自旋核具有自旋角动量及磁矩，自旋核在静磁场 B_0 作用下产生运动，在静止坐标系中，静磁场 B_0 沿 Z 轴方向，原子核自旋角动量为 P，核磁矩为 μ，在外磁场 B 中将受到力矩 $\mu \times B$ 的作用，按经典力学原理，原子核角动量 P 对时间的导数等于它所受的力矩，即：

$$\frac{dP}{dt} = \mu \times B$$

用磁旋比 γ 同时乘以上式两边得：

$$\frac{d\mu}{dt} = \gamma(\mu \times B)$$

当 B 为静磁场 B_0 时，解上述微分方程得：

$$\begin{cases} \mu_X = A\cos(\gamma B_0 t + \varphi) \\ \mu_Y = -A\sin(\gamma B_0 t + \varphi) \\ \mu_Z = const \end{cases}$$

上式说明核磁矩 μ 在 XY 平面上的投影 μ_{XY} 在 XY 平面上做圆周运动，转动角频率为：$\omega_0 = \gamma B_0$ 而核磁矩 μ 在 Z 轴上的投影为常量，可知核磁矩 μ 在圆锥面上旋转。核磁矩 μ 在静磁场 B_0 作用下一方面绕着 B_0 方向做圆周运动，另一方面绕自身轴转动（图 5-2-1），把原子核的这种运动形式称为 Larmor 进动，其进动频率称为 Larmor 频率。

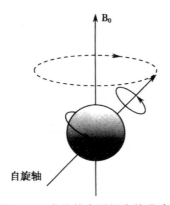

图 5-2-1　自旋核在磁场中的进动

（三）磁共振的基本概念

磁共振是一种物理现象，它是具有自旋核磁矩的原子核在静磁场内受到一个垂直于静磁场且具有原子核进动频率的射频脉冲磁场激励时,出现吸收和放出射频电磁能量的现象。

原子核在静磁场中处于一系列能量间距相等的状态,而每个状态可用自旋磁量子数 m_I($m_I = -I, -I+1 \cdots I-1, I$)来表征。相邻两能级之间的距离为: $\Delta E = \gamma h B_0 / 2\pi = \omega_0 h$,当垂直于 B_0 方向,频率为 ω_0 的交变磁场作用时,将会使原子核发生磁偶极共振跃迁。设发射电磁波的频率为 f,角频率为 ω,当电磁辐射发射的能量 hf 正好等于两能级的能量差 ΔE 时,则处于低能级的原子核就有可能吸收能量跃迁到高能级,这就是磁共振的本质,此时:

$$\Delta E = hf = \omega_0 h / 2\pi$$

$$f = \frac{\omega_0}{2\pi}, \omega = \omega_0 = \gamma B_0$$

这一关系正是 Larmor 用经典力学推出的原子核在外磁场中进动的方程,被称为 Larmor 方程,该方程描述了具有自旋特性的原子核在外加磁场中与施加电磁波的作用下产生磁共振的条件。医用磁共振成像系统的场强在 0.2～3T,激励磁共振的电磁波的频率(13～130MHz)在发射广播电视信号的无线电波频率范围内,且在磁共振成像时该电磁波以脉冲形式出现,因此称其为射频(RF)脉冲。

(四)弛豫

原子核系统在平衡状态时,其磁化强度矢量 M 的纵向及横向分量分别为: $M_Z = M_0$, $M_{XY} = 0$。如果在 B_0 垂直方向施加一射频脉冲 B_1,M 则偏离其平衡位置-角度,致使 $M_Z < M_0$, $M_{XY} \neq 0$,处于非平衡状态。当外加射频电磁场停止作用后,M 并不立即停止转动,而是自动地趋于平衡值 M_0,最后回到平衡位置。把原子核系的磁化强度 M 从射频脉冲停止的非平衡状态自动恢复到平衡状态的过程称为弛豫过程,这是一个释放能量的过程。

M_Z、M_{XY} 的恢复过程服从指数规律,如图 5-2-2 所示。弛豫时 M_Z、M_{XY} 是同时进行的两个过程,分别称为纵向弛豫和横向弛豫。纵向弛豫是 M_Z 从射频脉冲停止后的最小值恢复到平衡状态 M_0 的过程,横向弛豫是 M_X 射频脉冲停止后的初始值降到零的过程。

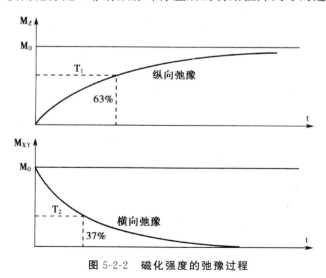

图 5-2-2　磁化强度的弛豫过程

　　原子核系统的弛豫过程是一个释放能量的过程，必然伴随着能量交换。受激自旋核与周围物质交换能量主要有两种形式：一是核自旋与周围物质进行热交换，最后达到平衡，这个过程叫做自旋-晶格弛豫过程；二是同类自旋核之间的能量交换，称为自旋-自旋弛豫过程。

　　在平衡状态下相邻能级的核数分布满足 Boltzmann 分布，在 B_1 作用下，单位时间由低能级跃迁到高能级的核数大于由高能级跃迁到低能级的核数，即为吸收能量，当 B_1 作用时间足够长时，高低能级间的核数差越来越小，最后接近相等，此时既不吸收能量，也不发射能量，达到饱和状态，将 B_1 停止作用，高能级核回到低能级的概率大于由低能级跃迁到高能级的概率，此时核系向外发射能量。

　　纵向弛豫过程是由于原子核系与其周围的环境（晶格）相互作用交换能量所致，因此把 T_1 或纵向弛豫时间称为自旋-晶格弛豫时间，它是表征纵向磁化矢量恢复到平衡状态快慢的特征量，通常 T_1 值定义为纵向磁化矢量由零增长到其最大值 63％所需的时间。纵向磁化随时间再增长，经过两倍 T_1 后，纵向磁化矢量达到最大值的 87％，经过三倍 T_1 后达到最大值的 95％。在实际应用中，对于待定的组织大约经历三倍 T_1 时间后纵向磁化即可完全恢复。不同生物组织具有自身特有的 T_1 值，大部分生物组织的 T_1 值都在 200～3000 毫秒范围内波动。

　　影响纵向弛豫过程的因素很多，包括分子间的影响及分子内的影响，T_1 实际反映多种影响因素的贡献总和。影响纵向弛豫的主要因素有：偶极-偶极弛豫 T_1^{DD}、顺磁性物质的作用因素 T_1^e、电四极矩核的弛豫作用 T_{Q1} 以及各向异性基团的弛豫作用 T_1^{CSA} 等，还有分子旋转造成的分子自旋弛豫、温度及静磁场强度等，总的表现，纵向弛豫为各弛豫之和。

　　同类核具有相同的能级，设在核系统中有两个处于高低能级的白旋核，高能级的核跃迁至低能级而放出一份能量，处于低能级的核吸收这份能量而跃迁至高能级，这样两个核自旋发生能量交换，就整个核系统来说，总的能量并没有变化，由于这个过程是核自旋相互作用引起的，所以叫自旋-自旋弛豫过程。这个过程是由横向磁化矢量 M_{XY} 的恢复来表示，叫做横向弛豫过程，相应的时间 T_2 或横向弛豫时间称为自旋-自旋弛豫时间。

　　通常 T_2 定义为横向磁化矢量由最大值衰减到 37％或横向磁化矢量的实值损失 63％时所需时间。经过两倍 T_2 后，横向磁化矢量衰减到最大值的 13％，经过三倍 T_2 后衰减到最大值的 5％。大多数生物组织的 T_2 值在 50～200 毫秒之间，比 T_1 值短得多。

　　引起横向弛豫的原因有内外之分，外因为外加静磁场 B_0 并非理想均匀性。当 $M=M_0$ 时，诸核自旋磁矩的进动相位是完全随机的，所以 $M_{XY}=0$，但当 M 偏离平衡值 M_0 后，$M_{XY}\neq0$，这说明此时诸核的进动相位之间已有了一定的相关性。然而，由于 B_0 的不均匀性，各自旋磁矩的进动角速度不再精确地等于 ω_0，而稍有差异，这种差异将打乱它们进动相位之间的相关性，恢复随机性，从而使 M_{XY} 趋于零。

　　导致横向弛豫的内因是同类等价核之间的磁偶极相互作用，由于相邻的同类等价核磁矩要产生局部磁场 B_{loc}，致使被研究核所处的磁场变为 B_0+B_{loc}，从而导致 Larmor 进动频率的弥散，即从 ω_0 变为 $\omega_0+\omega_1$，ω_1 可从 0 变到某个确定 Larmor 频率分布宽度的值 $\Delta\omega$。由于 ω_0 的这种发散，采样体中的诸核即使在完全均匀的外磁场 B_0 中亦将以稍微不同的频率进动，从而导致 M_{XY} 趋于零。

外加磁场不均匀性引起的横向磁化衰减速度要比单纯由于组织内部磁场不均匀性引起的横向磁化消失速度快得多。把在外磁场不均匀情况下用自由感应衰减方法测得的自旋-自旋弛豫时间记为 T_2^*，显然在十分均匀的磁场内测得的 T_2 要比 T_2^* 长得多,把 T_2^* 称为准横向弛豫时间,T_2 与 T_2^* 与 MR 信号的关系如图 5-2-3 所示。由于分子运动是杂乱无章的布朗运动,分子间的相互撞碰时间用相关时间 τ_c 表示,温度升高,分子运动激烈程度加大,τ_c 减小,弛豫时间增加,反之亦然。即 T_1、T_2 弛豫时间随相关时间的增加而相应缩短,弛豫依赖于温度,但由于人的体温恒定,因此在磁共振成像中,这种依赖性体现不明显。

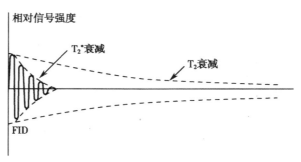

图 5-2-3　T_2、T_2^* 差异

在外磁场作用下,原子核周围的晶格场产生次级磁场,分子运动时使高能态的受激原子核与晶格的能量交换加快,导致纵向弛豫加快。一般来说,外场强越大,T_1 越长,横向弛豫虽然也受外磁场的影响,但在均匀性较好的外磁场作用下,由于 T_2 较短,对它的影响非常小,一般不考虑。

二、基本理论

1950 年 Hahn 首先发现 FID 信号,即用单个 RF 后采集的 MR 信号;接着又发现自旋回波信号(SE),即用两个 RF 后采集的 MR 信号,揭开了磁共振成像的序幕。1958 年 Carr 发现稳态自由进动现象,即用一系列快速 RF 后得到的 FID 和 SE 信号混合的 MR 信号;1960 年 Hahn 证实了磁场的正负反转可产生 MR 信号(梯度回波,GRE);1976 年英国人 Mansfeld 等用梯度反转技术得到快速扫描成像,并因此获得 2003 年的诺贝尔生理学或医学奖。在上述成像技术中,SE 因为具有高质量和稳定的图像而成为最主要的方法,直到德国人 Haase 和 Fahm 提出快速小角度激发梯度回波技术,梯度回波才逐渐成为主流技术,而今的快速 MRI 技术大多也是建立在梯度回波序列基础上的。1986 年,Henrug 提出了 RARE 序列,也即快速自旋回波(FSE),使常规临床扫描进一步提速,目前多数临床扫描协议都基于 FSE。

1.梯度磁场和 MR 层面空间定位

从接收线圈获得的信息是杂乱无章的,在将其用于产生 MR 图像之前,必须按拉莫尔方程进行各种处理,这时必须引入梯度磁场(简称梯度场)概念。

梯度场不同于静磁场,它使磁场中每一点的磁场强度不同于另一点的磁场强度,即所谓梯度,在这个梯度场中的每一点都有相应不同的共振频率。由于磁场大小为已知,故磁场中每一点的共振频率都可以预测;用不同频率的射频波去激发磁场中的质子时,便可测得不同位置共振质子所产生的信号。梯度场的目的是提供被照体的空间信息,因此必须由三个互相垂直的梯度场构成,在 X、Y 和 Z 轴都标定其所在空间位置,也即沿每一个轴的方向都应有一梯度场。根据序列设计和相应的扫描协议,通常描述相应的逻辑梯度场,分别为层面选择梯度场、相位编码梯度场和频率编码(或读出)梯度场。在横断面、冠状面和矢状面成像时,沿 X、Y、Z 轴之各梯度场的作用不同,正是由于这三个不同梯度场的不断变化,才能在不改变受检者体位的条件下使多平面成像得以实现(图 5-2-4)。在实际工作中,梯度场由快速开关的电磁线圈所产生,在射频脉冲和间歇发生的梯度场的相互作用下,就可产生构成一幅 MR 图像的信号。这种相互作用是十分复杂的,是在计算机控制下进行的。根据所设计的程序不同,可以从整个体积中获取信号,也可从这个体积中的某一层面获取信号,从而可分别实现三维空间或二维空间成像。与 CT 相似,在计算机的帮助下,用这些信号可以重建图像。

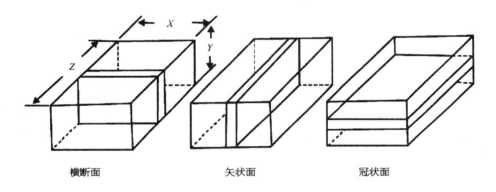

横断面 　　　　　矢状面 　　　　　冠状面

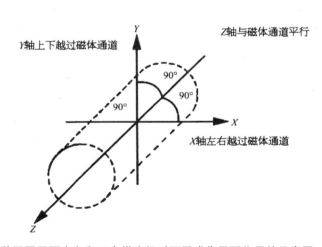

图 5-2-4　三种不同平面方向和三个梯度场对不同成像平面作用的示意图

层面选择梯度决定 MR 成像的层面,与之配合的射频脉冲具有一定的频率范围即频带宽度(简称带宽),梯度和射频脉冲带宽决定层面的厚度:梯度越大,层面越薄;带宽越窄,层面越薄。选层的方法有两种:①保持梯度场不变,改变射频脉冲的中心频率可以改变扫描层面,逐层平移,频率变化越大,层面平移也越大;②保持脉冲频率不变,改变梯度场强度可以改变扫描层面。现代 MR 成像设备多采用前者。上述三个梯度线圈的任何一个或者组合梯度充当层面选择梯度,换言之,分辨力一致的 MR 图像可以在任意方向上获取。

在决定层面位置后,需在该平面内采集一个二维信息才能重建图像,MRI 使用相位编码和频率编码两种方法来获得此二维信息。在层面选择梯度场作用后,首先应用一个时间很短的相位编码梯度场,使进动中的质子发生相位上的变化,而且不同体素的相位是不同的;最后开通频率编码梯度(或称读出梯度),使在相位编码梯度垂直的方向上不同的体素具有不同的共振频率。上述两种梯度场共同作用,使每个体素具有各自不同的共振频率和相位。与层面选择梯度相同,相位编码梯度和频率编码梯度可通过上述三个轴梯度进行任意方向的组合,由此可实现 MR 图像的不同方位采集。

2.K 空间和傅里叶变换

K 空间即傅里叶空间,是指直角坐标空间的傅里叶对偶空间,是一个以空间频率为单位、空间坐标系所对应的频率空间。K 空间的频率不同于物理学上的频率,是一个矢量,具有空间方向性,指该空间方向上单位距离波动的周期(Hz/cm)。二维 K 空间指空间频率仅位于一平面内,三维 K 空间指以三个相互垂直的矢量空间频率描述。K 空间的每一行代表频率编码(读出梯度)和相应的相位编码(图 5-2-5),每一点代表具有相同空间频率的数据(数据大小代表信号强度),点的位置由相位编码确定。因此,K 空间中的点与图像像素点并非点对点的对应关系,K 空间中每个点的数据矩阵都来自整个样本(即整个图像),图像上每个像素信号由所有 K 空间数据点叠加而成。K 空间点的位置决定图像性质,中心部分点的空间频率低,决定图像的对比度和灰度幅度即对比分辨力;外周部分点的空间频率高,决定图像的细节部分即空间分辨力。

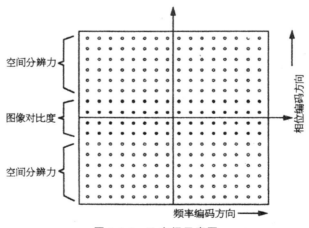

图 5-2-5　K 空间示意图

K 空间的数据沿一定轨迹的顺序进行采集充填,这种顺序充填方式称为 K 空间的轨迹(或傅里叶线),其方式可以是直线形或非直线形。前者以直角坐标的形式采集充填数据,后者包括圆形、螺旋状、辐辏状或放射状等,对应坐标为极坐标、球面坐标等。这种非线性轨迹是通过控制相位编码和频率编码脉冲的波形、幅度以及时间而实现的。

K 空间数据除上述点对全的特点外,还有对称性、异时性等。基于 K 空间数据的对称性原理(频率编码和相位编码方向数据均为对称,即双对称),仅采集 K 空间的一半数据,另一半通过对称性原理算出,即可获得整个 K 空间数据而形成图像,其成像时间减半,SNR 下降仅约 30%,此种采集充填技术称为半 K 空间或半傅里叶技术;但这种对称并不完全准确,为了保证图像对比度,常采集 K 空间一半略多的数据以保证质量,此为部分 K 空间技术。基于异时性原理,在一个时间采集 K 空间的外周数据,即决定空间分辨力的数据;在另一个时间采集其余数据,即 K 空间中心数据,也即决定对比度和灰度的数据,称为匙孔技术,将前者落在平扫时间内,后者落在增强时间内,可用匙孔技术缩短增强扫描时间,用以完成动态增强等快速成像。同理,K 空间数据采集和充填的方式较为灵活,由此可形成多种快速成像技术,如 K 空间分段技术(在多个时间段内采集 K 空间数据,然后组合成一幅图像)、K 空间分享技术等。

来自 MR 信号接收器的原始数据实质上为时域 MR 信号,经过傅里叶变换(FT)可以得到在频谱上的不同频率和对应强度。这些频率数据一方面可以直接以频谱方式观察,如用于化学物质的分析;另一方面可以通过 K 空间充填的方式经傅里叶变换后形成图像。傅里叶变换可看作一系列不同强度的信号在频率编码和相位编码方向上对应于傅里叶频率的函数,这是目前最常用的计算方法,通常有二维空间傅里叶变换(2D-FT)和三维空间傅里叶变换(3D-FT)。在一个层面选择梯度之后,启动相位编码和频率编码梯度,获得一个含有这两种编码成分的混合信号,这种信号难以直接识别,但经过傅里叶变换之后,就可以形成一幅图像,其信号强度就是图像的灰度。

上述过程中,如果 RF 仅加在一个层面改变其相位与频率编码而得到此层面的图像,其 FT 就是 2D-FT。换言之,2D-FT 对应的是每一层图像,2D-FI 采集是逐层采集,通常需要保留一定的层间距,以减小邻近层面激发而引入的层间串扰。

如果激励射频脉冲的频谱十分宽,RF 加在有一定厚度的容积块上,即非层面选择性形式,这时被照体有整个节段被激励,而不是某一层面被激励,然后在 Gy 和 Gz 两个方向上进行相位编码,在 G 方 x 向上进行频率编码。一段被照体形成一个三维矩阵,如果傅里叶变换连续施加于该矩阵的三个方向,被照体整节段可形成三维图像。此时的 F 就是 3D-FT。3D-FT 采集的 SNR 较高,无层间距,层厚也较薄,但此时的层数影响扫描时间。

第六章 颅脑疾病 MRI 诊断

第一节 脑血管病

一、高血压性脑出血

(一)病理和临床

高血压性脑出血是高血压伴发的小动脉病变,由于各种原因引起血压急剧升高,导致小动脉破裂出血,是脑内出血常见的原因,发生率约占脑出血的 40%,80% 发生在幕上,以基底节区最常见。

临床上发病年龄常在 50 岁以上,男女发病率相近,有高血压病史,突然出现偏瘫、失语和不同程度的意识障碍。

(二)诊断要点

(1)超急性期(24 小时内)血肿表现为 T_1WI 等或略低信号,T_2WI 高信号。

(2)急性期(出血后 24 小时至 3 天)血肿表现为 T_1WI 等信号,T_2WI 低信号,周围水肿表现为长 T_1、长 T_2 信号。

(3)亚急性早期(出血后 4~7 天)T_1WI 表现为血肿周边呈高信号、中心呈等信号,T_2WI 仍表现为低信号,其周围水肿带呈长 T_1、长 T_2 信号。

(4)亚急性晚期(出血后 8 天至 2 周)血肿表现为 T_1WI 和 T_2WI 均呈高信号。

(5)慢性早期(出血后 3 周至 30 天)血肿在 T_1WI 和 T_2WI 仍呈高信号,而在 T_2WI 上其外围有一低信号环。

(6)慢性晚期(超过 30 天)血肿信号在 T_1WI 逐渐降低,开始于中央部分,最终呈长 T_1、T_2 信号。

(7)2 周后的血肿在注射对比剂后可有环形强化。

(8)脑白质纤维束成像(DT_1):病变区纤维束可呈现受推压、破坏中断等表现。

见图 6-1-1。

(三)鉴别诊断

本病主要须与肿瘤卒中、血管畸形出血及出血性脑梗死相鉴别。

(四)特别提示

MRI 虽非检查和诊断高血压脑出血的首选手段,但是在某些特定情况下(如临床怀疑脑梗死或出血量较小等)此类患者行 MRI 检查的例子不在少数。因此,掌握血肿不同时期的 MRI 特点尤为重要。

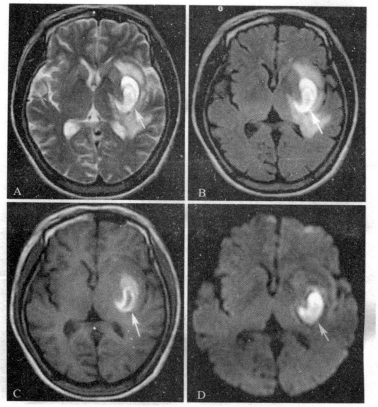

图 6-1-1　左侧基底节区血肿(亚急性早期)

A、B.分别为 T_2WI、FLAIR,示病灶(白箭)呈类肾形较高信号,境界清晰,周围见高信号水肿带;C.T_1WI,示病灶呈外高内等信号(白箭),边界清晰;D.DWI,示病灶呈高信号(白箭)

二、蛛网膜下隙出血

蛛网膜下隙出血(SAH)是指颅内血管破裂后血液流入蛛网膜下隙。按病因分为外伤性和自发性两大类,前者有颅脑外伤病史;后者可因颅内动脉瘤、高血压动脉硬化和颅内血管畸形等导致血管破裂而引起,其中颅内动脉瘤是引起蛛网膜下隙出血最常见的原因,约占 50%。自发性蛛网膜下隙出血发病率占急性脑血管疾病的 7%~15%。发病年龄不等,成人多见,以 30~40 岁年龄组发病率最高,男性稍多于女性。

(一)诊断要点

1.症状和体征

发病急,往往都是突然起病,之前常有过度劳累、情绪激动、咳嗽、用力排便等明显诱发因素。临床主要表现为突发性剧烈头痛、呕吐、意识障碍、抽搐、偏瘫、脑膜刺激征等。

2.腰椎穿刺

血性脑脊液为本病确诊依据。

3.脑血管造影

可以显示蛛网膜下隙出血所造成的脑血管痉挛等征象,可帮助明确蛛网膜下隙出血的原因。

4.CT 检查

表现为基底池、侧裂池及脑沟内较为广泛的高密度区,出血量大时呈铸型。常可并发脑缺血、脑梗死、脑水肿等改变。

(二)MRI 表现

(1)在急性期不敏感,在亚急性期和慢性期显示较好。

(2)急性期以 FLAIR 显示较佳,呈高信号;亚急性期表现为蛛网膜下隙内局灶性信号异常,在 FLAIR、T_1WI 和 T_2WI 上均呈较高信号(图 6-1-2)。

(3)慢性期则在 T_2WI 上出现低信号影,较具特征性。

(4)脑实质内可能同时有出血和梗死存在。

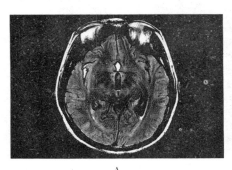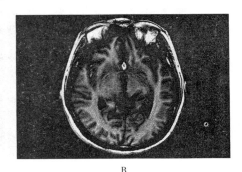

图 6-1-2　蛛网膜下隙出血

A.T_1WI 示前纵裂池和右侧外侧裂内片状高信号;B.FLAIR 亦为高信号

三、颅内动脉瘤

(一)MRI 诊断

未破裂的囊形动脉瘤信号表现与动脉瘤内血流速度、有无血栓形成及血栓形成时间有关。无血栓的动脉瘤在 T_1WI、T_2WI 上均呈无信号流空影,边界较清楚;有血栓者 T_1WI、T_2WI 上均为混杂信号。

(二)特别提示

(1)颅内动脉瘤可分为囊形和梭形两种,囊形多见。囊形动脉瘤好发于中年人,形成的主要原因是血流压力、冲击使颅内较大动脉管壁发生变性,形成局部囊状膨出,好发于脑底动脉环和大脑中动脉分叉处;梭形动脉瘤好发于老年人,为严重的动脉粥样硬化导致的局部动脉血管梭形扩张,腔内常有血栓形成,好发于椎-基底动脉系统。

(2)囊形动脉瘤未破裂时常无症状,破裂出血则出现蛛网膜下隙出血、脑内血肿相应症状。

梭形动脉瘤临床上也可引起脑神经受压症状或因血栓形成而引起脑干梗死。

（3）诊断要点。患者多为中老年人。T_1WI、T_2WI 上见圆形或椭圆形无信号区,若同时见到载瘤动脉不难诊断。由于大部分蛛网膜下隙出血为动脉瘤破裂所致,因此当出现蛛网膜下隙出血的临床及影像学表现时应考虑到动脉瘤的可能并进一步检查。

（4）鉴别诊断：一些较大的动脉瘤,尤其是在动脉瘤内充满血栓时要与不同病变鉴别。位于后颅窝者要与脑膜瘤、听神经瘤等鉴别;位于脑内时应与胶质瘤、室管膜瘤等鉴别;在鞍旁需与垂体瘤、脑膜瘤、颅咽管瘤鉴别。

（5）影像学检查诊断价值比较。MRA 显示 5mm 以上的动脉瘤较好,优势在于不使用造影剂就能显示动脉瘤和瘤内血流状态。CTA 有利于小动脉瘤的发现。数字减影血管造影（DSA）是诊断动脉瘤的金标准,但完全血栓化的动脉瘤脑血管造影不能显示,而 CT、MRI 可显示。此外,DSA 不能显示血管及瘤腔外的改变,应配合应用上述检查方法。

第二节　颅脑外伤

一、脑挫裂伤

（一）MRI 诊断

脑挫裂伤 MRI 表现变化较大。非出血性挫裂伤病灶内含水量增加,显示为 T_1WI 低信号和 T_2WI 高信号,且水肿区在最初几天不断扩大,占位效应加重。出血性脑挫裂伤的信号强度会随血肿内成分的变化而变化。可伴有硬膜下血肿、硬膜外血肿及局部蛛网膜下隙出血等。

（二）特别提示

（1）病理表现可以将脑挫伤和脑裂伤区分开。脑挫伤时脑组织可有局限性散在水肿、出血,软脑膜和蛛网膜完整;脑裂伤时伴有软脑膜、蛛网膜和脑组织的裂开,常有较多出血。实际工作中两者统称为脑挫裂伤,治疗原则相同。

（2）外伤性原发性脑挫裂伤主要包括脑皮质挫裂伤、小脑挫裂伤及脑桥延髓撕裂伤。主要表现为颅内压增高症状及神经系统定位体征,可出现脑疝。脑桥延髓撕裂者一般伤后即刻死亡。

（3）诊断要点。①外伤史。②MRI 见脑实质内水肿信号及不同期龄的血肿信号。

（4）影像学检查诊断价值比较。CT 和 MRI 均能反映本病的主要病理变化——水肿和出血,而以 MRI 更佳且随访效果好。CT 可更好地观察颅骨改变。

二、弥散性脑（轴索）损伤

（一）MRI 诊断

信号特征取决于病灶为出血性还是非出血性以及病灶的期龄。非出血性者（只有水肿者）,显示为皮质、髓质交界处单发或多发点状 T_1WI 低信号、T_2WI 高信号灶（图 6-2-1）;出血性病灶信号随病灶期龄而变化(图 6-2-2)。

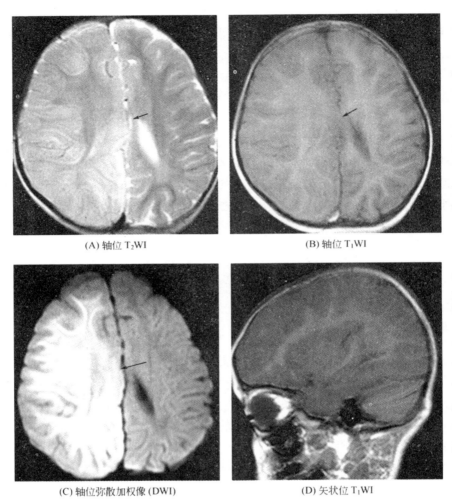

| (A) 轴位 T₂WI | (B) 轴位 T₁WI |

(A) 轴位 T_2WI (B) 轴位 T_1WI

(C) 轴位弥散加权像 (DWI)   (D) 矢状位 T_1WI

图 6-2-1 右侧大脑半球弥散性脑损伤

右侧大脑半球脑组织(包括右侧基底节区、胼胝体)明显肿胀(→),呈弥散性长 T_1、长 T_2 信号影,中线结构左移。右侧脑室变形。弥散加权示右侧大脑半球皮质、髓质交界处呈明显线状高信号

(二)特别提示

(1)本病又称剪切伤,是由于头颅受到突然加速(减速)力、旋转力的作用,引起皮质、髓质相对运动而导致的相应部位的撕裂及轴索损伤。病理上肉眼仅可见弥散性点状出血灶及蛛网膜下隙出血,显微镜可见轴索损伤。病灶较弥漫,呈双侧性,多位于皮质、髓质交界处。

(2)临床上伤势一般较重且死亡率高,患者往往于损伤即刻出现昏迷,同时可有偏瘫、颈强直等体征。脑脊液检查呈血性。

(3)诊断要点。典型的影像表现为皮质、髓质交界处多发点状出血信号灶,结合外伤史及损伤即刻出现昏迷的症状不难作出诊断。

(4)影像学检查诊断价值比较。MRI 显示弥散性轴索损伤优于 CT。

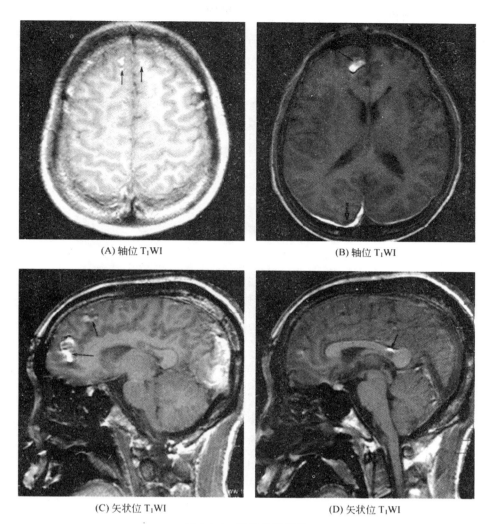

(A) 轴位 T_1WI　　　　　　　　　　(B) 轴位 T_1WI

(C) 矢状位 T_1WI　　　　　　　　　(D) 矢状位 T_1WI

图 6-2-2　弥散性脑损伤

右枕部蛛网膜下隙出血,右侧额叶皮质、髓质交界处、胼胝体体部上缘可见大小不等斑片状短 T_1 信号(→)。右枕部硬膜下可见线样短 T_1 信号影(⇨)

三、外伤性硬膜下积液

(一)病理和临床

外伤性硬膜下积液,又称为外伤性硬膜下水瘤,占颅脑外伤的 0.5%～1%,是由于头部着力时脑在颅腔内移动,造成脑表面、视交叉池或外侧裂池等处蛛网膜撕裂并形成一个活瓣,脑脊液经破口进入硬脑膜下腔而不能回流,形成大量的液体潴留。根据其病程不同,分为急性、亚急性和慢性三种类型,其中慢性硬膜下积液多在外伤后数月甚至数年后形成。

(二)诊断要点

(1)单侧或双侧硬脑膜下示新月状异常信号影,信号与脑脊液相似,呈明显长 T_1、长 T_2 信号,FLAIR 序列呈低信号。

（2）硬膜下积液占位效应比硬膜下血肿轻。

（3）硬膜下积液者相应部位的脑沟常不消失。

（4）增强像上硬膜下积液的内膜不强化。

见图6-2-3。

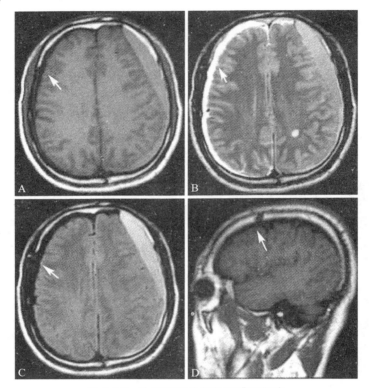

图6-2-3　右额顶部外伤性硬膜下积液

A.T_1MI,右额顶部硬膜下新月形低信号影（白箭），信号均匀，相应脑组织轻度受压；B.T_2WI,病变呈高信号（白箭）；C.FLAIR,病变呈低信号；D.T_1WI矢状位，病变呈低信号。该病例同时合并左侧额顶部慢性硬膜下血肿，注意比较

（三）鉴别诊断

本病主要须与慢性硬膜下血肿相鉴别。

（四）特别提示

硬膜下积液与慢性硬膜下血肿鉴别的关键在于前者于FLAIR序列呈低信号，而后者一般呈明显高信号。

四、硬膜外血肿

（一）病理和临床

硬膜外血肿（EDH）多因头部直接外力打击，产生颅骨骨折或颅骨局部变形致使脑膜中动脉或后动脉破裂，血液进入硬脑膜与颅骨内板间形成。少数病例属静脉破裂引起。血肿多见于幕上，且为单侧，幕下相对少见。

典型临床表现为外伤后原发性昏迷-中间清醒-再昏迷,可有神经系统局灶症状如中枢性面瘫、轻偏瘫、运动性失语等。

(二)诊断要点

(1)颅骨内板下呈"双凸透镜"或梭形的异常信号影,边界锐利、清楚。

(2)急性期,血肿 T_1WI 呈等或低信号,T_2WI 呈低信号;亚急性期,T_1WI 和 T_2WI 均呈高信号;慢性期,T_1WI 呈低信号,T_2WI 呈高信号。

(3)血肿内缘可见低信号的硬脑膜。

(4)依血肿体积大小,呈现程度不同的占位效应。

见图 6-2-4。

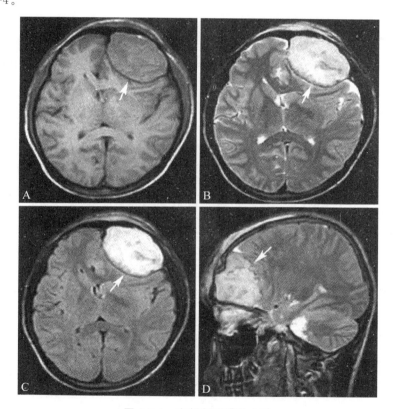

图 6-2-4 左额部硬膜外血肿

A.T_1WI,左额部一梭形等信号影(白箭),边界清晰,相应脑组织明显受压;BT_2WI,病变呈稍高信号(白箭);C.FLAIR 序列,病变呈较高信号(白箭);D.矢状位 T_2WI,血肿内缘可见低信号的硬脑膜(白箭)

(三)鉴别诊断

本病主要须与硬膜下血肿及硬膜外积脓鉴别。

(四)特别提示

(1)EDH 可跨越硬脑膜反折如大脑镰和天幕,一般不会跨越硬脑膜附着点,如颅缝。

(2)发生在大脑镰和天幕等特殊部位的 EDH 须与 SAH 鉴别。

五、硬膜下血肿

（一）病理和临床

硬膜下血肿（SDH）发生于硬脑膜与蛛网膜之间，大多是由于外伤撕裂了横跨硬膜下的静脉形成，可为单侧或双侧。1/3 患者合并骨折，发生对冲性硬膜下血肿时骨折可位于血肿对侧。根据血肿形成的时间和临床表现可分为急性、亚急性和慢性三型。

常见临床表现有昏迷、脑疝和颅内压增高，其中急性硬膜下血肿病情多较重且发展迅速，而亚急性硬膜下血肿症状常出现较晚。慢性硬膜下血肿多见于老年人，且不少患者仅有轻微的外伤史，常在伤后数周才出现临床症状。

（二）诊断要点

（1）颅骨内板下呈新月形或弧形的异常信号影。

（2）急性期 T_1WI 呈等或低信号，T_2WI 呈低信号，亚急性期 T_1WI 和 T_2WI 均呈高信号，慢性早期的信号强度与亚急性期相仿，晚期信号强度与脑脊液相仿。

（3）血肿可跨越硬脑膜附着点如颅缝，但不跨越硬脑膜反折如大脑镰和天幕。

见图 6-2-5。

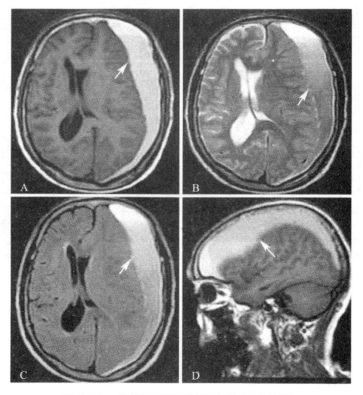

图 6-2-5　左额颞顶部硬膜下血肿（亚急性期）

A.T_1WI,示右额颞顶新月形较高信号影（白箭），相应脑组织受压；B、C 分别为 T_2WI、FLAIR,示病变呈稍高信号（白箭）；D.T_1WI 矢状位,示病变呈高信号（白箭）

（三）鉴别诊断

本病主要须与 EDH 及硬脑膜下积液鉴别。

（四）特别提示

SDH 范围较广,而硬膜外血肿常较局限。MR 对少量 SDH 的诊断较 CT 敏感。

第七章　心脏与大血管疾病 MRI 诊断

第一节　先天性心脏病

一、房间隔缺损

房间隔缺损（ASD）指房间隔构成异常。缺损可以合并或不合并心内膜垫的畸形。ASD分为原发孔型（Ⅰ孔型）ASD和继发孔型（Ⅱ孔型）ASD。

（一）临床表现与病理特征

ASD的发生是由于胚胎发育第四周时，原始第一房间隔吸收过度和（或）第二房间隔发育不良，导致的残留房间孔，主要血流动力学改变为心房水平左向右分流，使右心房、室及肺血流量增加。ASD占先天性心脏病10%～15%，根据缺损部位不同可分为以下4型：①中央型或称卵圆窝型，是本病最常见的一种类型，占75%。位于房间隔卵圆窝处，四周房间隔组织完整。②下腔型，占5%～10%。缺损位于房间隔下方下腔静脉入口处，因其主要由左房后壁构成缺损后缘，故缺损没有完整的房间隔边缘，常合并右下肺静脉畸形引流入右心房。③上腔型，又称静脉窦型缺损，占10%。缺损位于房间隔后上方上腔静脉入口下方，没有后缘，上腔静脉血直接回流至两侧心房，常合并右上肺静脉畸形引流入上腔静脉。④混合型，常为巨大缺损，兼有上述两种以上缺损。

（二）MRI 表现

1.直接征象

为房间隔连续性中断（图7-1-1）。但因房间隔为膜性结构，黑血序列或常规SE序列受容积效应的影响，不能明确诊断且容易漏诊。而亮血序列横轴面或垂直房间隔的心室长轴面（即四腔心层面）是显示ASD的最佳体位和方法。亦可辅以薄层（以3～5mm为宜）的心脏短轴面和冠状面显示ASD与腔静脉的关系并确定ASD的大小，为临床制定治疗方法提供依据。

2.间接征象

包括右心房、室增大；右心室室壁增厚；主肺动脉扩张，其内径大于同一层面升主动脉内径。正常情况下，同一水平面主动脉与主肺动脉直径之比约为1∶1。

3.MR 电影成像

在心房水平可见异常血流的低信号，根据血流方向来判定分流方向，同时可根据低信号血流束的面积粗略估测分流量。

对于单纯 ASD 可以通过测定左、右心室心排血量,计算分流量。

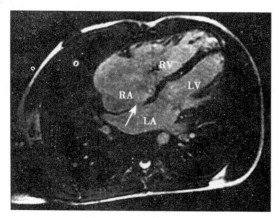

图 7-1-1　房间隔缺损

四腔心层面 TrueFISP 亮血序列图像,黑色箭头示 RA 和 LA 之间的房间隔信号连续性中断,右心房及右心室增大。RA.右心房;RV.右心室;LA.左心房;LV.左心室

二、室间隔缺损

室间隔缺损(VSD)是指胚胎第 8 周,心室间隔发育不全或停滞,而形成的左、右心室间的异常交通,引起心室内左向右分流,产生血流动力学紊乱。

(一)临床表现与病理特征

VSD 是最常见的先天性心脏病,约占出生存活婴儿的 0.2% 和先天性心脏病的 20%～25%。按病理解剖,VSD 分为漏斗部、膜部、肌部三型。

1.漏斗部 VSD

它又分为:①干下型 VSD,缺损紧位于肺动脉瓣下,位置较高,左室分流入右心的血液可直接喷入肺动脉。易合并主动脉瓣关闭不全;②嵴内型 VSD,位于室上嵴,漏斗部间隔内,但与肺动脉瓣有一定距离,左室分流的血液射入右室流出道。

2.膜部 VSD

它又分为:①单纯膜部 VSD:单发而局限于膜部间隔的小缺损,有的呈瘤样膨出;②嵴下型 VSD:室上嵴下方的膜部缺损,常较大;③隔瓣下型 VSD:缺损大部分位于三尖瓣隔瓣下方。

3.肌部 VSD

位于肌部室间隔的光滑部或小梁化部,位置均较低,可单发或多发。

(二)MRI 表现

1.直接征象

为室间隔连续中断(图 7-1-2)。以横轴面及垂直室间隔左室长轴面显示最为满意。隔瓣后 VSD 于四腔心层面可见隔瓣后两心室间交通。嵴上型 VSD 垂直于室间隔根部,斜矢状面可见主动脉根部与右室流出道之间的圆锥部间隔消失。干下型及嵴内型 VSD 以短轴面显示为佳,可辅以矢、冠状面。在四腔心层面或五腔心层面经缺损部位平行室间隔采用薄层步进的方法扫描可显示整个缺损的大小形态。

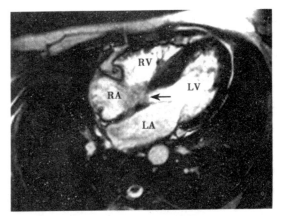

图 7-1-2　室间隔缺损

四腔心层面 True FISP 亮血序列图像,黑色箭头示 RV 和 LV 之间的室间隔信号连续性中断,左心房及左心室增大

2.间接征象

它包括少量分流者,可无其他异常表现;大量分流可见心室增大,室壁增厚,肺动脉增宽,内径大于同一层面升主动脉内径等。

3.MR 电影成像

它可见心室水平异常血流形成的低信号,依据血流信号判定分流方向及估测分流量,同时有利于发现小的或多发的 VSD。对于肌部小 VSD 仅在心室收缩期清楚显示左向右分流。隔瓣后 VSD 常合并主动脉瓣脱垂,造成主动脉瓣关闭不全,则在左室双口位电影序列上可直接显示主动脉瓣区异常反流信号及主动脉瓣脱垂情况。经后处理还可测定射血分数、心排血量,评估心脏功能。

三、动脉导管未闭

动脉导管未闭(PDA)是动脉导管在出生后未闭合而持续开放的病理状态。动脉导管是胎儿时期肺动脉与主动脉之间的正常交通,出生后不久即自行关闭。如动脉导管在生后仍持续开放,即形成动脉导管未闭。在足月婴儿,动脉导管功能关闭发生在出生后 10~15 小时。在生后第 2~3 周,动脉导管结构上完全闭合而形成动脉导管韧带,生后 3 个月动脉导管仍然未闭者则为异常。许多心血管畸形可合并动脉导管未闭,在有些先天性心脏病中,未闭的动脉导管是患儿存活的必需条件,自然关闭或盲目手术堵闭可导致患儿死亡。

动脉导管未闭根据形态主要有:①二端宽度相似的管形动脉导管未闭;②动脉端窄,主动脉端宽的漏斗形动脉导管未闭;③动脉导管很短,两端几乎直接连接的窗形动脉导管未闭。

动脉导管未闭占所有先天性心脏病的 5%~10%。女性是男性的 2 倍。动脉导管未闭早产儿发生率高于足月儿,妊娠龄越短、出生体重越低动脉导管未闭发生率显著增高。

MRI 表现

MRI 能较好地显示动脉导管未闭。动脉导管未闭在横断位自旋回波 T_1W 图像上表现为一连接于降主动脉上端和左肺动脉起始部之间的,由后向前略偏左走行的低信号流空血管影

（图 7-1-3），在矢状位上表现为在主动脉弓下方与主动脉弓略平行的低信号流空血管影。在梯度回波电影序列上动脉导管未闭处可见异常血流影。造影增强磁共振血管成像序列对动脉导管未闭诊断效果最好，多角度的最大密度投影重建可从矢状位、左前斜位和横断位等多个角度显示动脉导管未闭的直接征象，对判断动脉导管未闭的类型和大小都很有帮助。一般管形和漏斗形的动脉导管未闭很容易把动脉导管未闭的直接征象重建出来，窗形的动脉导管未闭重建比较困难，要小心地转到合适的角度才能显示窗型动脉导管未闭的直接征象。

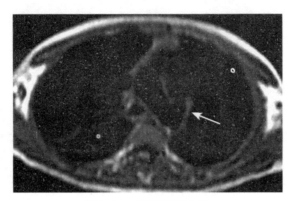

图 7-1-3 动脉导管未闭

横断位自旋回波 T_1W 见一连接于降主动脉上端和左肺动脉起始部之间的由后向前走行的低信号流空血管影

CE-MRI 检查由于是回顾性地做多角度重建，对一些特殊的动脉导管未闭也能很好地显示，如右位主动脉弓时，动脉导管通常连接于左锁骨下动脉起始部和左肺动脉起始部之间，冠状位重建才能显示动脉导管未闭的直接征象；又如右心室漏斗部闭锁或重度狭窄时，动脉导管为垂直型，左前斜位重建才能显示动脉导管未闭的直接征象。CE-MRI 不仅能较好地显示动脉导管未闭的直接征象，对于其伴随畸形如主动脉缩窄等也能较好地显示或排除。动脉导管未闭 MRI 各序列检查还可清楚地显示左心房增大，左心室增大，肺动脉扩张，升主动脉扩张等对动脉导管未闭诊断有帮助的间接征象。

四、房室间隔缺损

房室间隔缺损是一组以房室瓣周围的间隔组织缺损及房室瓣异常为特征的先天性心血管畸形。房室间隔缺损也称为心内膜垫缺损和房室通道缺损。21 三体综合征（唐氏综合征）患者常伴有房室间隔缺损。

常用的房室间隔缺损分型：部分型房室间隔缺损，不存在心室水平的血流分流。房室瓣上方房间隔缺损（原发孔型），合并不同程度的左侧房室瓣畸形（"二尖瓣"前叶裂缺）。过渡型房室间隔缺损，房室瓣叶上方原发孔型房间隔缺损，下面可有室间隔缺损，通常较小并有桥叶腱束附着，存在心室水平的血液分流，为限制性分流。完全型房室间隔缺损，房室瓣上方的原发孔型房间隔缺损，房室瓣下方的室间隔缺损均伴有血流分流，心室水平为非限制性分流。

MRI 表现

房室间隔缺损 MRI 检查对诊断有一定的帮助，MRI 检查可通过观察房间隔、室间隔连续性是否中断来判断有无房间隔、室间隔缺损。

MRI 自旋回波 T_1W 和梯度回波电影图像能较好地显示原发孔房缺及有无室间隔缺损存在，横断位图像即可较好地显示四个心腔相通（图 7-1-4），冠状位 MRI 图像能较好地显示"鹅颈征"。在梯度回波电影序列上更可根据异常的血流存在，来判断房室瓣反流。

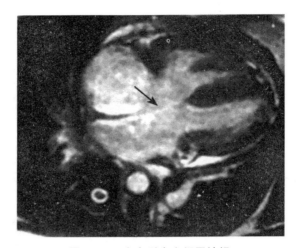

图 7-1-4 完全型房室间隔缺损
横断位梯度回波电影图像显示原发孔房缺（箭头）及室间隔缺损

造影增强磁共振血管成像序列对判断有无房间隔、室间隔缺损诊断帮助不大，但多角度的最大密度投影重建对显示"鹅颈征"有一定的帮助。

除了直接征象外，MRI 检查还可清楚地显示左心房增大，右心房增大，左心室增大，右心室增大，肺动脉扩张等对房室通道畸形诊断有帮助的间接征象，并可较好地排除其他伴随畸形如主动脉缩窄等。

五、肺动脉瓣狭窄

肺动脉瓣膜狭窄，比较常见。正常肺动脉瓣为三个半月瓣，肺动脉瓣狭窄可为单瓣融合、二叶瓣、三叶瓣和瓣发育不良畸形。一般瓣环直径正常，瓣膜增厚，活动受限，收缩期呈幕顶状，肺动脉总干的狭窄后扩张。少数患者瓣膜发育不良，常合并瓣环狭小、变形。狭窄后肺动脉扩张不明显。

MRI 表现

MRI 自旋回波 T_1W 图像可较好地显示肺动脉瓣增厚，肺动脉主干和左肺动脉近端扩张，右心室向心性肥厚。梯度回波电影序列上可见低信号的异常血流束向肺动脉主干喷射（图 7-1-5），梯度回波电影序列还可非常准确地测量出右心室舒张末容量和右心室射血分数。

造影增强磁共振血管成像序列则对伴有的外周肺动脉狭窄显示较好。

肺动脉瓣狭窄读片时要注意观察肺动脉瓣环的大小和肺动脉主干扩张的程度，瓣环小且肺动脉主干扩张不明显者为瓣发育不良型肺动脉瓣狭窄，该型肺动脉瓣狭窄在治疗上有所不同，其球囊扩张的效果远不如典型的肺动脉瓣狭窄。

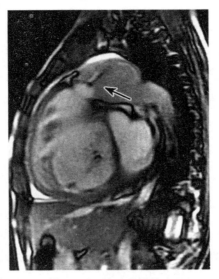

图 7-1-5　肺动脉瓣狭窄

梯度回波电影序列上可见低信号的异常血流束向肺动脉主干喷射(箭头),肺动脉主干和左肺动脉近端扩张

六、主动脉瓣狭窄

主动脉瓣狭窄是一组引起左心室流出道梗阻的先天性畸形。根据梗阻部位可分为主动脉瓣狭窄、主动脉瓣下狭窄、主动脉瓣上狭窄。

MRI 表现

MRI 自旋回波 T_1W 图像对主动脉瓣狭窄可显示主动脉瓣增厚,左心室向心性肥厚。

主动脉瓣下狭窄长轴位 MRI 图像相对可较好地显示主动脉瓣下隔膜部位和厚度,表现为主动脉瓣下细线状隔膜,一端与室间隔相连,另一端附着于主动脉根部后壁与二尖瓣前叶根部交界处,中央处为隔膜的中心孔,其直径即为左心室流出道狭窄径。主动脉瓣下管样狭窄时,相对较易显示,主动脉瓣下管样狭窄时左心室向心性肥厚相对较明显。

对主动脉瓣上狭窄,MRI 可显示瓣上狭窄直接征象,了解狭窄为漏斗形、管形或隔膜形,并可测得最狭窄处的升主动脉内径。另外,左心室向心性肥厚,升主动脉有无狭窄后扩张改变,MRI 也可清楚显示。主动脉瓣狭窄 MRI 梯度回波电影序列效果更好,主动脉瓣狭窄可见低信号的异常血流束向升主动脉喷射,可见升主动脉狭窄后扩张改变,通过流速测量还可估计主动脉瓣狭窄所导致的压力阶差的大小,梯度回波电影序列还可非常准确地测量出左心室舒张末容量和左心室射血分数,如有主动脉瓣关闭不全,于左心室内可见低信号的异常血流。对主动脉瓣下狭窄的瓣下隔膜、管样狭窄和主动脉瓣上狭窄的直接征象也可很好显示。主动脉瓣下隔膜也可有低信号的异常血流束向升主动脉喷射,但升主动脉狭窄后扩张改变不明显(图 7-1-6)。

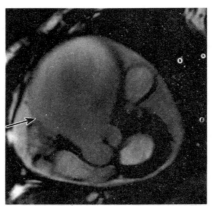

图 7-1-6　主动脉瓣狭窄伴心包积液

MRI 梯度回波电影序列,升主动脉有明显狭窄后扩张(箭头)

　　造影增强磁共振血管成像序列则对升主动脉狭窄后扩张和主动脉瓣上狭窄显示较好(图 7-1-7),主动脉瓣上狭窄时,冠状动脉位于狭窄的近心端,处于高压力区,冠状动脉扩张、扭曲,在 MRI 读片时要注意观察。主动脉瓣上狭窄常伴有周围肺动脉狭窄,头臂动脉起始部狭窄和肾动脉等体循环血管的狭窄,超声检查观察的视野有限,而造影增强磁共振血管成像序列扫描视野很大,一次扫描便可得到升主动脉、头臂动脉、肺动脉和肾动脉等各部位信息,只需在重建时重点观察各部位的形态即可。

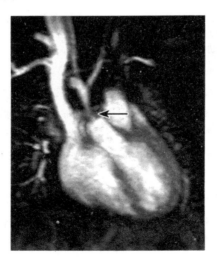

图 7-1-7　主动脉瓣上狭窄

造影增强磁共振血管成像冠状位最大密度投影重建显示,升主动脉严重狭窄(箭头),右肺动脉狭窄

七、血管环

　　血管环主要是先天性主动脉弓血管畸形,也可为其他血管畸形,导致血管包绕和压迫气管与食管。双主动脉弓,右位主动脉弓伴迷走左锁骨下动脉伴左侧动脉导管是血管环中常见的类型。

MRI 表现

MRI 检查对血管环的诊断也有帮助,各种磁共振扫描序列对血管环的诊断都很有帮助,其中 CE-MRA 是各种磁共振扫描序列中对血管环诊断效果最佳的序列,可清楚地显示主动脉弓的形态、位置、各头臂动脉的发出部位与走向。

双主动脉弓 MRI 检查可见升主动脉位置正常,在气管前分为左、右主动脉弓,在右主支气管上方跨过并延伸至降主动脉(图 7-1-8),并与左弓汇合。右弓有右颈总动脉及右锁骨下动脉分支,左弓有左颈总动脉及左锁骨下动脉分支。

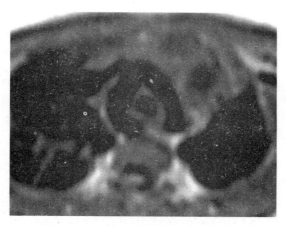

图 7-1-8　双主动脉弓

横断位自旋回波 T_1W 见左、右主动脉弓

右位主动脉弓伴迷走左锁骨下动脉和左侧动脉导管或导管韧带是较常见的血管环畸形,MRI 检查可见升主动脉正常,延续于右主动脉弓及右位降主动脉,迷走左锁骨下动脉起自右降主动脉上部,右锁骨下动脉起始部的远端,在食管后方向左沿行,在左肺动脉与左锁骨下动脉之间存在动脉导管或导管韧带则形成完整的血管环(图 7-1-9)。

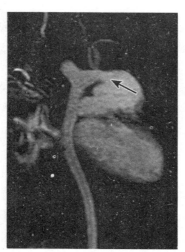

图 7-1-9　右位主动脉弓伴迷走左锁骨下动脉

CE-MRA 图像显示迷走左锁骨下动脉起自右降主动脉上部,动脉导管仍在左侧(箭头)

八、肺动脉吊带

肺动脉吊带为左肺动脉起自右肺动脉的畸形,左肺动脉跨越右主支气管后在气管与食管之间左行至左侧肺门形成的吊带压迫右支气管及气管。也称左肺动脉吊带。肺动脉吊带常伴随气道畸形,如完整气管软骨环、气管性支气管、支气管桥。肺动脉吊带也常压迫气道致气管支气管狭窄、气管软化,同时可伴随心脏畸形及其他畸形。

MRI 表现

MRI 检查可见左肺动脉跨越右主支气管后在气管与食管之间左行至左侧肺门。形成的吊带压迫右支气管及气管(图 7-1-10)。左肺动脉常较小于右肺动脉。但 MRI 检查在显示气道畸形方面不如 CT。

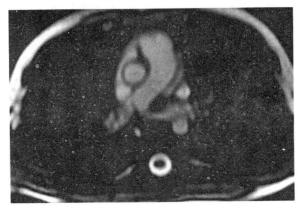

图 7-1-10　肺动脉吊带

梯度回波电影序列上可见左肺动脉在气管与食管之间左行至左侧肺门,形成吊带。左肺动脉较细小

九、主动脉缩窄

主动脉缩窄(CoA)是指先天性弓降部的主动脉狭窄。主动脉缩窄常发生在左锁骨下动脉起始点与动脉导管或导管韧带附着点之间。主动脉缩窄常合并动脉导管未闭、主动脉二瓣畸形、室间隔缺损及二尖瓣病变等其他先天性心脏病。

1903 年,Bonnet 将主动脉缩窄患者分为两类,婴儿型和成人型。婴儿型后来称为导管前型,成人型称为导管后型,但是不能解释和包括全部主动脉缩窄。目前国际小儿心脏外科命名和数据库会议建议的分类:主动脉缩窄,单纯;主动脉缩窄合并室间隔缺损;主动脉缩窄合并复杂心内畸形;主动脉峡部发育不良和或弓发育不良。

MRI 表现

主动脉缩窄在 MRI 图像横断位上如见到降主动脉直径大于升主动脉则为一间接征象,提示可能存在主动脉缩窄(图 7-1-11),此系降主动脉存在狭窄后扩张所致。

切面与主动脉弓平行的左前斜位 MRI 自旋回波 T_1W 图像可显示主动脉缩窄的直接征象,并可显示主动脉管壁有无增厚等,以利于与大动脉炎鉴别,但如扫描层面不一定恰好通过主动脉缩窄的狭窄段,此时就很难显示主动脉缩窄的直接征象,并有可能造成假阳性,自旋回

波 T_1W 图像还可较好地显示左心室向心性肥厚等改变。

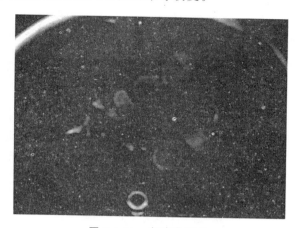

图 7-1-11 主动脉缩窄

横断位梯度回波电影序列见降主动脉直径大于升主动脉的间接征象

梯度回波电影序列可显示主动脉缩窄的直接征象,并可显示通过缩窄段的异常血流(图 7-1-12),收缩期的黑色血流射流长度有血流动力学意义,MRI 还可测量流速判断压力阶差,但扫描层面也须通过狭窄段。

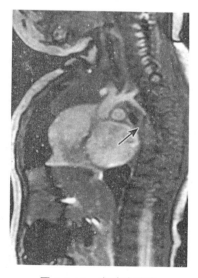

图 7-1-12 主动脉缩窄

矢状位梯度回波电影序列显示主动脉缩窄的直接征象,并显示通过缩窄段的异常血流(箭头)

造影增强磁共振血管成像序列扫描视野很大,只需一次扫描便可得到升主动脉、降主动脉和腹主动脉等各部位信息,并可得到任意角度、任意层厚的最大密度投影重建图像,可确保图像层面通过狭窄段,升主动脉、降主动脉和腹主动脉同时显示,诊断主动脉缩窄最为直观可靠,可清楚地显示主动脉弓的形态、位置、各头臂动脉的发出部位与走向,可清楚地显示主动脉缩窄的直接征象,升主动脉有无狭窄,主动脉缩窄部位与程度,有无动脉导管未闭和侧支血管等(图 7-1-13),且能很好地排除腹主动脉的大动脉炎。

造影增强磁共振血管成像序列是各种磁共振扫描序列中对主动脉缩窄诊断效果最佳的序列,有时提供信息甚至多于 DSA 心血管造影,主要是心导管未能通过狭窄段时,MRA 能更好地显示整个主动脉弓和升主动脉的发育情况。

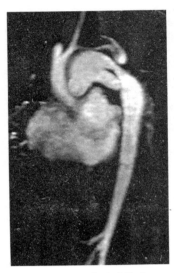

图 7-1-13　主动脉缩窄

造影增强磁共振血管成像序列显示主动脉缩窄的直接征象及主动脉弓发育不良情况

十、主动脉弓中断

主动脉弓中断(IAA)也称主动脉弓离断,为升主动脉与降主动脉之间没有直接连接的先天性主动脉弓畸形。如果升主动脉与降主动脉之间存在条束组织或有管腔但完全闭塞时则称为主动脉弓闭锁。主动脉弓中断为少见的先天性心脏病,几乎所有主动脉弓中断均合并其他心血管畸形,如室间隔缺损、动脉导管未闭等。

根据间断的部位不同可将主动脉弓中断分为 3 型。

A 型:间断在左锁骨下动脉远端。

B 型:间断在左颈总动脉与左锁骨下动脉之间。

C 型:间断在无名动脉与左颈总动脉之间。

在每型中间还可根据右锁骨下动脉起源部位不同(如起自降主动脉)分为不同亚型。

MRI 表现

主动脉弓中断 MRI 检查左前斜位自旋回波 T_1W 扫描常可很好地显示主动脉弓中断的直接征象,但也应注意若患儿体位有所移动,升主动脉、主动脉弓与降主动脉未在同一层面上显示时,有可能将主动脉缩窄误诊为主动脉弓中断。自旋回波 T_1W 图像还可较好地显示左心室向心性肥厚、室间隔缺损等改变。

造影增强磁共振血管成像序列诊断主动脉弓中断最为可靠,回顾性多角度最大密度投影重建完全避免了由于切面角度因素可能导致的漏诊,表面遮盖法重建可使病变更直观。

在 CE-MRA 最大密度投影重建图像上要注意观察头臂动脉发出的位置,左锁骨下动脉位于主动脉弓中断处的近端还是远端,不仅牵涉到主动脉弓中断的分类,中断是 A 型还是 B 型的问题,还与侧支循环供血方式有关(图 7-1-14、图 7-1-15)。此外还要注意观察主动脉弓中断两端的距离,动脉导管未闭的大小等(图 7-1-16)。

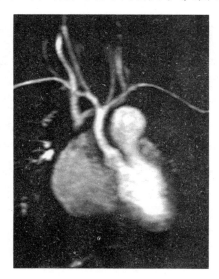

图 7-1-14 主动脉弓中断 A 型
造影增强磁共振血管成像序列显示左锁骨下动脉位于主动脉弓中断处的近端

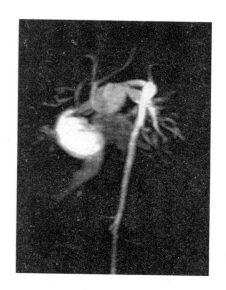

图 7-1-15 永存动脉干伴主动脉弓中断 B 型
造影增强磁共振血管成像序列显示左锁骨下动脉位于主动脉弓中断处的远端

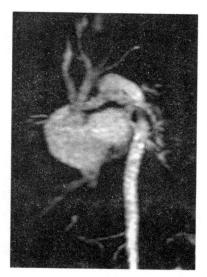

图 7-1-16 主动脉弓中断 A 型
造影增强磁共振血管成像序列显示左锁骨下动脉位于主动脉弓中断处的近端,可见主动脉弓中断两端的距离和动脉导管未闭的大小

十一、法洛四联症

法洛四联症(TOF)是最常见的发绀型先天性心脏病,占先天性心脏病的 12%～14%。

(一)临床表现与病理特征

TOF 的主要畸形包括肺动脉狭窄、室间隔缺损、主动脉骑跨和右心室肥厚。其中,由于圆锥室间隔前移所造成的右室漏斗部狭窄及对位异常的高位室间隔缺损为其特征性改变。TOF 的血流动力学改变取决于肺动脉狭窄程度和室间隔缺损大小及其相互关系。TOF 并存的畸形包括:①多发性室间隔缺损,以肌部室间隔缺损为多;②外周肺动脉发育异常,包括左或右肺动脉起始部或肺内分支狭窄、一侧肺动脉缺如、扩张性改变等;③冠状动脉畸形,左前降支起源于右冠状动脉或右冠状窦、单冠状动脉畸形;④右位主动脉弓,占 20%～30%;⑤房间隔缺损;⑥永存左上腔静脉;⑦心内膜垫缺损;⑧其他畸形包括肺动脉瓣缺如、三尖瓣下移畸形、右室异常肌束、主动脉瓣关闭不全等。

(二)MRI 表现

(1)黑血＋亮血序列横轴面和斜冠状面可以显示右室漏斗部(即流出道)、肺动脉瓣环、主肺动脉及左右肺动脉主干的发育及狭窄程度(图 7-1-17)。横轴面、四腔心层面及心室短轴面可以清楚显示嵴下型室间隔缺损的大小,右心室壁肥厚,可达到或超过左室壁厚度。正常情况下,左室壁厚度约为右室壁厚度的 3 倍。对于并存肌部小室间隔缺损可采用薄层步进的扫描方法。在横轴面和心室短轴面上显示升主动脉扩张并可判定主动脉骑跨程度,若骑跨率较大时,取垂直室间隔流出道部左室长轴面(即左室双口位),显示主动脉后窦与二尖瓣前叶之间是否存在纤维连接,这是与法四型右室双出口的鉴别点。

(2)MR 电影成像可以显示肺动脉瓣环发育大小、瓣叶数目及开放程度;室间隔缺损分流方向,同时评价右心室功能,对评估预后有较大意义。

(3)3DCE-MRA 经 MIP 及 MPR 重建,可明确、直观显示两大动脉空间关系,尤其是显示主肺动脉、左右肺动脉主干及分支的发育情况和狭窄程度。同时可以测量并计算肺动脉指数或 McGoon 指数,对手术术式选择有重要意义。

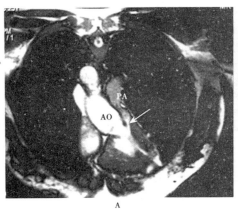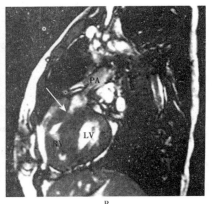

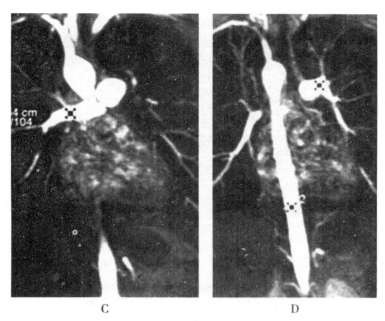

C

D

图 7-1-17　法洛四联症

　　A、B.电影序列显示右室流出道、肺动脉瓣环及瓣上重度狭窄,右心室肥厚;C、D.CE-MRA 显示主动脉及肺动脉空间关系及肺动脉的狭窄程度

十二、永存动脉干

　　永存动脉干也可称共同动脉干,是以单一动脉干起源于心脏,只有一组半月瓣,冠状动脉、肺动脉及头臂动脉依次自动脉干上发出为特征的先天性心脏病,因胚胎期动脉总干正常螺旋分割停止而形成,占先天性心脏病的 0.21%~0.34%。

MRI 表现

　　MRI 能较好地显示和诊断永存动脉干。MRI 检查在横断位自旋回波 T_1W 图像上可见到肺动脉直接起源于动脉干(图 7-1-18,并可根据肺动脉起源于动脉干的方式来对共同动脉干做出分类。自旋回波 T_1W 图像还可显示室间隔缺损,左心房增大,左心室增大等。在梯度回波电影序列上永存动脉干瓣如有反流可见异常血流影。造影增强磁共振血管成像序列多角度的最大密度投影重建可从冠状位、矢状位、右前斜位、左前斜位和横断位等

　　多个角度显示肺动脉起源于动脉干的直接征象,对判断永存动脉干类型很有帮助。造影增强磁共振血管成像序列对于永存动脉干其他常见的伴随畸形如是否存在主动脉缩窄、主动脉弓中断、动脉导管未闭等也能较好地显示或排除(图 7-1-19),对于和鉴别诊断有关的是否存在两组半月瓣也能较好地显示。只有一组半月瓣,几乎总伴有室间隔缺损,左右心室同时发出动脉干,由动脉干上依次发出冠状动脉,肺动脉和头臂动脉是永存动脉干诊断的关键。

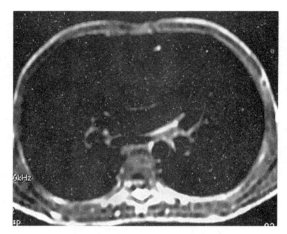

图 7-1-18　永存动脉干

横断位自旋回波 T_1W 图像上可见到肺动脉直接起源于动脉干

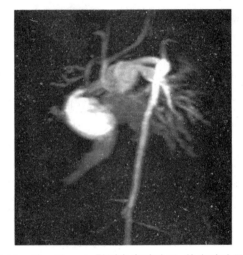

图 7-1-19　Van Praagh Ⅳ 型永存动脉干,伴主动脉弓中断

十三、单心室

单心室是一组严重复杂类型的先天性心脏病,单心室发生率约占全部先天性心脏病的 1%。单心室的定义与命名是心脏病理学家们长期争论的焦点,本文采用比较古老而经典的单心室定义,即当二个房室瓣或一个共同房室瓣开口于一个心室时,该先天性心脏畸形称为单心室。

病理分类:①左心室型单心室,左心室型单心室主要心室为肌小梁光整的形态学左心室,几乎所有左心室型单心室的前上方均有一肌小梁略粗糙的小腔存在,这一小腔被称为输出小腔。②右心室型单心室,右心室型单心室二房室瓣或一共同房室瓣进入一肌小梁粗糙的形态学右心室。右心室型单心室在主要心室的后下方有时可见一肌小梁光整的憩室状小腔,这是一残余的左心室。③心室结构不定型单心室,罕见,从心室的形态无法难定为形态学左心室还是形态学右心室,一般既无输出小腔也无残余左心室腔。

MRI 表现

单心室 MRI 检查常用的扫描序列为心电门控的自旋回波 T_1W 或其他黑血技术序列,梯度回波电影序列和造影增强磁共振血管成像序列。MRI 自旋回波 T_1W 图像和梯度回波电影序列可很好地显示单心室的主要心室的心肌小梁粗糙程度,明确单心室是右心室型还是左心室型,主要心室心肌小梁粗糙为右心室型单心室(图 7-1-20),光滑为左心室型单心室(图 7-1-21)。

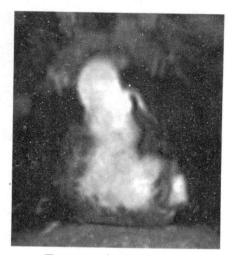

图 7-1-20　右心室型单心室
梯度回波电影序列显示主要心室的心肌小梁粗糙,左下有残余左心室小腔

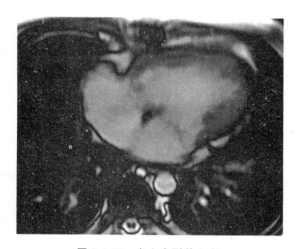

图 7-1-21　左心室型单心室
梯度回波电影序列显示一个心室接受二侧心房血液,主要心室的心肌小梁光滑

MRI 图像还可较好地显示两个房室瓣或共同房室瓣开口于一个心室。左心室型单心室有输出小腔,一般位于主要心室的前上方(图 7-1-22),右心室型单心室有时有残余心室,一般位于主要心室的后下方。MRI 梯度回波电影序列则对心室功能如主要心室的射血分数等可

比较准确地测量,也可显示有无明显的房室瓣反流,主要心室的射血分数和有无房室瓣反流对单心室能否手术至关重要。

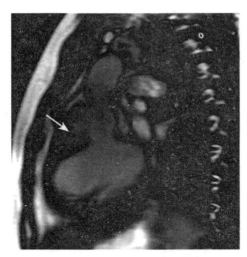

图 7-1-22　左心室型单心室

梯度回波电影序列显示主要心室的心肌小梁光滑,有输出小腔,位于心室的前上方(箭头)

造影增强磁共振血管成像序列则对单心室的肺动脉狭窄情况显示很好,对肺动脉的大小,主干狭窄,肺动脉分叉部狭窄,左右肺动脉起始部狭窄及肺内周围肺动脉狭窄均可很好地显示。对单心室的侧支循环血管,有无左上腔静脉存在,有无肺静脉异位引流存在等都可很好地显示。肺动脉狭窄情况,侧支循环血管情况,有无左上腔静脉存在,有无肺静脉异位引流等对单心室 Fontan 手术有重要影响。

十四、三尖瓣闭锁

三尖瓣闭锁为三尖瓣叶完全未发育而缺如,右心房与右心室之间无直接交通的先天性心脏病。三尖瓣闭锁的形态有多种类型。房室交界处完全没有瓣叶组织而呈肌型闭锁的最多,房室瓣未穿孔者较少。三尖瓣闭锁一般右心房扩大,壁增厚。右心室均小于正常。

三尖瓣闭锁常用的分类是首先根据心室与大动脉连接关系分为三型:Ⅰ型,心室大动脉连接正常,最多见;Ⅱ型,右型大动脉转位;Ⅲ型,左型大动脉转位,最少见。

MRI 表现

三尖瓣闭锁 MRI 检查对诊断有帮助,自旋回波 T_1W 序列或其他黑血技术序列用横断位、四腔位和长轴位等多角度扫描,可较好地显示三尖瓣闭锁右心房与右心室之间无直接交通的直接征象,以及左心室增大,右心室缩小,也可通过观察室间隔连续性是否中断来判断室间隔缺损的大小和部位。

应当注意必须是多角度多层面见右心房和右心室没有交通方可诊断三尖瓣闭锁,单看个别层面可有假阳性。MRI 梯度回波电影序列也可显示三尖瓣闭锁右心房与右心室之间无直接交通的直接征象(图 7-1-23、图 7-1-24),且对三尖瓣闭锁患者的左心室舒张末容量和左心室射血分数等可比较准确地测量,也可显示有无明显的二尖瓣反流。这些对三尖瓣闭锁手术治疗是极其重要的信息。

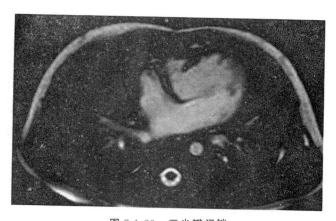

图 7-1-23　三尖瓣闭锁

梯度回波电影图像,显示三尖瓣闭锁的直接征象和左心室增大,右心室缩小

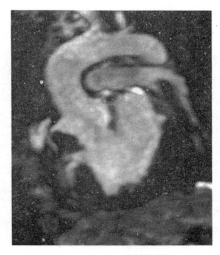

图 7-1-24　三尖瓣闭锁

梯度回波电影图像,显示肺动脉狭窄,室间隔缺损,左心室增大,右心室缩小

　　造影增强磁共振血管成像序列对三尖瓣闭锁的肺动脉狭窄情况显示很好,对肺动脉主干狭窄,肺动脉分叉部狭窄,左右肺动脉起始部狭窄及肺内周围肺动脉狭窄均可很好地显示。造影增强磁共振血管成像对三尖瓣闭锁的侧支循环血管也可很好地显示,对有无左上腔静脉存在,有无肺静脉异位引流存在,有无左侧心耳并置存在等对三尖瓣闭锁 Fontan 手术有重要影响的异常均可很好地显示,故造影增强磁共振血管成像对三尖瓣闭锁也有极其重要的诊断价值。

　　三尖瓣闭锁为手术方法比较特殊的先心病,其术前对心外大血管的解剖和心脏功能情况有较多的诊断要求,而这些方面正是 MRI 的长处,因此,MRI 检查很有帮助。

十五、三尖瓣下移畸形

三尖瓣下移畸形也称 Ebstein 畸形,主要特征是三尖瓣叶未正常地附着三尖瓣环,功能三尖瓣孔向右心室下移。本病是心血管畸形中较少见者,发生率约占全部先天性心脏病的 1%。

三尖瓣下移畸形的三尖瓣下移多累及隔叶、后叶,二者的联合处可为下移的最低点,三尖瓣后叶及隔叶都有发育不良,前叶附着于三尖瓣环,瓣叶冗长增厚,似篷帆状。原三尖瓣环至下移的功能三尖瓣口之间为房化右心室,内壁光滑,壁薄含肌纤维少或缺如。剩余的右心室小梁部及流出道部分为功能右心室。右心房明显扩大,房室瓣环也明显扩大。几乎所有三尖瓣下移畸形者合并卵圆孔未闭或房间隔缺损。

MRI 表现

三尖瓣下移畸形 MRI 图像可显示三尖瓣隔瓣及后瓣细小,下移,三尖瓣前瓣长而大,可显示右心房增大,房化右心室心肌变薄,右心室漏斗部扩张。梯度回波电影序列上右心房内可见异常血流(图 7-1-25),并可见到房化右心室与右心房呈矛盾运动,此为三尖瓣下移畸形的特征性表现。

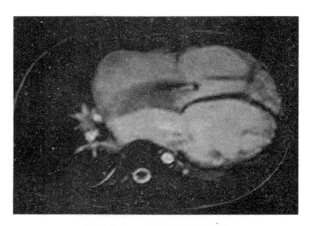

图 7-1-25　三尖瓣下移畸形
梯度回波电影序列见右心房内可见异常血流,右心房增大,房化右心室心肌变薄

造影增强磁共振血管成像序列于冠状位最大密度投影重建图像上可见心脏下缘有两个切迹,并可见三尖瓣前瓣长而大所形成的"帆样征",也是三尖瓣下移畸形的特征性表现(图 7-1-26)。

十六、肺静脉异位引流

肺静脉异位引流,是指肺静脉直接或通过体静脉途径与右心房连接。发生率约占全部先天性心脏病的 2%。全部肺静脉均直接或通过体静脉与右心房连接的称为完全性肺静脉异位引流(TAPVC)。一支或几支肺静脉但不是全部肺静脉直接或通过体静脉与右心房连接的称为部分性肺静脉异位引流(PAPVC)。

完全性肺肺静脉异位引流根据异常连接的解剖部位分类:①心上型,此型最常见,左、右肺静脉在左心房后面先汇合成肺静脉总汇,通过异常的垂直静脉与左无名静脉连接,汇合至右上腔静脉,或垂直静脉与右上腔静脉直接连接;②心内型,肺静脉通过短的管道或 3～4 个孔与右心房连接,或肺静脉直接或汇合后与冠状静脉窦连接,冠状静脉窦扩大但位置正常;③心下型,左、右侧肺静脉分别连接于下行的垂直静脉。在食管的前方穿过膈肌的食管裂孔,平行于下腔静脉及腹主动脉并在两者之间向下走行,最常见的是与门静脉系统连接,与静脉导管、肝静脉或下腔静脉连接少见;④混合型,少见,肺静脉异常连接部位有两个或两个以上。比较多见的是左侧肺静脉与左无名静脉连接,右侧肺静脉与右心房或冠状静脉窦连接。

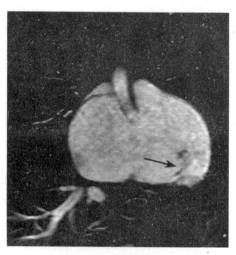

图 7-1-26 三尖瓣下移畸形

造影增强磁共振血管成像序列于冠状位最大密度投影重建图像上可见心脏下缘有二个切迹,并可见三尖瓣前瓣长而大所形成的"帆样征"(箭头),右心房增大,右心室漏斗部扩张

肺静脉梗阻可发生在各种类型的完全性肺静脉异位引流。心下型患者梗阻最多见,心内型患者梗阻最少见。

部分性肺静脉异位引流可单独存在或合并其他心脏畸形,最常见的是静脉窦型房间隔缺损。部分性肺静脉异位引流类型也很多,常见的有右上肺静脉直接引流入右上腔静脉;右肺静脉与右心房连接;右肺静脉与下腔静脉连接;左肺静脉与左无名静脉连接。

MRI 表现

MRI 能很好地显示和诊断完全性肺静脉异位引流,CE-MRA 序列是完全性肺静脉异位引流最主要的扫描序列,用冠状位扫描,并做回顾性多角度最大密度投影重建。CE-MRA 多角度的最大密度投影重建可从矢状位、冠状位和横断位等多个角度显示完全性肺静脉异位引流的直接征象,了解四支肺静脉是如何汇合成共同静脉并连接到什么部位(图 7-1-27)。

对于任何一个完全性肺静脉异位引流在做 CE-MRA 回顾性重建时,都应常规逐支观察全部肺静脉的连接情况,以免漏诊混合型完全性肺静脉异位引流,并应注意肺静脉异位引流途中有无梗阻发生。

MRI 自旋回波 T_1W 序列和梯度回波电影序列检查(图 7-1-28)虽对完全性肺静脉异位引流的直接征象显示常不如 CE-MRA,但其可清楚地显示右心房增大,右心室增大,肺动脉扩张,左心室相对较小等对肺静脉异位引流诊断有帮助的间接征象。另外,对于肺静脉异位引流可伴有的房间隔缺损,冠状静脉窦扩大,左垂直静脉,左无名静脉,右上腔静脉扩张等也可较好地显示,对于横静脉和左心房间的位置关系,也可较好地显示。

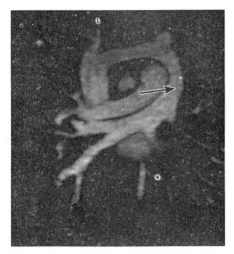

图 7-1-27 心上型完全性肺静脉异位引流

造影增强磁共振血管成像显示,肺静脉在左心房后面汇合,然后通过垂直静脉与左无名静脉连接(箭头),最后流入右上腔静脉

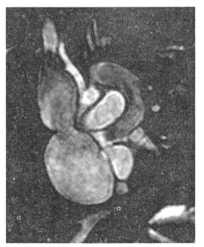

图 7-1-28 心上型完全性肺静脉异位引流

梯度回波电影序列显示肺静脉汇合、垂直静脉、左无名静脉和右上腔静脉

　　磁共振是各种非创伤诊断方法中对肺静脉异位引流诊断效果最好的方法。CE-MRA诊断肺静脉异位引流更为理想,CE-MRA视野大,肺静脉与体静脉显示清晰(图 7-1-29),不使用含碘造影剂,没有诱发或加重肺水肿的危险性,对肺静脉异位引流的诊断更准确,更安全。

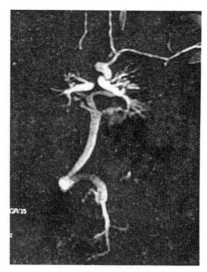

图 7-1-29　心下型完全性肺静脉异位引流

造影增强磁共振血管成像见肺静脉分别连接于下行的垂直静脉,垂直静脉与门静脉连接

一般情况下,右肺静脉异位引流入右心房或右上腔静脉不易漏诊,左肺静脉异位引流入冠状静脉窦或左上腔静脉较易漏诊。另外,肺静脉异位引流入下腔静脉也较易漏诊(图 7-1-30),右肺静脉异位引流入下腔静脉也称弯刀综合征,重建时要特别注意。

MRI 自旋回波 T_1W 序列检查可清楚地显示右心房增大,右心室增大,肺动脉扩张,左心室相对较小等对肺静脉异位引流诊断有帮助的间接征象。

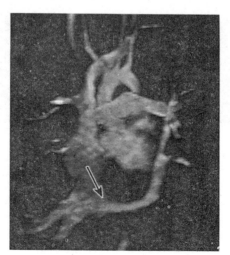

图 7-1-30　部分性肺静脉异位引流,左肺静脉与肝静脉连接

造影增强磁共振血管成像最大密度投影重建显示,左肺静脉异位引流入肝静脉(箭头)

十七、腔静脉异常

先天性腔静脉畸形包括先天性上腔静脉异常和先天性下腔静脉异常。3%～5%的先天性心脏病患儿合并有腔静脉畸形。由于该畸形大多不引起明显的血流动力学变化,故可终生不

被发现,但先天性腔静脉畸形在合并先天性心脏病的情况下,对先天性心脏病手术方式,手术步骤,介入治疗等影响巨大。

比较常见的先天性上腔静脉畸形类型:①永存左上腔静脉(双侧上腔静脉),左上腔静脉引流入冠状静脉窦,开口入右心房,无桥静脉;左上腔静脉引流入冠状静脉窦,开口入右心房,有桥静脉;左上腔静脉直接引流入左心房;左上腔静脉直接引流入右心房。②永存左上腔静脉(无右上腔静脉)。③右上腔静脉入冠状窦。④右上腔静脉入左心房。⑤无名静脉低位。⑥食管后无名静脉。

比较常见的先天性下腔静脉畸形类型:①先天性下腔静脉中断,经奇静脉或半奇静脉回流。②下腔静脉回流入左心房。③下腔静脉重复畸形。④左下腔静脉。⑤下腔静脉先天性梗阻。⑥下腔静脉高位插入。⑦其他先天性下腔静脉畸形:肝静脉入左心房、下腔静脉肾后段缺如、环主动脉左肾静脉、脐膨出伴肝内下腔静脉畸形、主动脉后左肾静脉等。

MRI 表现

MRI 能很好地显示和诊断永存左上腔静脉,在横断位自旋回波 T_1W 图像上表现为主动脉和肺动脉左侧的低信号流空血管影。在横断位梯度回波电影序列上也可见在主动脉和肺动脉左侧有高信号的血管影(图 7-1-31)。

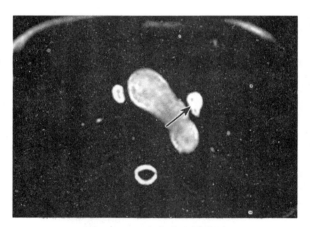

图 7-1-31　永存左上腔静脉

横断位梯度回波电影序列,见在主动脉左侧有高信号的血管影(箭头)

造影增强磁共振血管成像序列或 3D-SSFP 序列最大密度投影重建可显示永存左上腔静脉的直接征象,并可了解其大小,与右上腔静脉间有无桥静脉存在(图 7-1-32)及左上腔静脉是回流入静脉冠状窦还是直接与左心房相通。回流入冠状窦者,可见左上腔静脉垂直向下走行,进入明显扩大的冠状窦中。

左无名静脉低位在横断位自旋回波 T_1W 图像上表现为主动脉左侧的低信号流空血管影。在横断位梯度回波电影序列上也可见在主动脉左侧有高信号的血管影,左无名静脉从主动脉弓下方横过,进入右上腔静脉(图 7-1-33)。肺动脉左侧则没有血管影,与永存左上腔静脉不同。造影增强磁共振血管成像序列对左无名静脉低位诊断效果最好,由于造影增强磁共振血管成像序列可同时显示主动脉弓和腔静脉,对左无名静脉低位的直接征象显示十分清楚。

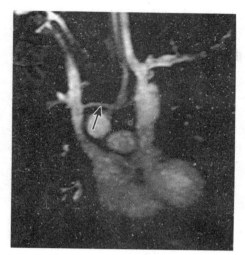

图 7-1-32　永存左上腔静脉

造影增强磁共振血管成像序列最大密度投影重建显示永存左上腔静脉的直接征象,有桥静脉存在(箭头)

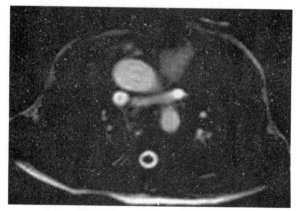

图 7-1-33　永存左上腔静脉

横断位 SSFP 电影序列,见左无名静脉从主动脉弓下方横过,进入右上腔静脉

下腔静脉中断经奇静脉或半奇静脉回流在横断位自旋回波 T_1W 图像上表现为降主动脉左侧(奇静脉)或右侧(半奇静脉)的低信号流空血管影,在横断位梯度回波电影序列上也可见在降主动脉旁有高信号的血管影,比正常的奇静脉、半奇静脉影明显增粗,由后向前进入上腔静脉(图 7-1-34)。

造影增强磁共振血管成像序列对先天性下腔静脉中断诊断效果最好,最大密度投影重建可显示下腔静脉中断的直接征象和扩张的奇静脉和半奇静脉。CE-MRA 视野大,可同时显示上腔静脉、下腔静脉和奇静脉,这对观察下腔静脉中断下腔静脉经奇静脉或半奇静脉回流很有帮助,如从下肢注射对比剂,其显示效果更好(图 7-1-35)。

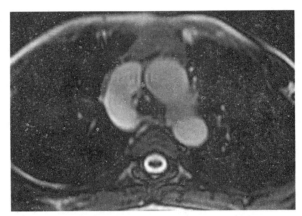

图 7-1-34 下腔静脉中断经奇静脉回流

横断位梯度回波电影序列见奇静脉增粗,由后向前进入上腔静脉

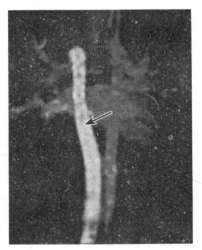

图 7-1-35 下腔静脉中断经奇静脉回流

造影增强磁共振血管成像最大密度投影重建显示扩张的奇静脉(箭头)

第二节　心肌疾病

一、扩张型心肌病

扩张型心肌病(DCM)是原发心肌病中最常见的类型。尽管通过各种影像学方法的互为补充,可以明确显示本病的形态和功能异常,但由于没有特异性的影像学征象,必须结合临床并除外其他病因后才能做出 DCM 的定性诊断。

(一)临床表现与病理特征

多见于 40 岁以下中青年,临床症状缺乏特异性。可分为左室型、右室型和双室型。病变以心脏增大为主,心腔扩张主要累及左心室,常见附壁血栓。室壁可以正常或略增厚,晚期多变薄,也可有左心室附壁血栓形成。以左心室或双侧心室腔扩张和室壁运动功能降低改变为主。DCM病程长短各异,起病初期部分患者可有心悸气短,但大多是早期表现隐匿且发展缓慢,部分患者心脏增大后病情进展缓慢,多年不出现心力衰竭,发展快者迅速恶化可在 1~2 年死亡。因此应早期诊断并注意定期随访。听诊一般无病理性杂音,心电图可显示双侧心室肥厚、各类传导阻滞及异常 Q 波等。

(二)MRI 表现

MRI 可见①心肌信号改变。SE T_1WI、T_2WI 心肌多表现为较均匀等信号,少数病例 T_2WI 呈混杂信号。心腔内附壁血栓在 T_2WI 上常呈稍高信号(图 7-2-1)。②心腔形态改变。常规采用横轴面、心腔短轴面及心腔长轴面来观察心腔形态。回顾性心电门控,HASTE 黑血序列清晰显示心脏解剖结构,一般心室横径增大较长径明显。仅有左心室腔扩大者为左室型,室间隔呈弧形凸向右心室;仅有右心室腔扩大者为右室型(图 7-2-2),室间隔呈弧形凸向左心室;左右心室均扩大者为双室型。③心室壁改变。部分病例早期受累心腔心室壁可稍增厚,晚期则变薄或室壁厚薄不均,左室的肌小梁粗大。④心脏功能改变。电影序列图像可以清晰显示 DCM 的心室腔扩张和室壁运动功能降低,心肌运动幅度减低,收缩期室壁增厚率多下降。⑤瓣膜反流。因瓣环扩大导致的关闭不全,通常二尖瓣瓣口反流量大于三尖瓣瓣口。

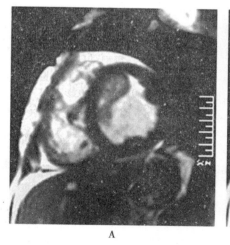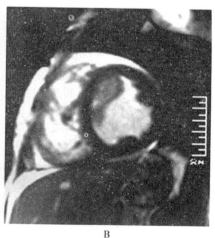

图 7-2-1 扩张型心肌病

A、B.分别为左心室短轴面舒张末期和收缩末期电影图像,左、右心室内均可见附壁血栓,呈略低于血流的稍高信号。左室腔中度扩张,室壁变薄,左心室舒张、收缩末期容积增加

确诊本病应结合临床除外风湿性心脏病、冠心病、高血压心脏病晚期、大量心包积液以及三尖瓣下移畸形等,如能结合年龄、性别、病史和临床表现及相关影像学检查则不难鉴别。风湿性心脏病联合瓣膜损害二、三尖瓣关闭不全晚期左、右心增大,心功能降低和本病相似,主要鉴别点为风湿性心脏病有显著的瓣膜器质性病变,如增厚、钙化、脱垂等,并且心力衰竭纠正后心腔可缩小。冠心病有时也可有类似 DCM 的影像表现,但冠心病多有心绞痛、心肌梗死病史,心电图出现心肌缺血等改变;常出现室壁节段性运动异常,后者在 DCM 很少见。高血压

心脏病晚期出现心力衰竭后可表现为心腔扩大、心肌变薄,临床病史有助于与 DCM 的鉴别。大量心包积液除在 X 线平片中不易与 DCM 鉴别外,其他检查方法均容易区分。

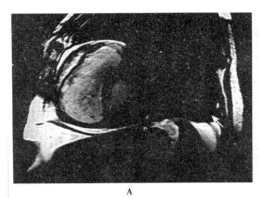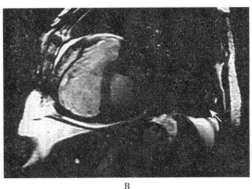

图 7-2-2　右室型扩张型心肌病

A、B.分别为 True FISP 序列左心室短轴面舒张末期和收缩末期电影图像,可见右心室壁变薄,右心室心腔扩大,心肌舒缩功能减低,为右室型 DCM

二、肥厚型心肌病

(一)MRI 诊断

(1)心腔结构改变。左心室前、侧壁及室间隔非对称性肥厚(图 7-2-3),室间隔与左心室后壁厚度之比>1.5 为诊断肥厚型心肌病的指标(图 7-2-4)。本病还有心尖、左心室中段肥厚的亚型。

(2)心室功能改变。心肌异常肥厚部分收缩期增厚率降低,即心室舒张末期和收缩末期心室肥厚部分的比值低于正常心肌,心腔容积有不同程度减少,以舒张末期为主(图 7-2-5);左心室泵血功能下降,每搏输出量下降。

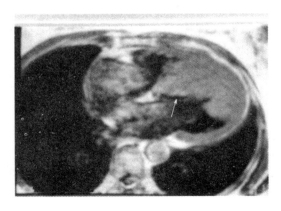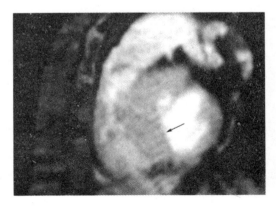

图 7-2-3 肥厚型心肌病(一)

心电门控 SE 序列横轴位心室平面像见左心室前、侧壁及室间隔明显增厚,左心室后壁厚度正常,室间隔厚度与左心室后壁厚度之比为 2.9(→)

图 7-2-4 肥厚型心肌病(二)

GRE 电影成像心室短轴像见室间隔明显肥厚,左心室后壁未增厚,室间隔厚度与左心室后壁厚度之比大于 1.5,符合肥厚型心肌病改变(→)

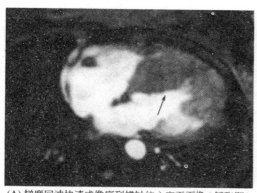 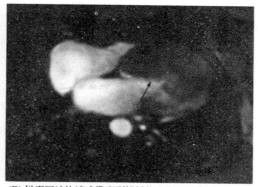

(A) 梯度回波快速成像序列横轴位心室平面像（舒张期）　(B) 梯度回波快速成像序列横轴位心室平面像（收缩期）

图 7-2-5　肥厚型心肌病（三）

（A）显示室间隔，左心室前、侧壁心肌明显肥厚，后壁厚度正常，两心室腔容积减少（→）；（B）显示心肌增厚程度与舒张期相仿，心肌增厚率下降（→）

（3）伴有血流动力学梗阻者，电影磁共振序列中可见高信号血池衬托下的流出道内低信号喷射血流束，提示左心室流出道狭窄。

（二）特别提示

（1）此病多见于青少年，无性别差异。

（2）病理上心肌肥厚，心腔不扩张，多缩小变形。最常累及肌部的室间隔引起非对称性间隔肥厚。可分为梗阻性和非梗阻性两型。

（3）常有心悸、气短、头痛、头晕等症状，少数病例可发生晕厥，猝死。听诊于胸骨左缘或心尖部可闻及响亮的收缩期杂音。心电图示左心室或双心室肥厚，传导阻滞、ST-T 改变和异常 Q 波等。

（4）肥厚型心肌病的形态诊断主要依据心电门控自旋回波技术及梯度回波（GRE）电影扫描。

（5）应注意与高血压心肌肥厚鉴别，后者主要是普遍性较均匀的心肌肥厚，且累及左心室下壁基底段。

第三节　大血管疾病

一、主动脉瘤

主动脉瘤是指局限性或弥散性主动脉扩张，其管径大于正常主动脉 1.5 倍或以上。主动脉瘤发生率相对较低，但死亡率较高。在美国主动脉瘤是第十位最常见的死亡原因。随着我国人口老龄化和环境因素影响，预期主动脉瘤的发病率将呈逐年增多趋势。

（一）临床表现与病理特征

主动脉瘤有多种分类方法，包括按病因、部位和瘤壁组织结构。主动脉瘤按病理解剖和瘤壁的组织结构可分为真性和假性动脉瘤。真性动脉瘤是由于血管壁中层弹力纤维变性、失去原有坚韧性,形成局部薄弱区,在动脉内压力作用下使主动脉壁全层(包括三层组织结构)扩张或局限性向外膨凸形成动脉瘤。假性动脉瘤是指主动脉壁破裂或内膜和中层破裂,造成破裂出血或外膜局限性向外膨突形成动脉瘤。瘤壁由血管周围结缔组织、血栓或血管外膜构成。假性动脉瘤常常形成狭窄的瘤颈。按病因可分为粥样硬化、感染性、创伤性、先天性、大动脉炎性、梅毒性、马方综合征和白塞病等。以粥样硬化性主动脉瘤最常见。主动脉瘤可侵犯主动脉各个部位,按部位可分为胸主动脉瘤、胸腹主动脉瘤和腹主动脉瘤。一般为单发,有时可形成多发性动脉瘤和弥散性瘤样扩张。动脉瘤可呈囊状、梭形和混合型。

主动脉瘤临床表现变化范围较大,也很复杂。轻者临床上可无任何症状和体征,如肾下型腹主动脉瘤多数是偶然发现的。重者发生动脉瘤破裂临床表现非常凶险。其临床表现主要取决于动脉瘤大小、部位、病因、对周围组织器官的压迫和并发症。胸主动脉瘤常见胸背痛,可为持续性和阵发性的隐痛、闷胀痛或酸痛。突发性撕裂或刀割样胸痛,类似于主动脉夹层临床表现,可能为动脉瘤破裂指征,应严加注意。动脉瘤压迫周围组织器官可表现气短、咳嗽、呼吸困难、肺炎和咯血等呼吸道症状,也可表现为声音嘶哑、吞咽困难、呕血和胸壁静脉曲张。胸部体表可呈搏动性膨凸,局部可有收缩期震颤和血管性杂音。如病变累及主动脉瓣,患者可有主动脉瓣关闭不全、左心功能不全等临床表现。腹主动脉瘤如累及髂动脉或有血栓栓塞并发症,可表现下肢动脉缺血改变,包括肢体疼痛、间歇性跛行、坏死等。如累及肾动脉可表现为肾血管性高血压。

任何部位和不同病因所致的主动脉瘤,均有进展、增大的自然发展过程,甚至破裂的严重后果。主动脉瘤体愈大,瘤内张力愈大,破裂可能性也愈大。根据 Bonster 等的报道对胸主动脉瘤 5 年的随访观察:直径 4～5.9cm 者 16％发生破裂,直径≥6cm 者 31％发生破裂。另外,主动脉瘤倍增时间缩短或形状改变也是其破裂重要征象。临床出现胸背痛或腹痛、低血压和搏动性肿块三联征,应高度怀疑有动脉瘤破裂,需急诊手术而不一定采取影像学检查。

(二)MRI 表现

影像学检查对主动脉瘤诊断主要包括以下几点:①动脉瘤形态和特征:真性或假性动脉瘤,囊状或梭形和梭囊状动脉瘤;②动脉瘤大小、数量和范围:单发或多发性动脉瘤,局限性或弥散动脉瘤,动脉瘤直径;③动脉瘤腔、瘤壁和瘤周情况:瘤腔内有无血栓,瘤壁有无破裂、夹层、增厚和钙化等,瘤周有无出血、血肿和周围组织结构压迫;④动脉瘤部位和主要分支血管关系:是胸主动脉瘤、腹主动脉瘤或胸腹主动脉瘤,动脉瘤是否累及头臂动脉、腹腔动脉、肠系膜上动脉、肾动脉和双髂动脉;⑤有无其他并发症:如左心功能不全、主动脉瓣关闭不全、周围动脉瘤、狭窄或闭塞等;⑥动脉瘤的病因:临床表现和影像学特征结合可能得到病因学诊断。

X 线平片可显示主动脉瘤的一些基本征象,但对一些小的或特殊部位主动脉瘤诊断有一定限度。多数情况下不用于主动脉瘤定性诊断。X 线平片对主动脉瘤与纵隔或主动脉瘤旁占位病变的鉴别诊断有帮助。X 线血管造影曾是主动脉瘤诊断的主要方法和"金标准"。它可以明确主动脉瘤部位、大小、形态、动脉瘤与主要分支血管和周围结构关系及相关并发症。但 X 线血管造影属有创伤检查,近十余年已经被无创性断层影像(CT 和 MRI)所取代。目前,X 线血管造影主要用于主动脉瘤介入治疗前或复杂病变诊断。

MR 对主动脉瘤的诊断特征性显示以及病理生理变化评价是非常有效的。传统的 SE 序列可以采用横轴面、矢状面或斜矢状面和冠状面扫描,主动脉瘤呈囊状或梭囊状扩张低信号。矢状面或斜矢状面 SE 图像可以确定胸主动脉瘤部位、范围,并可避免部分容积效应影响。SE 图像也可用于主动脉瘤腔内血栓、瘤壁增厚和瘤周围出血或血肿评价。脂肪抑制 SE 图像可帮助鉴别瘤周围脂肪与瘤壁血肿或粥样硬化增厚,并可精确测量主动脉瘤管径。SE 序列最大缺点是成像时间长和伪影多。高档 MRI 系统可进行快速扫描,这包括 TrueFISP 亮血法、HASTE 黑血法和 3D CE-MRA。快速 MRI 技术主要优点是成像速度快、图像分辨力和对比度高以及伪影少。"亮血"和"黑血"序列可获得 SE 图像同样的信息。3D CE-MRA 可提供 MIP 和 MPR 图像。前者类似于 X 线血管造影,并可显示主动脉瘤形态、范围、动脉瘤与主要分支血管的关系。后者可用多角度连续单平面图像显示主动脉瘤详细特征,这些包括瘤腔形态、瘤腔内血栓、瘤腔与近端和远端主动脉以及受累主要分支血管关系、瘤壁特征、瘤周出血或血肿和瘤周软组织结构(图 7-3-1)。MR 也可以用于主动脉瘤随诊监测,并可根据主动脉瘤大小、形态变化或有无破裂出血;制定手术方案或进行急诊手术。根据文献和我们近十余年经验,MRA 或 3DCE-MRA 结合横断 MR 技术,如 SE、True FISP、HASTE、MRA 原始图像或 MPR 是诊断主动脉瘤的最佳方案。这不仅可以显示主动脉瘤形态、范围和主要分支血管情况,同时也可显示瘤腔、瘤壁和瘤周情况。MR 完全可以取代 X 线血管造影用于主动脉瘤的诊断、外科手术或介入治疗方案制定和术后随访。

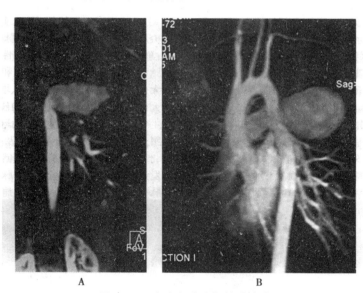

图 7-3-1　胸降主动脉假性动脉瘤

A.3D CE-MRA 的冠状面 MPR 图,巨大囊状动脉瘤突出于主动脉腔外,瘤腔内可见较厚的血栓形成;B.MIP图示胸降主动脉旁可见巨大囊状动脉瘤突出于主动脉腔外,局部主动脉受压、变形

二、主动脉夹层

(一)病理和临床

主动脉夹层多由于高血压、动脉硬化、损伤等原因使动脉内膜撕裂,血流通过撕裂口将内

膜分离,导致假腔形成。根据撕裂口位置可将主动脉夹层分为 StanfordA 型(包括 Debakey Ⅰ型和Ⅱ型),破裂口位于升主动脉近端主动脉瓣上方 2～3cm 范围内,终止于无名动脉(Debakey Ⅰ型)或伸展到主动脉弓及降主动脉(Debakey Ⅱ型);StanfordB 型(Debakey Ⅲ型)破裂口位于降主动脉近端正好在左锁骨下动脉开口远侧,相当于动脉导管韧带部位,可延伸至腹主动脉。

临床上急性发病者表现为突发胸背部刀割样或撕裂样剧痛,普通镇痛药无效,严重时休克但血压不降或反升高,半数于急诊期死于主动脉壁外破裂。慢性者可有反复类似疼痛史或仅有隐痛。1/3 至 1/2 患者无典型疼痛史,呈隐匿发病。

(二)诊断要点

(1)主动脉分为真假双腔,真腔较小,假腔宽大,真腔因血流较快呈无信号区,假腔血流较慢呈等或等高信号。

(2)内膜片为诊断主动脉夹层的直接征象,表现为主动脉腔内的线样或弧线样中等信号结构。

(3)破口表现为内膜片不连续,矢状和冠状位上显示清晰。

(4)假腔内血栓好发于胸降主动脉和胸腹主动脉交界处,呈 T_1WI 等或等高信号,T_2WI 高信号。

(5)主动脉分支受累表现为分支开口于假腔或分支腔内见内膜片。

见图 7-3-2,图 7-3-3。

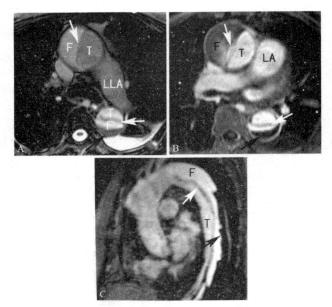

图 7-3-2　主动脉夹层(Debakey Ⅰ型)

A、B、C 分别为 T_2WI、CE-MRI 横轴位及矢状位,升、降主动脉均可见真腔(T)、假腔(F)及内膜片(白箭),假腔内壁见新月形及不规则状低信号影,为陈旧性血栓(黑箭),LA 及 LLA 分别为肺动脉主干和左肺动脉

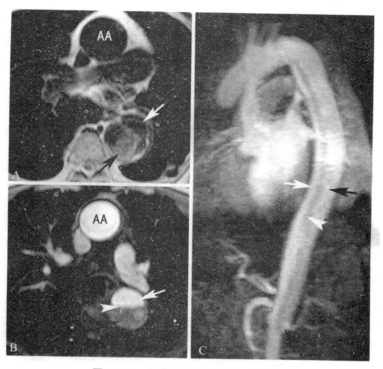

图 7-3-3　主动脉夹层（Debakey Ⅲ 型）

A.T$_2$WI,胸主动脉内双层管腔,后方的假腔(黑箭),其内血流慢,呈等信号,而前方的真腔(白箭)为快血流,呈无信号区,升主动脉(AA)正常;B、C.分别为 CE-MRI、CE-MRA,胸主动脉至腹主动脉广泛扩张,腔内细条状等信号(白箭头)系撕裂之内膜片,破口位于弓降部,内膜片前方部分狭小且造影剂浓度高,系真腔(白箭)。后方部分宽大,造影剂浓度低,系假腔(黑箭),左侧肾动脉(黑箭头)开口于假腔

（三）鉴别诊断

依据主动脉双腔征及内膜片内移诊断主动脉夹层并不难,有时假腔内因血流缓慢产生的信号与附壁血栓类似,或假腔若被血栓填塞,内膜片不易被观察到,应与动脉硬化症的广泛附壁血栓鉴别。

（四）特别提示

主动脉夹层是最常见的侵及主动脉的致死急诊疾病,其发生率是破裂性主动脉瘤的两倍,近半数的病例可隐匿发病,故对于有胸背痛病史的中老年患者,应将主动脉夹层作为重要的待排查疾病,以免漏诊而导致严重后果。

此外,采用各种不同扫描体位和不同扫描序列,特别是快速动态扫描序列可以较多地显示主动脉夹层的破裂口、分支受累情况,这对手术治疗有十分重要的意义。

第八章　胸部疾病 MRI 诊断

第一节　肺部疾病

一、中央型肺癌

（一）病理和临床

中央型肺癌起源于主支气管和叶支气管的黏膜上皮,占肺癌总数的 60%～70%,按肿瘤生长方式的不同分为管内型、管壁型、管外型和混合型。病理上,70%～80% 的中央型肺癌为鳞癌,其次为小细胞癌、大细胞癌、类癌,少数为腺癌。

中央型肺癌多见于 50 岁以上的老年人,最常见的症状是咳嗽(多为刺激性呛咳)、痰中带血、胸痛等,肿瘤阻塞气道后可产生胸闷、气急,若产生阻塞性肺炎则可发热,转移至胸膜后可产生大量胸腔积液导致胸闷、胸痛,转移至其他部位可引起相应的症状。

（二）诊断要点

(1)肺门肿块,T_1WI 呈等或等低信号,T_2WI 呈稍高或高信号。

(2)主、叶支气管狭窄或阻塞,可见阻塞性肺炎及肺不张,其信号与肿瘤本身有差别,故可确定肿块的实际大小。

(3)肿瘤可侵犯纵隔大血管。肿块与纵隔大血管接触面>1/2,其间的高信号脂肪层消失一般可认为血管受侵。

(4)淋巴结转移表现为淋巴结肿大(直径>10mm),或者淋巴结大小虽正常,但增强像上淋巴结内出现坏死灶;肺内及胸膜下转移性肿块呈 T_1WI 中等信号,T_2WI 高信号,所致胸腔积液呈明显长 T_1、长 T_2 信号影。

(5)增强 MRI,肿块可轻中度强化,但其强化程度一般较阻塞性肺炎及肺不张稍低。见图 8-1-1。

（三）鉴别诊断

中央型肺癌须注意与肺门转移性肿瘤以及淋巴结结核、淋巴瘤、结节病鉴别。

（四）特别提示

不用对比剂增强,就能区分肺门肿块与肺门血管,这是 MRI 优于 CT 之处。但对于体积较小的肿瘤以及肿瘤引起的肺继发改变的显示,MRI 不及 CT。

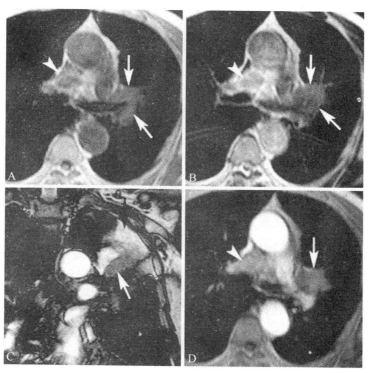

图 8-1-1　左肺中央型肺癌

A.B. 分别为 T_1WI 和 T_2WI，左肺门不规则状肿块（白箭），呈 T_1 等信号、T_2 稍高信号，围绕支气管生长，左上叶支气管阻塞，气管隆嵴前、上腔静脉后见多枚肿大的淋巴结（白箭头）C. 冠状位 T_2WI，左肺门肿块呈稍高信号（白箭），不张的左上肺呈明显高信号改变（黑箭）；D. 增强 T_1WI，肺门肿块及纵隔淋巴结均轻中度强化

二、周围型肺癌

（一）病理和临床

周围型肺癌是指发生于肺段以下支气管的肺癌，临床症状出现较晚，病理上以腺癌和鳞癌多见。

（二）诊断要点

（1）肿瘤多分布于肺野外带，可见分叶、毛刺或晕征，邻近胸膜可见牵拉。

（2）肿瘤内部可见坏死，增强后肿瘤实质成分明显强化，坏死区域不强化，肿瘤周围可见血管集束征。

（3）肺门及纵隔淋巴结可见肿大，淋巴结转移征象与中央型肺癌一致。

见图 8-1-2。

（三）鉴别诊断

周围型肺癌须注意与肺炎、肺结核瘤、炎性假瘤等鉴别。

（四）特别提示

部分周围型肺癌为磨玻璃密度，边界模糊，此时须密切随访，若肿瘤增大应及时手术。

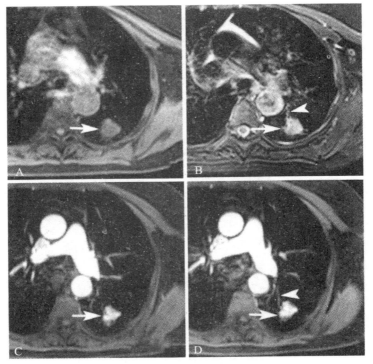

图 8-1-2　左肺周围型肺癌

　　A.B. 分别为 T_1WI 和 T_2WI，左肺下叶不规则肿块（白箭），T_1 呈等信号、T_2 稍高信号，似见血管与之相通（白箭头）；C、D. 增强 T_1WI，左肺下叶肿块呈明显不均匀强化（白箭），可见引流血管（白箭头）

三、肺转移瘤

　　肺是发生转移性肿瘤的好发部位，其中 $50\% \sim 60\%$ 为女性生殖器官和消化系统恶性肿瘤。在恶性肿瘤的尸检中发现肺部转移瘤为 $20\% \sim 45\%$，有 15% 的恶性肿瘤肺部是唯一的转移部位。转移途径有直接蔓延或浸润、血行转移、淋巴转移、气管或支气管内转移，亦可为混合性转移，以血行转移为多见。一般为多发，以两肺中、下野的边缘部分为多见。

MRI 表现

　　一般肺部转移灶 CT 均可显示，为首选检查方法，MR 检查为辅助方法。但是，当转移到肺野内带小结节灶 CT 上难以与血管断面区分时，MR 对诊断有帮助。肺转移瘤在 MR 上表现多种多样，常见的有结节型、肿块型、肺炎型、淋巴管炎型及粟粒播散型等。

　　1.结节型

　　结节灶大小不一，单发或多发，圆形，边缘光整，两肺中、下野边缘部或胸膜下多见，可发生坏死、钙化或空洞，T_2WI 上显示病灶境界和范围较 T_1WI 清晰。

　　2.肿块型

　　常为孤立性病灶，边缘多光整，信号尚均匀，较大的病灶可有分叶。

　　3.淋巴管炎型

　　多呈网格状影，细条状网格在 T_2WI 上呈较高信号。常伴肺门和纵隔淋巴结肿大。

4.肺炎型

多局限于一个肺叶或肺段,呈肺炎样浸润,边缘模糊,以下肺野多见,多呈长 T_1、长 T_2 信号。

5.粟粒播散型

呈细小粟粒样结节,直径 2～4mm,两肺中、下野较多,多见于富血管性肿瘤转移,如肾癌、甲状腺癌等。

6.某些肺部转移瘤具有一定的特点

如钙化的转移瘤常见于成骨性骨肉瘤和软骨肉瘤;粟粒性结节灶多见于甲状腺癌;炎症样浸润可见于肾透明细胞癌;头颈部恶性肿瘤常出现转移性空洞;卵巢癌或乳腺癌常发生胸腔积液等。

7.鉴别诊断

(1)肺泡细胞癌:为多发结节,边缘模糊,病灶大小不一,两肺中、下野内带及中带多见,痰中能找到癌细胞。转移瘤常有原发病灶,且以两肺中、下野边缘部为主。

(2)急性或亚急性血行播散型肺结核:前者为两肺弥漫分布粟粒样、大小一致的结节,后者系结核杆菌少量多次侵入血液,故病灶大小不一,分布不均,结合临床病史不难鉴别。

第二节　纵隔疾病

一、胸内甲状腺肿瘤

(一)病理和临床

胸内甲状腺肿瘤占纵隔肿瘤的 5%～11%,为胸内甲状腺发生的肿瘤或颈部甲状腺肿瘤向胸廓内生长所致,并非异位甲状腺肿瘤。病理以胸内甲状腺肿、胸内甲状腺腺瘤多见,病变呈结节状,表面光整或有浅分叶,有完整包膜,与周围组织分界清,可伴有囊变、出血或纤维化。

本病以成年女性多见,临床通常以发现颈根部包块就诊,瘤体较大者可伴有咳嗽、呼吸困难、吞咽困难或声嘶等肿瘤压迫症状,少数患者可合并甲状腺功能亢进症。

(二)诊断要点

(1)肿块位于胸廓入口,与颈部甲状腺相连,绝大多数位于气管前方,部分位于气管旁,少数位于气管后方食管前方。

(2)良性病变多呈卵圆形或多结节形,境界清;恶性病变呈浸润性生长,结节相互融合,与周围组织分界不清,脂肪间隙消失;纵隔大血管及气管可受压移位。

(3)肿块呈稍长 T_1、长 T_2 信号,若瘤内含蛋白成分较多则呈短 T_1 信号。若伴有坏死、囊变或出血,信号可不均匀。囊变区呈长 T_1、长 T_2 信号,亚急性出血呈短 T_1 信号,钙化呈低信号。

(4)增强扫描,肿瘤呈轻至中度强化,囊变出血区无强化。

见图 8-2-1。

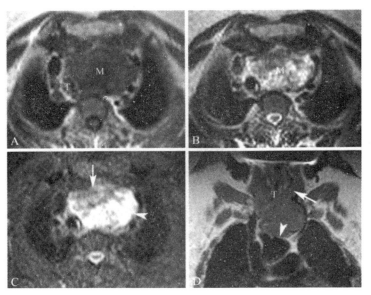

图 8-2-1　胸内甲状腺腺瘤

A.T₁WI,上纵隔肿块(M)位于气管(T)左前方,呈等信号,气管受压移位;B.T₂WI,肿瘤呈不均匀高信号;C.脂肪抑制 T₂WI,肿瘤实性部分呈高信号(白箭),囊变部分呈极高信号(白箭头);D.冠状位 T₁WI,显示肿瘤与颈部甲状腺的连接部(白箭),肿瘤和周围组织间存在脂肪间隙(白箭头)

(三)鉴别诊断

须与颈部其他肿瘤向胸内生长或胸内肿瘤向颈部生长侵犯甲状腺鉴别。胸内甲状腺肿、腺瘤与腺癌之间的鉴别有时较为困难,包膜的不完整、周围脂肪或结构受侵犯、周围淋巴结肿大等可提供帮助。

(四)特别提示

本病 MRI 信号无特征性,发现或明确肿块与颈部甲状腺相连,是诊断本病的关键;少数病例胸内肿块与甲状腺之间仅由血管或纤维索相连接,因此疑诊胸内甲状腺肿瘤时应扩大扫描至颈部,以明确甲状腺和胸内肿块的关系。

二、胸腺瘤

(一)病理和临床

胸腺瘤多位于前上纵隔,少数可发生于后纵隔或纵隔外。病理上分上皮细胞型(45%)、淋巴细胞型(25%)和混合型(30%)三类。常用的 Bergh 分期法将胸腺瘤分为三期:Ⅰ期多为良性,包膜内生长,包膜完整,呈椭圆形阴影或分叶状,边缘界限清楚;Ⅱ期常视为有潜在恶性,包膜周生长至脂肪,易浸润附近组织器官;Ⅲ期胸腺瘤在大体和镜下均见包膜浸润,可转移,术后易复发,亦称为侵袭性胸腺瘤(占胸腺瘤的 10%~15%)。

胸腺瘤以 40~50 岁最常见,20 岁以下者很少见。约 1/3 的患者由于肿块压迫或侵犯周围结构可产生胸痛、胸闷、咳嗽、气短等症状。近半数的胸腺瘤合并重症肌无力,而重症肌无力的患者中约有 15％有胸腺瘤。少数胸腺瘤患者还可伴发单纯红细胞性再障、低丙种球蛋白血症等。

(二)诊断要点

(1)90％位于前中上纵隔，呈不对称生长，偏向纵隔的一侧。

(2)瘤体多呈卵圆形、圆形或分叶状，通常境界清楚，大小不一，小的仅 1～2cm，大的可达 10cm 以上。

(3)肿瘤较小时，MRI 信号均匀，多呈中等信号，肿瘤较大时信号可不均匀，常伴有囊变，少数有斑片钙化。

(4)增强 MRI，实性部分明显强化，坏死囊变区域无强化。

(5)恶性或侵袭性胸腺瘤可在纵隔内扩散，瘤体分叶加深，外形不规则，浸润周围器官组织并包绕血管，甚至侵入肺内，伴有胸水或胸膜结节，肿瘤短期明显增大。极少远处转移。

见图 8-2-2。

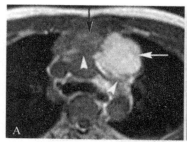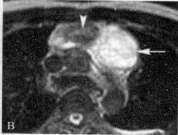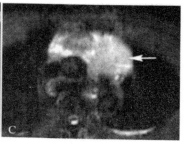

图 8-2-2 侵袭性胸腺瘤

A.T_1WI，前上纵隔不规则状肿块，实质部分(黑箭)呈等信号，囊变部分呈高信号(白箭)。肿瘤与主动脉和周围其他结构间的脂肪部分模糊消失(白箭头)，提示肿瘤侵犯；B.T_2WI，实质部分呈稍高信号(白箭头)；囊变部分为高信号(白箭)；C.脂肪抑制 T_2WI，白箭所示呈高信号，提示该处为囊变，而非脂肪成分

(三)鉴别诊断

主要须与胸腺增生及前中上纵隔其他肿瘤鉴别。胸腺增生呈双侧弥散性增大，信号均匀，并维持正常形态，与纵隔轮廓保持一致，激素治疗试验有效。本病与含脂肪成分极少的实性畸胎瘤鉴别有难度。

(四)特别提示

体积小的胸腺瘤与未脂肪化的正常胸腺类似，应熟悉各年龄段正常胸腺的形态、大小和信号。20 岁以下者正常胸腺侧缘常隆起，不要误认为肿瘤存在，20～30 岁年龄组胸腺处于退化过程中，如轮廓隆起，应疑有肿瘤可能。对 40 岁以下年龄组由于胸腺尚未完全被脂肪组织替代，胸腺瘤在常规序列上可能难以显示，应行脂肪抑制序列和增强扫描，以防漏诊。

三、恶性淋巴瘤

恶性淋巴瘤(ML)系淋巴网状系统的恶性增生。分霍奇金病(HD)和非霍奇金淋巴瘤(NHL)两大类。胸内淋巴瘤往往是全身淋巴瘤的一部分，以 HD 多见，占 2/3，NHL 占 1/3。恶性淋巴瘤占纵隔肿瘤的 17％。HD 的发病年龄以 20～30 岁和 60～80 岁多见。NHL 主要见于青少年,其次为老年人。影像学检查不能区分其组织学性质。

MRI 表现

1.部位

恶性淋巴瘤早期为肺门、气管旁等中上纵隔淋巴结肿大,无融合;晚期融合成巨块状,边缘清楚。常表现为两侧纵隔或肺门区对称性肿块影,很少单独侵犯肺门淋巴结和后纵隔淋巴结。

2.信号

T_1WI 上病灶稍低信号,其信号强度与肌肉接近,但高于肺门区流空的大血管,在高信号纵隔脂肪组织衬托下易显示。T_2WI 呈较高信号,信号强度稍低于纵隔脂肪组织,与流空低信号大血管有较大的信号差异。淋巴瘤可液化坏死,尤其放疗后,坏死区相对于非坏死实质区呈 T_1WI 上更低信号、T_2WI 上更高信号。对比增强后实质部分呈中等度强化 WB-DWI 上受累淋巴结呈低信号,可检测到全身受累淋巴结,有利于淋巴瘤的临床分期和化疗疗效的评价。

3.周围组织受压性表现

压迫上腔静脉引起上腔静脉变形或闭塞(图 8-2-3),气管受压移位、变扁。

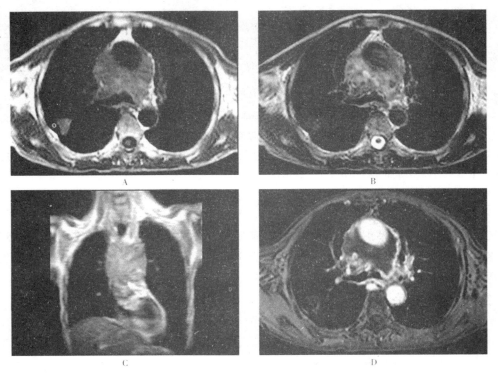

图 8-2-3 恶性淋巴瘤

4.外侵表现

(1)侵犯肺组织:可通过血行转移在肺内形成多发结节,也可直接侵犯肺组织形成肿块。

(2)侵犯胸膜和心包:可形成胸腔积液和心包积液。

(3)侵犯胸骨和肋骨:可引起骨质破坏。

5.鉴别诊断

(1)淋巴结核:多见于儿童,常位于气管、支气管旁,多数有钙化。

(2)结节病:肺门淋巴结肿大常呈两侧对称性分布,且与纵隔分界清楚。

(3)转移瘤:多有原发肿瘤病史,两侧纵隔多不对称,转移淋巴结中心坏死常见。

第三节 乳腺疾病

一、急性乳腺炎

(一)MRI 表现

(1)乳房腺体信号不均匀,边缘模糊不清,T_1WI 可见片状低信号,T_2WI 可见高信号,形态不规则,腺体结构紊乱,纤维组织及血管局限性扭曲,皮下脂肪间隙内可见网格影,受累皮肤可见水肿、增厚;增强扫描可见腺体呈不均匀轻、中度强化,常见延迟强化。

(2)乳房内脓肿形成时,腺体内可见单发或多发类圆形病变,边缘模糊或清楚,脓肿壁规则或不规则,在 T_2WI 为高信号,T_1WI 为等信号或稍高信号,病变中心坏死部分为长 T_1、长 T_2 信号;病变周围腺体内可见水肿区,呈片状或围绕脓肿壁的晕环,T_1WI 信号低于脓肿壁,T_2WI 信号高于脓肿壁,边缘模糊不清;增强扫描,脓肿壁可见环形强化,厚度可一致或不均匀,可见延迟强化,多数脓肿内部可见均匀强化的较为完整的分隔。脓肿中心坏死及周围水肿区域始终无强化。

(3)有时在腋下可见增大的淋巴结,表现为多发结节影,增强后亦可见强化(图 8-3-1～图 8-3-3)。

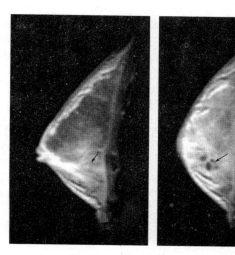

图 8-3-1 右侧急性乳腺炎(一)

可见腺体强化不均匀,外下象限可见多个小结节状囊性低信号影(→),考虑小脓肿形成,局部皮肤受累增厚,亦见强化

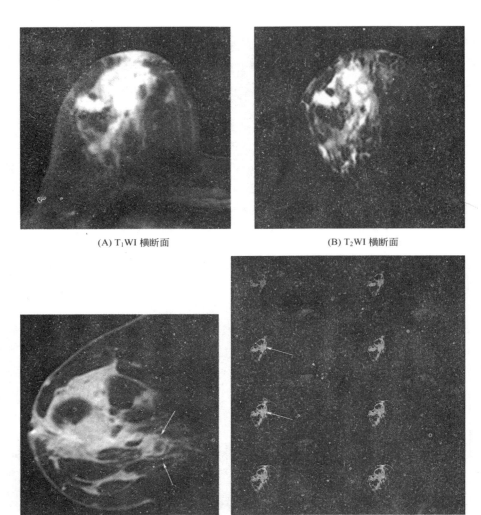

(A) T$_1$WI 横断面

(B) T$_2$WI 横断面

(C) 矢状面增强

(D) 多期动态增强数字减影成像

图 8-3-2　右侧急性乳腺炎（二）

（A）、（B）、（C）示右乳外侧象限腺体层次欠清晰，边缘模糊，呈片状等 T$_1$、长 T$_2$ 信号，增强后局部腺体明显强化，内见多发环形强化小结节影（→），考虑为小脓肿形成

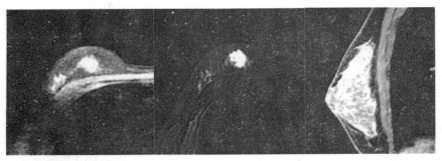

(A) T$_1$WI 横断面

(B) T$_2$WI 横断面

(C) 矢状面增强

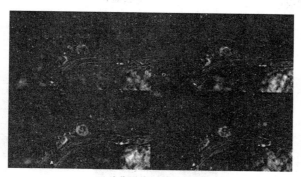

(D) 多期动态增强数字减影成像

图 8-3-3　右侧急性乳腺炎（三）

（A）～（D）示右乳房上象限等 T_1、长 T_2 信号小结节影，信号稍不均匀，增强后可见明显环形强化小脓肿壁

（二）特别提示

（1）急性乳腺炎常可有典型的临床症状，表现为乳腺肿胀、疼痛，局部皮肤发红、发热，可有触痛及跳痛，伴有脓肿形成时可触及肿块，质硬或软，活动度差，严重时可有高热、寒战等全身症状，急性乳腺炎经抗生素治疗症状可明显好转，常可根据典型临床症状做出初步判断。

（2）超声检查可以作为急性乳腺炎的一个简单易行的检查手段，表现为腺体明显增厚，回声减低，边界不规整；有脓肿形成时，可以见到一个或多个类圆形液性暗区。此外，超声还可用于脓肿的穿刺引导。

二、乳腺增生

（一）MRI 表现

（1）以腺小叶增生为主时，T_1WI 信号与正常腺体相似，而 T_2WI 表现为乳房内片状或团块状高信号影，呈局限性或弥散性分布，边缘模糊不清，内部信号欠均匀，增强后中等强度弥散性结节状强化，呈缓慢渐进性强化，增生程度越重，强化越快、越明显。

（2）以乳导管增生为主时，尤其是小乳管高度扩张形成囊肿时，表现为多发大小不等类圆形病变，内部信号均匀，呈长 T_1、长 T_2 信号，界限清楚，部分囊肿因内含蛋白成分而 T_1WI 信号增高；增强后囊肿不强化，有些囊肿可见囊壁强化（图 8-3-4、图 8-3-5）。

（二）特别提示

（1）乳腺增生为女性乳房的常见疾病，多发生于 30～40 岁女性，可为单侧或双侧，双乳增生多见。表现为乳房胀痛和乳房可触及多发结节，症状常与月经周期有关，月经前明显，经后减轻，部分患者的症状与其情绪状态相关。

（2）钼靶 X 线摄片检查是乳腺增生最常用的检查方法之一，表现为腺体致密，呈局限性或弥散性，边缘模糊不清，也可见腺体内囊肿形成，表现为类圆形稍高密度影。除 X 线摄片检查外，乳房超声也是一种常用的检查手段，表现为腺体增厚，结构紊乱，内部回声不均匀，有时可见类圆形低回声区域，为乳管囊性扩张或囊肿形成。

（3）局限性乳腺增生，常表现为局部腺体密度增高，边缘模糊不清，有时可伴有局部腺体结构索乱,此时需与乳腺癌相鉴别。两者除临床症状上有区别外,增强 MRI 检查有助于鉴别,乳腺增生时病变常呈现缓慢渐进性强化,即在增强晚期,病变强化程度依然有递增趋势,而乳腺癌常表现为病变的快速强化,继而迅速廓清。

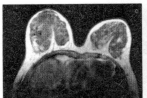

(A) 横断面 T₁WI

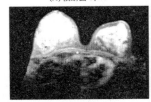

(B) 横断面抑脂 T₁WI

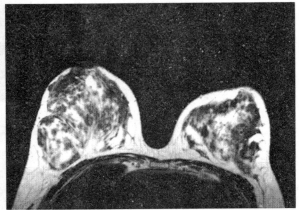

(C) 横断面 T₂WI

图 8-3-4 双侧乳腺增生(一)

48 岁女性,横断面 T₁WI、横断面抑脂 T₁WI 示双侧乳腺混合型,可见斑块状等信号腺体影,腺体信号稍不均匀,抑脂序列上可见腺体结构致密,层次欠清;横断面 T₂WI 可见双侧乳腺 T₂ 信号增高,信号不均匀,可见片状及斑块状 T₂ 高信号影,边缘模糊不清

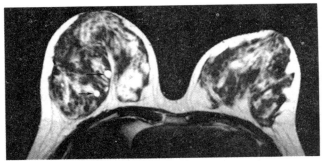

(A) 横断面 T₂WI

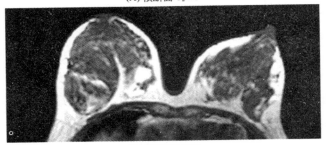

(B) 横断面 T₁WI

图 8-3-5 双侧乳腺增生(二)

腺体信号不均匀,可见片状模糊 T₂ 高信号影,(A)示右乳后方腺体内可见多个小圆形 T₂ 高信号影,边缘光滑,界限清楚,为增生扩张小导管影,局部小囊肿形成(→);(B)未见确切显示

三、乳房纤维腺瘤

（一）MRI 表现

（1）腺体内可见圆形或椭圆形肿块影,单发或多发,可呈分叶状,边缘光滑,界限清楚或略模糊,可有完整包膜,T_1WI 呈等信号或低信号,而 T_2WI 信号强度与病变内部成分相关:若肿瘤内纤维成分较多,则表现为低信号;若细胞成分较多,则表现为高信号,但无论是哪种成分,病变的信号强度均较均一。病变内的钙化均表现为低信号。

（2）在致密型乳房内,纤维腺瘤常与腺体实质信号相近,常应用增强扫描,此时纤维腺瘤表现为缓慢均匀强化,强化从病变中心开始,逐渐向周围蔓延。

（二）特别提示

（1）乳房纤维腺瘤是乳房内常见的良性肿瘤,无自觉症状,多偶然触及发现,质地较韧,活动度良好,常无触痛,可单发或多发。

（2）组织学上,乳房纤维腺瘤是由乳房纤维组织和腺管两种成分增生所形成的肿瘤,两种组织成分的比例可以不同,以纤维组织为主要成分者,可称为纤维腺瘤;而以腺管增生为主者,可称为腺纤维瘤,正是由于腺体内的成分不同,使病变在 MRI 上表现不一。一般来说年轻女性纤维腺瘤内细胞及腺管结构较多,而老年女性纤维腺瘤以纤维组织为主。

（3）乳房纤维腺瘤常需与乳腺癌相鉴别。乳房纤维腺瘤常发生于年轻女性,边缘光滑、锐利,查体可触及肿块,活动性良好;而乳腺癌多发生于中老年女性,常呈浸润性向周围组织侵犯,因此表现为高密度肿块,边缘毛糙,可见毛刺影或呈蟹足样向周围组织延伸,查体可扪及肿块,质硬,活动度差,有时可见皮肤凹陷及乳头牵拉等改变;增强 MRI 检查,乳房纤维腺瘤强化均匀、缓慢,而乳腺癌则表现为快速明显强化及迅速廓清,强化由边缘向中心进行,可不均匀。

四、乳腺癌

（一）临床表现与病理特征

乳腺癌好发于绝经期前后的 40～60 岁妇女,临床症状常为乳房肿块、伴或不伴疼痛,也可有乳头回缩、乳头溢血等。肿瘤广泛浸润时可出现整个乳腺质地坚硬、固定,腋窝及锁骨上触及肿大淋巴结。

乳腺癌常见的病理类型包括非特殊型浸润性导管癌和导管原位癌等。病理上根据腺管形成,细胞核大小、形状及染色质是否规则,以及染色质增多及核分裂象情况,将浸润性导管癌分成 Ⅰ、Ⅱ、Ⅲ 级。

（二）MRI 表现

乳腺癌在 MRI 平扫 T_1WI 上表现为低信号,当其周围由高信号脂肪组织围绕时,则轮廓清楚;若病变周围为与之信号强度类似的腺体组织,则轮廓不清楚。肿块边缘多不规则,可见毛刺或呈蟹足状改变。在 T_2WI 上,其信号通常不均且信号强度取决于肿瘤内部成分,成胶原纤维所占比例越大则信号强度越低,细胞和水含量高则信号强度亦高。MRI 对病变内钙化的显示不直观,特别是当钙化较小且数目较少时。

　　增强 MRI 检查是乳腺癌诊断及鉴别诊断必不可少的步骤,不仅使病灶显示较平扫更为清楚,且不发现平扫上未能检出的肿瘤。动态增强 MRI 检查,乳腺癌边缘多不规则呈蟹足状,信号强度趋于快速明显增高且快速减低即时间-信号强度曲线呈流出型,强化方式多由边缘强化向中心渗透呈向心样强化趋势。

　　实际上 MRI 对比剂 Gd-DTPA 对乳腺肿瘤并无生物学特异性,其强化方式并不取决于良、恶性,而与微血管的数量及分布有关,因此,良、恶性病变在强化表现上亦存在一定的重叠,某些良性病变可表现为类似恶性肿瘤的强化方式,反之亦然。MRI 表现类似于恶性的良性病变常包括:①少数纤维腺瘤,特别是发生在年轻妇女的细胞及水分含量多的黏液性及腺性纤维腺瘤;②少数乳腺增生性病变,特别是严重的乳腺增生性病变的强化表现可类似乳腺恶性病变;③乳腺炎症;④手术后时间小于 6 个月或放疗后时间小于 9 个月的新鲜瘢痕组织,由于炎症和术后反应,强化 MRI 表现可类似于乳腺癌;⑤新鲜的脂肪坏死;⑥部分导管乳头状瘤。MRI 表现类似于良性的恶性病变包括:①部分以纤维成分为主的小叶癌及导管癌;②部分缺乏血供的恶性病变;③导管内及小叶内原位癌等。因此,对于强化表现存在一定重叠的少数不典型的乳腺良、恶性病变的 MRI 诊断须结合其相应形态学表现以及 DWI 和 MRS 进行综合分析,以提高对乳腺病变诊断的特异性。

　　乳腺癌通常在 DWI 上呈高信号,ADC 值降低,而乳腺良性病变 ADC 值较高,良、恶性病变的 ADC 值差异具有统计学意义,根据病变 ADC 值鉴别乳腺肿瘤良、恶性具有较高的特异性。值得注意的是,部分乳腺病变于 DWI 上呈高信号,但所测得的 ADC 值较高,因此要考虑到在 DWI 上部分病变呈高信号为 T_2 透射效应所致,而并非扩散能力降低。在 ^{1}H-MRS 上乳腺癌在 3.2ppm 处可出现胆碱峰,但目前 ^{1}H-MRS 成像技术仍受到诸多因素的制约和影响(如磁场均匀度和病变大小等)。

　　MRI 对导管原位癌的检测敏感性低于浸润性癌,仅 50% 的原位癌具恶性病变典型的快速明显、不规则灶性强化表现(图 8-3-6),另一部分则呈不典型的延迟缓慢强化表现。对乳腺良、恶性病变的诊断标准通常包括两方面,一方面依据病变形态学表现,另一方面依据病变动态增强后血流动力学表现特征,而对于非浸润性的 DCIS 而言,由于其发生部位、少血供、多发生钙化等特点,形态学评价的权重往往大于动态增强后血流动力学表现,如形态学表现为沿导管走行方向不连续的点、线状或段性强化,并伴有周围结构紊乱,即使动态增强曲线类型不呈恶性特征亦应考虑恶性可能。

　　另外,特殊类型的浸润性癌如乳腺黏液腺癌,影像表现不同于乳腺最常见的非特殊型浸润性导管癌,颇具特殊性。黏液腺癌在 MRI 平扫 T_1WI 呈低信号,T_2WI 呈高或明显高信号,其形态学表现多无典型乳腺癌的毛刺及浸润征象。在动态增强 MRI 检查,黏液腺癌于动态增强早期时相多表现为边缘明显强化,而肿块内部结构呈渐进性强化,强化方式呈由边缘环状强化向中心渗透趋势,当测量感兴趣区放置于整个肿块时,时间-信号强度曲线多呈渐增型;部分黏液腺癌也可表现为不十分均匀的渐进性强化或轻微强化,对于表现为轻微强化的黏液腺癌,可因肿瘤周围腺体组织延迟强化,病变反而显示不如平扫 T_2WI 和 DWI 明显。在 DWI 上,黏液腺癌呈明显高信号,但 ADC 值不减低,反而较高,明显高于其他常见病理类型乳腺癌的 ADC 值,甚至高于正常腺体的 ADC 值。乳腺黏液腺癌在 T_2WI 上明显高信号以及在 DWI 上较高的 ADC 值与其本身特殊的病理组织成分有关。

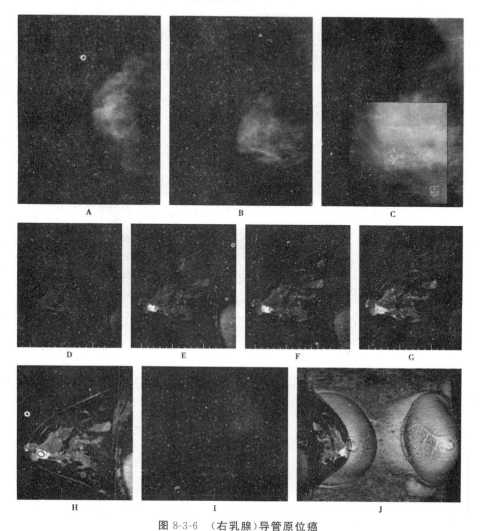

图 8-3-6 （右乳腺）导管原位癌

41 岁,女性。A.右乳 X 线头尾位片;B.右乳 X 线内外斜位片;C.右乳病变局部放大片,显示右乳晕后方局限性多发细小钙化,成簇分布;D.MRI 脂肪抑制平扫 T_1WI;E、F、G.动态增强后 1、2、8 分钟 T_1WI;H.动态增强后肿物兴趣区测量;I.病变区时间-信号强度曲线图;J.VR 重组图,右乳晕后下方见不规则异常强化肿物,动态增强后时间-信号强度曲线呈流出型

（三）鉴别诊断

（1）影像学上表现为肿块型乳腺癌需与纤维腺瘤鉴别。形态学上,纤维腺瘤表现为类圆形肿块,边缘光滑、锐利,有时可见粗颗粒状钙化;特征性 MRI 表现是肿瘤在 T_2WI 可见低信号分隔;MRI 动态增强检查时,大多数纤维腺瘤呈渐进性强化,时间-信号强度曲线呈渐增型,强化方式有由中心向外围扩散的离心样强化趋势;ADC 值无明显减低。少数纤维腺瘤（如黏液性及腺性纤维腺瘤）可快速显著强化,其强化类型与乳腺癌不易鉴别,诊断需结合病变形态表现,必要时结合 DWI 和 MRS 检查。

（2）影像学上表现为非肿块型乳腺癌,需与乳腺增生性病变,特别是增生程度明显的良性病变鉴别。应观察强化分布、内部强化特征和两侧病变是否对称,如呈导管性或段性强化常提示恶性病变,尤其是 DCIS;区域性、多发区域性或弥散性强化多提示良性增生性改变;多发的斑点状强化常提示正常乳腺实质或纤维囊性改变;而双侧乳腺对称性强化多提示良性。

儿科篇

第九章　儿童保健与发育行为监测

第一节　儿童体格生长

一、体格生长特点

1.生长是一个连续过程

生长是一个连续过程,但并不匀速,各年龄的生长速率各不相同,年龄越小,生长速率越快。在整个生长期有两个生长高峰,一是婴儿期,到第一年末体重增加到出生体重的 3 倍,身长则增加到 1.5 倍。以后体格生长趋于平稳,到青春时期开始时又出现第二次生长高峰。

2.身体各系统和各部分生长不平衡

身体各系统的生长发育先后和快慢各不相同,如神经系统发育较早,生长速度快,大脑在出生时约重 390g,1 岁时已达 900g,8 岁时已接近成人重量。淋巴系统则先快后回缩,生殖系统发育最晚,皮下脂肪在年幼时发育较快,肌肉组织到学龄期才发育加速。身体各部分的生长也各不相同,在整个生长期头部增长了 1 倍、躯干增长了 2 倍、上肢增长了 3 倍、下肢则增长了 4 倍。从一个头大、四肢相对短小的新生儿体型转变为下肢修长、头部较小的成人体形。

3.体格生长有个体差异

小儿的体格生长受到遗传和环境的复杂交互影响,有明显的个体差异。婴儿和儿童的生长一般都保持在 1 个或 2 个生长通道内,这种规律是受到基因的强烈控制的。根据父母的生长模式和身材可预测子女生长突发开始的时间、青春期持续时间长短和最终身材。体格生长的个体差异一般随年龄增长而越来越明显,因此,系统连续的观察比一次性测量更能反映小儿生长的真实情况。在评价小儿体格生长时也必须考虑遗传的作用,避免做出错误的判断。

二、发育特点

儿童发育除了具备体格生长的三个特点之外,还具有下述三个特点:

1.发育是成熟的过程

儿童在生长的同时,也在不断发育,随着神经系统的成长和功能分化,儿童的行为也逐渐发生改变。Gesell 是这个观点的代表,提出儿童发育的方向是相互交织的,发育的不同方面并非是匀称的,有的方面可能快一些,有的方面可能慢一些,但发育的次序有一定的模式,前一个阶段是下一阶段的基石;而且在发育的整个过程中,有自我调节的作用。

Gesell 认为发育的基本组成成分是行为的改变,主张在严格控制的环境下观察儿童,或通过标准化的测试检查儿童。Cesell 本人对儿童进行了大量可靠的观察,这些观察结果已作为其后儿童发育量表的项目。如今,许多发育测试,特别是婴儿的发育测试都基于 Cesell 过去的观察,例如 Brazelton 婴儿评价量表就有许多这样的早期观察内容。

儿童发育受遗传的影响,有着个体特定的速度。对父母来说,良好的环境和照顾使儿童充分发展其潜力。而一些特殊的测试可使得专业人员知道儿童的发育是否按照期望的进程,或与预示的发育进程有多少差距(数周、数月或数年)。

2.发育是学习的过程

20 世纪中期,美国心理学家 Watson 和 Skinner 及其学生提出了这个观点,认为个体的行为和思维受环境的影响,环境塑造了每个儿童的特征和个性。在发育中所出现的变化主要反映在儿童对情境的应答,而奖赏和惩罚在保持良好的行为、消除不良的行为中起着重要的作用。这有助于我们理解儿童行为的差异。因此,环境与儿童的发育有着密切的关系。

3.发育是认知变化的过程

以 Piaget 为代表的认知理论在 20 世纪 50 年代盛行起来。儿童认知发育从手和眼的感觉运动到具体运算,最终达到逻辑运算这样一个过程。在认知发展的每一个阶段,儿童都是将外部世界和自我进行新的组建。皮亚杰的发育理论的核心成分是图式,儿童凭借这个整合的原理接受外界的信息,进行加工。因此,发育意味着儿童"图式"的范围扩大和精细化,以及智力的成长。儿童认知变化的机制中,皮亚杰提出了适应性的、两个相似的生物属性,即同化和顺应。儿童在同化和顺应的过程中较好地适应周围的环境。

继皮亚杰之后,于 20 世纪后期,儿童思维引起人们的极大关注,把它比作为信息译解、储存、组织和再现的一个系统,犹如一台计算机的运作,同时,也更多地注意儿童发育中记忆、语言和解决问题的能力。在 20 世纪 80 年代,Vygotsky 理论强调了社会环境下儿童的兴趣和独立性,指出成人和儿童之间的交流使得儿童认知改变,并把这种交流称作为"接近发育区",即在成人良好的引导下,使儿童发育趋向愈来愈高的水平。

三、体重生长的偏离

(一)超重和肥胖

儿童肥胖症 95% 是单纯性肥胖,少部分为继发性肥胖,由遗传或神经内分泌因素引起。学龄期肥胖 70%~80% 可发展为成人肥胖,甚至发展为代谢综合征(MS),即包括高血压、肥胖、高胰岛素血症、糖耐量异常、血脂异常等代谢异常的一组临床综合征。儿童超重和肥胖率增加使得心血管疾病发病率呈现快速低龄化趋势。同时,肥胖还带来一系列其他健康问题,包括睡眠呼吸障碍、社交障碍和抑郁症等。

在过去的 20 年中,无论是发达国家还是发展中国家,儿童肥胖率均呈持续上升趋势。究其原因,除遗传倾向外,主要是由于膳食模式不合理、能量摄入过多,不健康的饮食行为如:不吃早餐、常吃西式快餐、常喝含糖饮料;城市儿童骑车或步行上学的越来越少致活动不足;学习压力大,做作业、看电视、玩电脑等静态活动时间长而体育锻炼与户外活动较少等。学龄期肥胖 70%～80%可发展为成人肥胖,甚至发展为代谢综合征,即包括高血压、肥胖、高胰岛素血症、糖耐量异常、血脂异常等代谢异常的一组临床综合征。肥胖正在成为一个日趋严重的、全球性的、危害健康的并呈一定流行趋势的公共卫生问题。20 世纪 70 年代,发达国家和地区学龄前儿童肥胖开始流行,肥胖检出率逐年上升,呈全球流行趋势。我国儿童少年肥胖从 20 世纪 80 年代开始出现增长趋势,近年来许多大城市儿童少年肥胖率已接近或超过发达国家。根据全国学生体质健康调研结果,2000 年与 1995 年相比,7～18 岁学生肥胖检出率,城市男生由 5.9%上升为10.1%,城市女生由 3.0%上升为 4.9%;乡村男生由 1.6%上升为 3.7%,城市女生由 1.2%上升为 2.4%,2005 年儿童肥胖检出率与 2000 年相比,城市男生由 10.1%上升为 12.8%,城市女生由 4.9%上升为 5.8%。儿童期肥胖使成年期肥胖的危险度增加。因此,预防心血管疾病(CVD)的重点应从成人转移到儿童,控制儿童肥胖的流行是儿童保健的重要内容之一。

1.超重与肥胖判断

(1)体重/身高评价:常用于<2 岁的儿童,用百分位数法,若体重/身高在 $P85^{th}$～$P97^{th}$ 为超重,≥$P97^{th}$ 为肥胖。

(2)体质指数/年龄(BMI/age)评价:体质指数(BMI)是指体重(kg)/身长的平方(m^2),当儿童的 BMI/age 在 $P85^{th}$～$P95^{th}$ 为超重,超过 $P95^{th}$ 为肥胖,国际上推荐 BMI 作为评价儿童和青少年肥胖首选指标。儿童生长期 BMI 值增加时脂肪组织与非脂肪组织都增加,因此儿童的 BMI 值与年龄、性别、成熟状况有关。BMI 与身体脂肪直接测量以及皮下脂肪测量显著相关。BMI/age 是超重的健康危险预测因素,对伴有超重的疾病,BMI/age 是很强的临床危险因子。采用 BMI 值可跟踪 2 岁到成人期整个生命周期的身体变化,因此 BMI 常用于筛查儿童和青少年超重。

2.病因

(1)单纯性肥胖:95%的肥胖儿为单纯性肥胖,这类儿童生长发育较快,智力正常,皮下脂肪分布均匀,之所以产生肥胖,主要是由于能量的摄入大于消耗。

单纯性肥胖主要与以下因素有关:

①婴儿时期的肥胖与过早添加固体食物或能量摄入过多有关,常见于人工喂养儿,其家长一般认为小儿越胖越好。这类肥胖的预防应从婴儿期开始,提倡母乳喂养,生后 4 个月内不添加固体食物;6～8 个月的婴儿已经发生肥胖的应限制奶量,增加蔬菜、水果,关键是控制每天总能量的摄入。

②与家庭及儿童本人的饮食习惯有关。如有的肥胖儿家庭习惯食用油腻及含糖分较高的食物,有的肥胖儿从小养成过量进食、常吃零食和甜食的不良习惯,这类肥胖应从改变饮食习惯着手。

③与儿童活动过少、能量消耗低有关。儿童越胖就越有可能活动不便,从而越不喜欢运动,这类肥胖儿应适当增加运动量。

④与遗传有关。父母均肥胖的,其子女 70%～80%也肥胖;父母均不肥胖的,其子女仅有 10%发生肥胖。

(2)继发性肥胖：大多由器质性疾病引起，如垂体、性腺的病变，长期使用激素，神经系统疾病（如脑炎后遗症肥胖）等。

3.诊断

(1)病史资料

①家族史：询问家庭中三代人肥胖、高血压、动脉粥样硬化、高血脂、2 型糖尿病以及癌症等发生情况。

②生活习惯与行为：家庭成员与儿童进食习惯；参加户外活动与体力活动情况。

③膳食评价：记录 3 天进食量，计算总能量摄入，了解儿童过多能量的食物来源。

(2)体格检查：除常规体格检查外，测定血压。选择汞柱式标准袖带血压计（血压带宽度为上臂的2/3），休息 10 分钟后测右上臂血压，连续 3 次，误差＜4mmHg（1mmHg＝0.133kPa），取第 2、3 次数据的平均值。

(3)实验室检查：建议筛查 2 型糖尿病和糖调节异常，推荐的实验室检查有空腹血糖（或空腹手指末梢血糖，FCBG）、血脂、肝、肾功能、肝脏 B 超。

4.鉴别诊断

主要与遗传和神经内分泌疾病的继发性肥胖鉴别。

(1)皮质醇增多症：又称库欣综合征，有促肾上腺皮质激素（ACTH）依赖性和非依赖性两类。促肾上腺皮质激素依赖性皮质醇增多症为下丘脑/垂体或垂体外的肿瘤组织分泌过量的ACTH 或促肾上腺皮质激素释放激素（CRH），导致双侧肾上腺皮质增生并分泌过量皮质醇。促肾上腺皮质激素非依赖性皮质醇增多症为肾上腺皮质肿瘤或增生，自主分泌过量皮质醇引起。临床上表现为向心性肥胖，常伴高血压、皮肤紫纹。女孩可能会因肾上腺皮质产生过多雄激素（如某些分泌雄激素的肾上腺皮质肿瘤）出现多毛、痤疮和不同程度男性化体征。体检注意腹部有无包块（如肾上腺皮质肿瘤），皮肤有无色素加深（如垂体分泌 ACTH 增多，ACTH 含促黑色素细胞活性的肽段），有无视野缺损（垂体肿瘤压迫视交叉）。如患者肥胖伴多毛痤疮、皮肤色素加深、视力障碍，或腹部有包块等体征应高度怀疑此病。实验室检查血皮质醇水平升高，昼夜节律消失，或虽有变化但基础值较高支持皮质醇增多症，或者测定 24 小时尿皮质醇含量，这是诊断皮质醇增多症最直接和可靠的指标；小剂量地塞米松抑制试验不被抑制提示为皮质醇增多症，被抑制者提示单纯性肥胖或长期应用糖皮质激素者。腹部和垂体 CT 和MRI 可帮助诊断。

(2)肥胖性生殖无能综合征：幼儿及学龄期男孩多见，多数因脑炎、脑外伤或下丘脑肿瘤（如颅咽管瘤）所致。肥胖伴性发育障碍为主要临床表现，可有颅内高压，部分患者伴尿崩症。肥胖常在短期内迅速出现，脂肪分布以乳房、下腹部和阴阜明显，面部和四肢相对较瘦。第二性征发育延迟或不发育，睾丸小或不降，身高增长迟缓，骨龄延迟。实验室检查促性腺激素黄体生成素（LH）、卵泡刺激素（FSH）和性激素（睾酮）水平降低支持本病诊断，头颅 CT、MRI 有助于诊断。

(3)劳-蒙-比综合征：又称性幼稚色素性视网膜炎多指畸形综合征，系罕见的先天性家族性疾病，常染色体隐性遗传病。可能为下丘脑功能先天缺陷所致。临床特征为肥胖、智能低下、性器官发育不全、视网膜色素变性、多指（趾）或并指（趾）畸形，亦可伴其他先天性异常。疑诊儿童应作血浆 LH、FSH 和性激素水平检测以及眼科检查。少数患者可有糖尿病、胰岛素免疫和肾小球功能受损。

（4）多囊卵巢综合征：女性常见的内分泌紊乱性疾病。因下丘脑-垂体-卵巢轴功能紊乱，初潮后月经量少甚至闭经，无排卵，长大的卵泡在卵巢皮质内形成多发性囊肿。临床主要表现为月经少甚至闭经、不孕、多毛、肥胖以及一系列内分泌激素改变如高雄激素、LH 与 FSH 比值升高、胰岛素免疫、高胰岛素血症等。女童肥胖伴月经紊乱应怀疑此病，盆腔 B 超卵巢内出现直径 2～9mm 的卵泡，数量多于 12 个和（或）卵巢容积增大＞10mL 支持诊断。

（5）普拉德-威利综合征（PWS）：是一个复杂的多系统异常的疾病，涉及基因组印迹的显性遗传性疾病。临床主要特征为新生儿期和婴儿期严重肌张力低下及喂养困难；儿童期食欲过盛而明显肥胖、不同程度的智能障碍、行为异常；常伴身材矮小、手足异常（手足小）、特殊外貌如颅盖高、眼小及性腺发育落后。临床高度怀疑普拉德-威利综合征的儿童可以应用甲基化特异性 PCR（MS-PCR）及荧光原位杂交（FISH）技术进行基因分析。

5.干预与预防

（1）超重与肥胖的干预：应将控制超重/肥胖视为慢性病来管理，而不应期待获得"治愈"的效果。干预的基本目标是改变生活方式包括健康饮食（食物指导）、增加每天运动量，减少产热能性食物的摄入和增加机体对热能的消耗。

①常规筛查：常规筛查儿童肥胖很重要，应作为儿科健康工作的一部分。如儿童疑超重 BMI/age≥P85th，有肥胖复杂症；或 BMI/age≥P95th，无论有或无肥胖复杂症都应进行遗传或内分泌检查。

②控制儿童体重：脂肪组织对血管的直接损害作用引起内皮细胞功能障碍，是动脉粥样硬化的早期改变。成年人的动脉粥样硬化在出现临床表现前有一很长的临床前期，在儿童期和青年时期已发生动脉病理改变。因此，控制儿童期体重可改善胰岛素敏感性、脂质水平及血管健康状况。膳食评价的结果可有效帮助儿童恢复平衡膳食，控制儿童体重的增加。7 岁以上儿童超重有高脂血症或高血压应降低体重，或维持体重不增。按平均体重/身高计算能量摄入，采用低热量、低脂肪、低糖、高蛋白的饮食，提供适量的维生素和微量元素，保证儿童生长发育所需营养。

③运动疗法：增加能量消耗，使脂肪细胞释放游离脂肪酸，脂肪细胞体积变小；增强肌肉，使身体强壮。运动疗法主要包括综合有氧运动、力量训练、日常活动的增加。综合有氧运动（3 次/周，50 分钟/次）作为传统的运动疗法，能较好地控制运动强度和运动时间。增加日常活动，如长期低强度体力活动（散步、做家务、上学步行等），或中等强度的体育活动（爬楼梯、游泳、玩球类等），养成经常运动的习惯以维持控制体重的治疗效果。

④行为矫治：需让儿童与家庭认识超重/肥胖影响健康，配合治疗是儿童肥胖干预成功的关键，包括饮食行为和生活行为调整。帮助儿童建立减肥日记可逐步让儿童认识自己行为的问题，如记录所有食物的摄入时间、种类、数量，以及每天的活动时间、活动类型，定期测量体重，学习计算 BMI，进行自我监督。

⑤药物治疗：一般儿童肥胖不建议采用药物控制体重。

（2）超重与肥胖的预防

①促进胎儿的生长发育：预防和控制低出生体重儿童出生后的肥胖对降低 2 型糖尿病等

代谢性疾病的发生有重要意义。

②科学知识宣传:是积极有效的Ⅰ级预防措施。通过各种方式或媒体使人们对肥胖对健康的危害有正确认识,改变不良的生活方式、饮食习惯和不合理的膳食结构等;提高对危险因素易感人群的识别,并及时给予医疗监督和指导,控制肥胖症的进展。

③预防的重点人群:提倡人乳喂养可降低婴幼儿超重发生。中国流行病学研究资料显示4岁后儿童肥胖明显增加,预防的重点为3~6岁儿童。培养良好生活习惯和进食习惯,养成参加各种体力活动和劳动的习惯是关键。

(二)低体重和消瘦

1.低体重与消瘦判断

低体重是指体重低于同龄儿童组体重中位数减2个标准差,或第3百分位以下者。消瘦是指学前儿童的体重比相应年龄组人群按身高的体重均值数低2个标准差以下。低体重可见于正常的与身高发育平行的情况,如家族性矮小;部分有严重宫内营养不良史的儿童,生后体重发育未能追上同龄儿童;消瘦则常见于喂养不当、慢性疾病、神经心理压抑(如虐待)以及有严重畸形所致严重营养不良。

2.病因

(1)营养因素:营养因素是导致低体重和消瘦的主要原因。胎儿期宫内营养不良;出生时低体重而在第一年未能实现追赶生长;婴儿期喂养不当,未能及时添加辅食,不适当地使用断奶食品;或幼儿期进食不足等,造成近期或长期的蛋白质和能量缺乏。

(2)疾病因素:疾病可致使消化吸收功能降低及蛋白质、能量消耗增加,尤其是慢性或反复发生的疾病,如反复呼吸道感染、慢性消化不良、结核病、肠寄生虫病等都会导致体重下降。

(3)体质因素:一些儿童无明显器质性疾病,生长速度正常,除体重较轻、看上去消瘦外,无其他方面异常,大多数小儿活泼好动,能量消耗过多。往往有家族史。

(4)精神因素:如果学前儿童长期精神紧张、压抑,食欲就会受影响。有些儿童进食量并不少,但因缺少母爱或其他适宜的刺激也会造成体重下降。

3.治疗

通过定期健康检查或使用小儿生长发育图进行生长监测,早期发现体重偏离。一旦发现,要积极查找原因,针对性地采取治疗措施,积极治疗原发病。给予科学指导,合理营养,帮助出生低体重儿和早产儿在生后第一年实现追赶生长;在排除器质性疾病后,如为营养因素所致,不论是低体重,还是消瘦,均可通过加强营养,合理喂养,增加能量和蛋白质的供给,或适当补充营养食品来纠正。如为心理因素,应给以儿童极大的关爱,以心理治疗为主;创造一个良好的环境均可使低体重或消瘦的儿童转为正常生长。

四、身高(长)生长的偏离

(一)高身材

1.高身材判断

身高(长)的发育大于同龄儿童组身高(长)中位数加2个标准差,或第97百分位以上者。

2.病因

高身材可见于正常的家族性高身材,体质性或特发性超长,常为家族性,属正常发育变异,为身材超长最多见的原因,以少女为主。还有某些遗传内分泌疾病、综合征所致高身材,如垂体性生长激素分泌过多、真性性早熟、男性化综合征、脑性巨人症、垂体性肢端肥大症、马方综合征等。

3.诊断

(1)病史

①家族史:遗传因素对身材高大与矮小有一定的影响,应特别注意了解家族身高的情况。

②儿童及青春期前后发育情况、营养状况、有无各种慢性疾病史应详细询问。如青春发育期提早出现,可能是青春期提前、性早熟、体质性巨人等,应寻找病因。

(2)体格检查:正常人的生长发育有一定的规律,根据对正常男女各个年龄组的身长、体重的大量测量资料,得出其正常的标准值,作为评定体格是否正常的依据。因此,对每个就诊儿童均应测量:身高、体重;还要测量指距:两臂测平伸时左右指端间的最大距离;测量上部量头顶至耻骨联合上缘的距离×下部量(耻骨联合上缘至足底的距离)及上/下部量比率,作为判断的辅助指标。还应检查第二性征及性腺发育情况,是否与年龄、性别、体格发育相符。外貌是否如类人猿面容、四肢末端肥大、内脏器官是否增大、皮下结缔组织是否增多等常能提示诊断线索。

(3)实验室检查

①血浆生长激素(GH)测定(RIA 法):正常人基础状态(晨空腹起床前 2 岁内平均 0.38nmol/L;2~4 岁为 0.19nmol/L;4~16 岁为 0.047~0.14nmol/L。巨人症及肢端肥大症时 200.94nmol/L;正常睡眠时 GH 出现高峰,垂体瘤生长激素瘤型 GH 瘤时规律消失。

②葡萄糖抑制试验(口服葡萄糖耐量试验):巨人症和肢端肥大症者血糖升高,GH 不被抑制。

③生长介素 C(SMC)测定:GH 瘤垂体瘤生长激素瘤型时明显升高。

④血浆胰岛素样生长因子(IGF-1)测定:GH 瘤垂体瘤生长激素瘤型时 IGF-1 明显升高。

⑤24 小时尿 GH 浓度升高,有助于 GH 瘤垂体瘤生长激素瘤型诊断。

⑥其他检验:甲状腺功能检查;性腺功能的检查(FSH、LH、E、T)肾上腺皮质功能检查及染色体检查等,血钙、磷、血糖检查等。

(4)器械检查:X 线拍片如头颅侧位片观察蝶鞍大小、前后床突有无破坏、下颌骨有无增长、颅骨有无增厚及骨质疏松等、颅内有无占位病变等。X 线骨骼拍片观察骨骺是否融合、骨化中心生长发育情况。

4.高身材的鉴别诊断

(1)巨人症和肢端肥大症:巨人症和肢端肥大症系垂体前叶生长激素细胞腺瘤、增生或腺癌,分泌生长激素(GH)过多,引起软组织、骨骼、内脏的增生肥大及内分泌代谢紊乱性疾病。

巨人症起病于青春期前(骨骺未融合前),一般认为身高超过同种族、同年龄、同性别的平均值 3 个标准差为巨人症。文献报道成年男性身高大于 2.0m,女性大于 1.85m 称巨人症,但也有正常人达到此身高值,为体质性巨人症。巨人症患者早期表现为过度生长发育,全身成比例地发育,躯干、内脏生长过度,肌肉发达、性腺发育早、性欲强烈,基础代谢率增高,血糖偏高或有糖尿病。晚期患者开始衰退,精神不振,肌肉松弛,四肢无力,性腺萎缩,智力迟钝,代谢率减低,心率缓慢。衰退期约历时 4~5 年,一般早年夭折。

肢端肥大症起病于青春期后者骨骺已闭合者。巨人症患者于骨骺闭合后继续受过多的 GH 刺激,也可发展为肢端肥大性巨人症。起病多缓慢,症状亦分早期(形成期)和衰退期:早期(形成期)多种内分泌腺呈功能亢进。最早表现为手足厚大呈进行性,典型面貌为类人猿面貌。由于头脸部软组织增生致头皮、脸皮增粗增厚、多皱纹、唇厚、舌厚而大、言语模糊及音调低沉;头部骨骼增长使脸部增长。下颌增大致牙齿稀疏,眼眶上缘、前额骨、颧骨增大且突出;耳鼻长大。手背足背厚而宽,手指足趾短而粗,形成肢端肥大。全身皮肤增厚、粗糙,毛发增多,色素沉着。男性睾丸增大,性欲旺盛;女性乳房大可伴溢乳,但月经少甚至闭经。患者常有头痛,以前额部及双额侧为主。基础代谢率增高,血脂、血糖增高,血磷增高,血钙及碱性磷酸酶正常。病程较长,多迁延十余年或更长。X 线检查示蝶鞍扩大、指端丛毛状改变、脊柱骨质疏松及畸形等。②衰退期患者多健忘,精神萎靡,皮肤、毛发、肌肉均衰变,垂体腺瘤增大及周围组织受压综合征,周围靶腺功能减退综合征。由于代谢紊乱,免疫力低下,多死于感染、糖尿病并发症、心力衰竭等。本病诊断依据:典型类人猿面貌、肢端肥大等征象;身高男性>2.0m,女性>1.85m;X 线骨骼特征;有关实验室检查支持本病诊断。

(2)体质性巨人症:与垂体性巨人症的身高相比可无明显差别。体质性巨人属正常变异,非病态,可能与遗传有关。身体各部分生长发育匀称,无内分泌功能障碍,无代谢紊乱,无实验室检查异常证据,X 线骨骼片无异常发现。

(3)青春期提前:青春期是儿童发展到成人的过渡期,一般从出现第二性征开始,直到体格发育停止。此若女性在 8 岁前,男性在 9 岁前开始性发育,称为青春期提前。由于青春期提前出现,患儿生长发育达最高速度,身高远远超出同年龄的其他儿童,性发育提早,第二性征提前出现,但发育成熟后最终身高与成人无异。无内分泌功能障碍及代谢紊乱存在。

(4)性功能减退性高大体型:由于性腺激素(雄性激素和雌性激素)不足或缺乏,致骨骺闭合延迟而骨骼过度生长所致。

①下丘脑性性腺功能减退症:下丘脑分泌多种激素(称释放激素),下丘脑部位的任何病变如颅咽管瘤、胶质瘤、炎症等均可致下丘脑促性腺激素释放激素(GnRH)缺乏或不足。如早年发病,除性腺功能减退外,还形成高大体型,同时伴有其他下丘脑功能受损表现,如尿崩症、情绪不稳、睡眠障碍、体温调节障碍、食欲改变、肥胖或消瘦等。如为肿瘤则可有局部压迫症状,如头痛、视野缺损、视力下降等。X 线可发现蝶鞍改变及鞍区占位病变。尿中促性腺激素减少,垂体功能减退的表现。

②垂体促性腺激素缺乏性功能减退症:患者除性腺功能减退外,其他垂体功能正常。男性发育期睾丸不发育,睾丸活检生殖细胞不成熟。尿促性腺激素含量减低。可能与遗传有关。

③性腺病变致性功能减退症:睾丸曲细精管发育不全症,系遗传性疾病,由于性染色体畸变,性染色体检查多呈 47,XXY 或 48,XXXY 组型,也可呈 XXY/XY、XXY/XXXY、XY/XXY 等嵌合体型。临床表现为男性外表、性功能低下、高大体型,可有轻度智力障碍。睾丸小而坚实,睾丸活检见曲细精管玻璃样变和细胞呈腺瘤样增生。尿中促性腺激素含量增高。发病于

早年可产生高大体型。患者睾丸小,易误为隐睾。尿中促性激素增高,尿 17-酮类固醇降低。

性腺功能减退性高大体型间的鉴别诊断:可测定尿中促性腺激素含量,如含量增高反映睾丸病变而下丘脑、垂体正常;如含量减少反映下丘脑、垂体病变,然后再有针对性地选择有关检查,如下丘脑-垂体功能、蝶鞍 X 线拍片、睾丸活检、性染色质或性染色体检查等。

(5)马方综合征:本综合征为先天性结缔组织疾病,多有家族史。临床表现为体格瘦长、手足指(趾)细长呈蜘蛛趾样,胸廓狭长呈鸡胸,常伴有先天性心血管病变,可有高度近视、晶状体脱位等。

(6)高胱氨酸尿症:本病为常染色体隐性遗传性疾病,患者的骨骼、心血管病变及眼部病变类似马方综合征,身材瘦长、四肢细长、韧带松弛,两颧潮红,毛发细而稀疏,智力发育差。尿中胱氨酸含量增高(氰化硝普盐试验)。

(二)矮身材

身材矮小常常与以下因素有关:遗传及体质因素对生长发育的作用;营养缺乏及代谢障碍如缺碘(地方性呆小病)、维生素 D 缺乏(维生素 D 缺乏性佝偻病)、全身慢性疾病等;内分泌功能异常如生长激素(GH)、甲状腺激素、胰岛素及性激素等分泌异常引起的生长发育障碍,神经系统尤其下丘脑功能异常导致生长发育障碍。

1.矮身材判断

身高(长)发育小于同龄儿童组身高(长)中位数减少 2 个标准差,或第 3 百分位以下者。

2.病因

矮身材常见于体质性生长发育延缓或青春期延迟、家族性矮小体型;成年以前患慢性疾病引起严重全身性营养或代谢紊乱时,可致生长发育障碍,如血吸虫病性侏儒症、维生素 D 缺乏性佝偻病、碘缺乏性矮小;内分泌功能障碍如甲状腺激素缺乏或不足、生长激素缺乏症、肾上腺皮质增生症等;骨代谢疾病如软骨发育不良、肾性佝偻病、黏多糖病;染色体病如 Turner 综合征、21-三体综合征等。

3.诊断

(1)病史

①家族史:遗传因素对身材高大与矮小有一定的影响,应特别注意了解。

②妊娠及分娩史:母体在妊娠期间患病史、营养情况、分娩史(早产、难产等)可致婴儿生长发育障碍。

③儿童及青春期前后发育情况、营养状况、有无各种慢性疾病史应详细询问。儿童及青春前患有慢性疾病史如肝病(肝硬化)、结核、先天性或获得性心血管疾病、糖尿病、某些感染性疾病(血吸虫病)等均可影响生长发育。长期营养不良、环境缺碘、维生素 D 缺乏等病史对矮小身材的病因诊断具有重要意义。

(2)体格检查:与高身材的体格检查相同。

(3)实验室检查

①血浆生长激素测定(RIA 法)。

②葡萄糖抑制试验(口服葡萄糖耐量试验)。

③血浆胰岛素样生长因子(IGF-I)测定:青春期 IGF-1 明显低于正常值,支持 Laron 和

Pygmy侏儒症诊断。

④GH激发试验。

⑤人生长激素释放激素(GHRH)试验:静脉注射GHRH 10μg/kg,注射后GH 7nmol/L,排除垂体性侏儒症的诊断。

⑥其他化验:甲状腺功能检查;性腺功能的检查(FSH、LH、E、T)、肾上腺皮质功能检查及染色体检查等。血钙、磷、血糖检查等。

(4)器械检查:与高身材检查相同。

4.矮身材的鉴别诊断

(1)垂体性侏儒症:是指垂体前叶功能减退或对生长激素(GH)不敏感引起的生长发育障碍。起病于婴儿期或儿童期,可单独由于GH缺乏所致。绝大多数为特发性,病因不明(原发性),少数由于垂体及邻近组织的肿瘤、感染、放射线损伤、血管病变所致。

①临床特征:a.躯体生长迟缓,婴儿起病者出生时一般正常,约半数患儿于1~2岁时生长发育开始落后于同年龄正常儿童,另一半于5~6岁时生长发育才明显落后于同年龄正常儿童。指距长,上下部量体型比例同幼儿。面容幼稚,智力正常。b.骨骼发育落后,长骨均短小,身高多数不足130cm。骨化中心发育迟缓,骨龄比实际年龄落后4年以上,骨骺不闭合。c.性器官不发育或第二性征缺乏。d.智力与年龄相称。因鞍区肿瘤所致者可有局部受压或颅压高压症状。

②鉴别诊断依据:a.病史特征。b.测量身高、体重、指间距、上部量、下部量及上下部量比率等。c.X线检查观察腕骨、肘关节、长骨骨端,观察骨化中心及骨髓融合情况,计算骨龄较实足年龄延迟情况;观察蝶鞍及邻近组织的变化对病因诊断有帮助。d.头颅CT、MRI在必要时应用。e.实验室检查支持本病诊断,如血清GH放免测定,正常人在1~5ng/mL,本病时降低。必要时做激发试验,如胰岛素低血糖试验、精氨酸刺激试验、L-多巴(L-Dopa)试验,生长介素测定正常值0.5~2.0ng/mL,垂体性侏儒者低于此值。f.排除呆小症及其他情况所致矮小体型。染色体检查等有助鉴别诊断。

(2)体质性生长发育延缓或青春期延迟:此种情况常有家族史,男性多见。骨骼发育及性腺发育比正常儿童推迟约4年,青春期较同龄儿童晚,于青春期后骨骼及性腺迅速发育而达正常人标准。本病无内分泌腺功能障碍,GH正常,亦无全身慢性疾病的证据。

(3)原基性侏儒症:原基性侏儒症病因不明。从胚胎开始发育迟缓,出生时体格小,生长缓慢,身体各部比例适当。智力和外貌与年龄相符。青春期性腺发育正常,有生育能力。GH及垂体其他激素正常,甲状腺及肾上腺皮质功能正常。少数患者伴有各种先天畸形、智力发育障碍、类早老症等。

(4)早老症:本症很少见。出生时正常,2岁以内生长发育较缓,2岁以后生长发育显著减慢甚至停止,3岁左右呈现瘦弱老人外貌。可有全身性动脉粥样硬化,血脂可能升高,可有高血压。智力一般正常,骨骼比例及骨龄正常。病因不明或与遗传有关。

(5)甲状腺功能减退:甲状腺功能减退发生于胎儿或新生儿时期称呆小症,发生于儿童期称幼年黏液性水肿。如未能及早给予充分的治疗,两者均可导致生长发育障碍和身材矮小。

呆小症一般于出生表现反应迟钝,嗜睡、喂奶困难、腹胀、便秘、脐疝、哭声嘶哑等,随年龄增长出现下列特异表现：①体格异常，身材矮小，四肢粗短，上部量大于下部量；②呆小症面容，头大、鼻梁下陷、鼻扁而宽、两眼距宽、眼裂小呈水平状、颜面及眼睑虚肿、面色灰白、唇厚、舌大且常伸出口外、流涎等；③智力低下，表情呆滞、反应迟钝、语言缓慢且声音低沉，可伴有聋哑；④皮肤干冷、粗糙，肤色蜡黄，毛发稀少无光，可有黏液性水肿；⑤骨骼发育迟缓、出牙迟、囟门闭合延迟、骨龄延迟；⑥甲状腺肿大或者萎缩等。

鉴别诊断依据：①地方性者有流行病史。②有典型体型及呆小症面容。③甲状腺功能检查有助于病因诊断：地方性者多正常甚或增高；甲状腺自身病变及甲状腺发育障碍、抗甲状腺药物所致者、甲状腺摄碘障碍所致者吸收率降低。④骨骼 X 线片示骨龄显著落后于实际年龄。

幼年黏液性水肿一般无呆小症的典型面容，有代谢低下表现如怕冷、少汗、皮肤干粗、轻度黏液性水肿、体温低、心率慢等体征，智力发育可有不同程度的障碍。骨骼发育延迟，体型矮小，但程度不一。实验室检查支持甲状腺功能减退诊断。

（6）骨骼疾病所致矮小体型

①软骨发育不全：先天性疾病，常有家族史，病因未明。主要为软骨骨化不全或缺乏，但骨膜骨化正常或增加，致四肢长骨不能向长生长，只能向横宽生长，使四肢短而粗，呈侏儒体型，骨端显著膨大，腰椎前凸，臀后凸，串珠肋且肋下缘外翻。可有呆小症面容，皮肤粗厚有皱纹。智力正常，性功能正常。骨骼 X 线检查可见长骨短粗、骨端膨大、骨膜有明显条索、下肢短而弯曲呈弓形等特征。

②先天性成骨不全症：主要是骨质发育不良，骨皮质薄、海绵质疏松，骨骼脆弱易骨折及肢体畸形。骨骼发育延缓，青春期后呈矮小体型。有先天性耳聋，巩膜薄呈蓝色。诊断主要参考 X 线检查，有骨质疏松、皮质薄、多发性骨折、骨痂及畸形等。

③大骨节病：一种慢性地方病，好发于儿童及青少年。主要病变为管状骨骨骺过早骨化，骨质发育障碍及关节软骨破坏。幼年发病者由于全身骨骼发育过早停止而形成矮小体型。手指关节对称性肿大、屈曲，晚期为短指畸形，关节增粗。双膝关节肿大、畸形呈 O 形腿或 X 形腿。鉴别诊断依据：a.患者来自地方病区。b.慢性对称性关节增粗、畸形，短指畸形伴身材矮小。c.X 线检查早期掌指骨的骨骺线凹凸不平呈波浪状或锯齿状；晚期关节腔变窄、关节面不整齐及关节畸形。

④佝偻病性矮小体型：

a.维生素 D 缺乏性佝偻病：由于维生素 D 缺乏致钙、磷代谢失常，骨骼生长发育障碍。多见于婴幼儿，如疾病延续至青春期后可导致矮小体型。临床特点有颅骨软化、方颅畸形、囟门大且关闭延迟，出牙晚，串珠肋、鸡胸或漏斗胸，四肢骨骺端增大，下肢畸形，脊柱后弯或侧弯，骨盆变形等。血钙正常或稍低，血磷低于正常，血碱性磷酸酶增高，血钙磷乘积降低。活动期长骨骨骺端增宽，钙化带消失呈毛刷样、杯口状，骨骺软骨增宽。长骨骨干脱钙，骨质疏松，密度减低，可有骨干弯曲。

b.肾性佝偻病：各种慢性肾脏病（肾炎、肾盂肾炎、多囊肾等）致肾衰竭时产生高血磷低血钙，致肾性佝偻病，如起病于儿童期可引起生长发育障碍致矮小体型。慢性肾小管功能障碍，如假性甲状旁腺功能减退症。为先天性疾病，肾小管细胞对甲状旁腺激素无反应，使尿磷排量减少致高血磷低血钙。多见于 10 岁以下儿童。患儿矮小、圆脸、掌骨及指骨短,软骨发育障碍,皮下钙化,发作性搐搦及精神异常等。血磷高、血钙低、碱性磷酸酶正常。血浆甲状旁腺素增高。对甲状旁腺激素治疗无反应。

(7)性早熟:性早熟一般指女童 8 岁以前、男童 9 岁以前开始性发育者。由于性激素的作用,病初患儿体格发育常超过同龄儿童,但由于骨骺闭合较早,成年后呈矮小体型。

(8)Turner 综合征、Noonan 综合征:Turner 综合征又称性腺发育不全综合征,由于卵巢不发育或发育不全所致。患者外表女性,身材矮小,有颈蹼、肘外翻、原发性无月经、第二性征不发育。面貌可较呆板,智力可低下,部分有内脏畸形。青春期后尿中促性腺激素排量增多。染色体核型为 45,XO。口腔或阴道上皮细胞性染色质检查阴性对本病诊断有助。Noonan 综合征又称假性 Turner 综合征,外形与 Turner 综合征相似,但染色体核型正常,尿中促性腺激素不增多。

(9)全身性营养或代谢紊乱所致矮小:儿童于青春期前患慢性疾病并引起全身性严重的营养及代谢紊乱时,可致生长发育障碍。儿童常见的各种慢性感染性疾病如结核病、血吸虫病、先天性或获得性心血管病,慢性肝病/慢性肾病、糖尿病等均可致矮小体型。

5.身高(长)偏离的治疗

影响孩子身高的因素主要有遗传基因、生活方式和疾病。遗传基因现在还没有办法改变,但科学健康的生活方式则有利于生长发育。一方面要培养合理的饮食习惯,注意营养,饮食均衡;另一方面多参加体育锻炼,进行合理的家务劳动,增加活动量。如果儿童身高(长)偏离,过于高大或矮小且超出遗传的正常范围,家长应尽快带孩子到医院查明原因,得到确切的诊断,根据引起生长障碍的病因不同,有针对性地进行治疗。尤其是对身材矮小的治疗,治疗原则如下:由于营养不良所致者,应先治疗原发疾病,并合理地喂养。促进食欲,改善饮食。各系统的全身性疾病引起的生长障碍,应治疗原发病。家族性身材矮小和低出生体重儿所致的身材矮小,一般不需要治疗,但应做好解释青春期延迟者进行观察等待骨龄 12 岁以后做绒毛膜促性腺激素刺激试验,以促进青春期的发育。给绒毛膜促性腺激素 1500LT,肌内注射,每周 1 次,共 3 次。如能刺激睾丸分泌睾酮增加,可能促进青春期的发育。精神因素引起的生长落后,应改变生活环境,离开原来的生活环境如去幼儿园、学校或其他去处,使能得到精神上的安慰和生活上的照顾。诊断骨或软骨发育不全或黏多糖病时,目前尚无治疗方法,做好解释工作。用生长激素治疗软骨发育不良近期取得一定效果,但对最终身高的影响有待于进一步观察。甲状腺功能减退时用左旋甲状腺素钠治疗。生长激素缺乏的治疗参见生长激素缺乏症。Turner 综合征、胎儿生长受限等可早期用生长激素治疗,Turner 综合征还可加用蛋白合成制剂、雌激素及雌孕激素周期治疗。

五、神经心理发育

在儿童成长过程中,神经心理的正常发育与体格生长具有同等重要的意义。神经心理发育包括感知、运动、语言、情感、思维、判断和意志性格等方面,以神经系统的发育和成熟为物质基础。与体格生长一样,神经心理发育的异常可能是某些系统疾病的早期表现,因此了解儿童心理发育规律对疾病的早期诊断有很大帮助。

1.神经系统的发育

在胎儿期,神经系统的发育领先于其他各系统,新生儿脑重已达到成人脑重的25%左右,此时神经细胞数目已与成人接近,但其树突与轴突少而短。出生后脑重的增加主要是神经细胞体积的增大和树突的增多、加长,以及神经髓鞘的形成和发育。神经髓鞘的形成和发育约在4岁完成,在此之前,尤其在婴儿期,各种刺激引起的神经冲动传导速度缓慢,且易于泛化,不易形成兴奋灶,易疲劳而进入睡眠状态。

脊髓的发育在出生时相对较成熟,其发育与运动功能进展平行,随年龄而增重、加长。脊髓下端在胎儿时位于第二腰椎下缘,4岁时上移至第一腰椎,做腰椎穿刺时应注意。

2.感知觉的发育

感知是通过各种感觉器官从环境中选择性地获取信息的能力。感知的发育对儿童运动、语言、社会适应能力的发育起着重要的促进作用。

(1)视感知发育:新生儿已有视觉感应功能,瞳孔有对光反射,在安静清醒状态下可短暂注视物体,但只能看清15～20cm内的事物。第2个月起可协调地注视物体,开始有头眼协调;3～4个月时喜看自己的手,头眼协调较好;6～7个月时目光可随上下移动的物体垂直方向转动;8～9个月时开始出现视深度感觉,能看到小物体;18个月时已能区别各种形状;2岁时可区别垂直线与横线;5岁时已可区别各种颜色;6岁时视深度已充分发育。

(2)听感知发育:出生时鼓室无空气,听力差;生后3～7天听觉已相当良好;3～4个月时头可转向声源,听到悦耳声时会微笑;7～9个月时能确定声源,区别语言的意义;13～16个月时可寻找不同响度的声源,听懂自己的名字;4岁时听觉发育已经完善。听感知发育和儿童的语言发育直接相关,听力障碍如果不能在语言的发育关键期内或之前得到确诊和干预,则可因聋致哑。

(3)味觉和嗅觉发育:出生时味觉发育已很完善。新生儿对不同味道如甜、酸、苦、咸等可产生不同的面部表情;4～5个月的婴儿对食物味道的轻微改变已很敏感,故应适时添加各类转乳期食物。

(4)皮肤感觉的发育:皮肤感觉包括触觉、痛觉、温度觉及深感觉等。触觉是引起某些反射的基础。新生儿眼、口周、手掌等部位的触觉已很灵敏,而前臂、大腿、躯干的触觉则较迟钝。新生儿已有痛觉,但较迟钝,第2个月起才逐渐改善。

3.运动的发育

运动发育可分为大运动和精细运动两大类。大运动是神经对大肌肉群的控制,如抬头、坐、爬、站、走、跑、跳等;精细运动是相对于大运动而言较小的动作,如抓握物品、涂画等。

(1)平衡与大运动

①抬头:新生儿仰卧时能抬头1～2秒;3个月时抬头较稳;4个月时抬头很稳。

②翻身:出现翻身动作的先决条件是不对称颈紧张反射的消失。婴儿大约7个月时能有意识从仰卧位翻至俯卧位,然后从俯卧位翻至仰卧位。

③坐:6个月时能双手向前撑住独坐;8个月时能坐稳。

④爬:应从3～4个月时开始训练,8～9个月可用双上肢向前爬。

⑤站、走、跳:11个月时可独自站立片刻;15个月可独自走稳;24个月时可双足并跳;30个

月时会独足跳。

（2）精细运动：3～4个月握持反射消失之后手指可以活动；6～7个月时出现换手与捏、敲等探索性动作；9～10个月时可用拇、示指拾物，喜撕纸；12～15个月时学会用勺子，乱涂画；18个月时能叠2～3块方积木；2岁时可叠6～7块方积木，会翻书。

4.语言的发育

语言的发育与大脑、咽喉部肌肉的正常发育及听觉的完善有关。要经过发音、理解和表达3个阶段。新生儿已会哭叫，3～4个月咿呀发音；6～7个月时能听懂自己的名字；12个月时能说简单的单词，如"再见"、"没了"；18个月时能用15～20个字，指认并说出家庭成员的称谓；24个月时能指出简单的人、物名和图片，而到3岁时能指认许多物品名，并说出由2～3个字组成的短句；4岁时能讲述简单的故事情节。

5.心理活动的发展

（1）早期的社会行为：2～3个月时小儿以笑、停止啼哭等行为，以眼神和发音表示认识父母；3～4个月的婴儿开始出现社会反应性的大笑；7～8个月的小儿可表现出认生、对发声玩具感兴趣等；9～12个月是认生的高峰；12～13个月小儿喜欢玩变戏法和躲猫猫游戏；18个月时逐渐有自我控制能力，成人在附近时可独自玩耍很久；2岁时不再认生，易与父母分开；3岁后可与小朋友做游戏。

（2）注意的发展：婴儿期以无意注意为主，随着年龄的增长逐渐出现有意注意，5～6岁后儿童能较好控制自己的注意力。

（3）记忆的发展：记忆是将所学得的信息存储和读出的神经活动过程，可分为感觉、短暂记忆和长久记忆3个不同的系统。长久记忆分为再认和重现，再认是以前感知的事物在眼前重现时能被认识；重现是以前感知的事物虽不在眼前出现，但可在脑中重现。1岁以内婴儿只有再认而无重现，随着年龄的增加和理解，语言思维能力加强，逻辑记忆也逐渐发展。

（4）思维的发展：1岁以后的儿童开始产生思维，在3岁以前只有最初级的形象思维；3岁以后开始有初步抽象思维；6～11岁以后儿童逐渐学会综合分析、分类比较等抽象思维方式，具有进一步独立思考的能力。

（5）想象的发展：新生儿无想象力；1～2岁儿童仅有想象的萌芽；学龄前期儿童仍以无意想象及再造想象为主；有意想象和创造性想象到学龄期才迅速发展。

（6）情绪、情感的发展：新生儿因生后不易适应宫外环境，较多处于消极情绪中，表现不安、啼哭，而哺乳、抱、摇、抚摸等动作则可使其情绪愉快。婴幼儿情绪表现的特点是时间短暂、反应强烈、容易变化、外显而真实的。随着年龄的增长，儿童对不愉快因素的耐受性逐渐增加，能够有意识地控制自己，使情绪逐渐趋于稳定。

（7）个性和性格的发展：婴儿期由于一切生理需要均要依赖成人，需逐渐建立对亲人的依赖性和信任感。幼儿时期已能独立行走，说出自己的需要，故有一定的自主感，但又未脱离对亲人的依赖，常出现违拗言行与依赖行为互相交替的现象。学龄前期小儿生活基本能自理，主动性增强，但主动行为失败时易出现失望和内疚。学龄期开始正规学习生活后，开始重视自己勤奋学习的成就，社交增多，心理适应能力增强，但容易波动，在情感问题、伙伴问题、职业选择、道德评价和人生观等问题上处理不当时易发生性格变化。性格一旦形成即相对稳定。

第二节　各年龄期儿童特点与保健

一、胎儿保健

1.胎儿期特点

(1)致畸敏感期:胚胎儿早期(3~8周)胚胎细胞高度快速分化,是胎儿器官形成的阶段。此前易受环境不良因素的干扰影响发生缺陷与畸形,称为致畸敏感期。

(2)生长发育迅速:胎儿期各组织、器官迅速生长,功能逐渐成熟。

2.胎儿期保健

胎儿的发育与孕母的健康,营养状况、疾病、生活环境和情绪等密切相关,故胎儿期保健亦是孕母的保健。此期保健的重点为预防胎儿生长受限、宫内感染、畸形、脑发育不全、窒息等。

(1)预防遗传性疾病与先天畸形:婚前遗传咨询,禁止近亲结婚;对确诊或疑有遗传性疾病患儿的家庭,或连续发生不明原因疾病患儿的家庭,或有与遗传有关先天畸形、智能低下患儿的家庭是遗传咨询的重点。

(2)预防感染:弓形虫、风疹病毒、巨细胞病毒、单纯疱疹病毒、细小病毒等是引起宫内感染的常见病原体,直接损害胎儿细胞,破坏免疫活性细胞,受感染的细胞分化受到抑制,导致畸形。孕母应尽可能避免各类感染,特别是受孕的前3个月(即孕早期)。

(3)避免接触放射性物质:孕母应尽可能避免接触各类放射性物质,特别是在妊娠早期不可接触。

(4)避免化学毒物:烟、酒、毒品、重金属以及有机磷农药等化学毒物均可损害胎儿发育。

(5)慎用药物:药物对胚胎、胎儿的影响程度与用药的孕周、药物种类及时间长短均有关。受精卵在着床阶段对药物很敏感,轻微的损害可导致胚胎死亡,在器官形成期的胚胎可能因此而发生畸形。母亲妊娠3个月后除性激素类药物外,一般药物致畸机会减少,但可影响胎儿的生长及器官功能。

(6)治疗孕母慢性疾病:患有心肾疾病、糖尿病、甲状腺功能亢进、结核病等慢性疾病的孕母应在医生指导下进行治疗,对高危产妇定期产前检查,必要时终止妊娠。

(7)保证充足营养:孕母营养应尽量膳食平衡,妊娠后3个月的营养对保证胎儿生长和贮存产后泌乳所需能量非常重要,孕母每日需要补充维生素。

(8)孕母良好的生活环境:保持愉悦心情,注意适当休息,降低妊娠合并症,预防流产、早产和异常产的发生。

(9)预防产时感染:对早产儿、低体重儿、宫内感染等高危儿应给予特殊监护,及时处理围产期疾病。

(10)预防胎儿溶血:孕妇与丈夫ABO血型或Rh血型不合时,应及时做有关实验筛查。

二、新生儿保健

1.新生儿期特点

(1)体温调节:体温调节中枢发育不成熟,需要适宜的环境温度;皮下脂肪薄、体表面积相对较大,容易散热;主要由棕色脂肪产热。

(2)消化系统:消化道解剖与功能发育不成熟,适宜纯乳汁喂养的营养。

(3)泌尿系统:肾脏功能发育不成熟,高蛋白质、高矿物质的牛乳对肾脏功能有潜在的损害。

(4)免疫系统:细胞免疫功能已较成熟;体内有母亲通过胎盘给予的抗体;非特异和特异性免疫功能发育不成熟,肠道分泌的IGA较低。

2.新生儿期保健

新生儿特别是出生后第一周内新生儿发病率和死亡率极高。故新生儿保健重点是预防出生时的缺氧、窒息、低体温、寒冷损害综合征和感染。

(1)出生时护理:维持产房25~28℃。胎儿娩出后迅速清理口腔内黏液,保证呼吸道通畅;及时点眼药,防治分娩时的感染性眼病;严格消毒、结扎脐带;记录出生时评分、体温、呼吸、心率、体重与身长。

(2)新生儿居家保健

①环境温度:新生儿居家的温度与湿度应随气候温度变化而调节,有条件的家庭在冬季应使室内温度保持在20~22℃左右,湿度以55%为宜。

②喂养:尽早吸吮母乳,指导母亲正确的哺乳方法,母乳确实不足或无法进行母乳喂养的婴儿,指导母亲选用配方奶喂养。

③皮肤护理:新生儿皮肤娇嫩,应每日洗澡保持皮肤清洁,特别注意保持脐带残端清洁和干燥;选择合适的衣服、尿布或纸尿裤。

④促进感知觉、运动发育:父母应多与新生儿眼与眼交流、皮肤与皮肤接触,让新生儿多看鲜艳的玩具、听优美音乐。衣服宽松,四肢活动自由,双手外露触摸物体。

⑤预防感染:新生儿居室保持空气新鲜;避免交叉感染;新生儿的用具每日煮沸消毒;对于乙肝表面抗原阳性、乙肝e抗原阳性的母亲的婴儿,出生后接种乙肝疫苗。

(3)慎用药物:新生儿肝功能不成熟,某些药物体内代谢率低,在体内蓄积发生不良反应。哺乳期母亲用药应考虑乳汁中药物对新生儿的作用。

(4)新生儿疾病筛查:出生后筛查,尽早诊治,减少发育中的后遗症。①新生儿听力筛查:目的是尽可能早地发现有先天性听力障碍的新生儿,使其在语言发育的关键年龄之前就能得到适当的干预和治疗,使语言发育不受损害或减轻损害。②遗传代谢、内分泌疾病筛查。③先天性髋关节发育不良:漏诊、误诊会严重影响儿童骨骼的发育。④滥用药物:母亲妊娠期或哺乳期滥用药物对新生儿产生毒性作用。怀疑母亲有滥用药物史时,应做新生儿尿液筛查。⑤溶血:母亲Rh阴性或O型血型时,新生儿应做相应的溶血实验筛查。⑥成熟度评估:通过新生儿皮肤、毛发、指甲、外生殖器、非条件反射、肌张力评价新生儿的成熟度,同时可帮助筛查上述神经系统疾病。

（5）新生儿家庭访视：社区妇幼保健人员于新生儿出生28天内家访2次，高危儿应家访3次。家访的目的是早期发现问题，包括病理性黄疸、感染、神经系统损伤、先天畸形、腹部肿块等，及时指导处理，以降低新生儿的发病率和死亡率。

家访内容包括：询问新生儿出生情况，生后生活状态，预防接种情况，喂养与护理情况；观察新生儿一般情况，重点注意有无产伤、黄疸、畸形、皮肤与脐部感染，居住环境；全身体格检查包括头颅、前囟、心肺腹、四肢、外生殖器；头围、体重测量；视、听觉筛查；指导喂养与护理，记录访视结果。

三、婴儿保健

1.婴儿期特点

（1）体格生长是生后体重增长最快的时期，即第一个生长高峰。

（2）消化道功能发育不成熟，生长速度快，需要营养素丰富的食物。

（3）是感知觉和行为发育最快的时期，视觉、情感、语言发育的关键期。

（4）免疫功能：6月龄后婴儿从母亲获得的被动免疫抗体逐渐消失，主动免疫功能尚未成熟。

2.婴儿保健

促进儿童早期发展是婴儿期保健的重点，包括婴儿的营养、卫生保健、情感关爱、生活技能培养及智力开发。家庭是婴儿期保健和早期发展的主体，父母育儿水平与父母接受科学知识的态度和能力密切相关。

（1）高能量、高蛋白的乳类：婴儿期营养状况以及儿童期生长发育的情况均与成年后的健康状况密切相关。母乳是胎儿过渡到独立摄取营养的婴儿最好天然食品，应该积极提倡纯母乳喂养，逐渐适时添加辅食；部分母乳喂养或人工喂养婴儿则应正确选择配方奶；4～6月龄的婴儿应开始引入其他食物，为婴儿后期接受成人食物做准备。

（2）定期进行健康体检：婴儿年龄越小，生长发育越迅速。定期进行健康检查可早期发现问题，早期干预。如果生长偏离时间长，错过了生长发育最快期，纠正会较困难。

（3）促进情感、感知觉、语言、运动发育：婴儿正常的、愉快的情感需要父母的关爱与积极参与，将婴儿交给其他人抚养是一种忽视婴儿的行为。父母或抚养人及时满足婴儿需要，使婴儿感觉安全，对成人产生信赖；反之产生焦虑不安和恐惧。经常用带有声、光、色的玩具刺激婴儿对外界的反应，促进婴儿感知发育。

（4）生活技能培训：开始培养婴儿独立睡眠习惯、进食技能和如厕训练是早期教育的重要基本内容。

（5）口腔保健：注意婴儿用奶瓶的正确姿势，避免将乳头抵压上颌，影响颌骨发育；婴儿乳牙萌出后不宜含乳头入睡，以免发生"奶瓶龋齿"。

（6）预防感染：提倡母乳喂养，按计划免疫程序完成基础疫苗接种；良好的卫生习惯可降低感染的发生。

(7)疾病筛查:定期健康检查中注意筛查常见疾病,如缺铁性贫血、食物过敏、中耳炎、先天性髋关节发育不良、发育异常。

四、幼儿保健

1.幼儿期特点

(1)是神经心理发育、运动与语言基本能力的发育期,幼儿能主动观察、认知、进行社交活动;出现第一个违拗期。

(2)体格生长速度较婴儿期缓慢。

(3)消化道、肾功能发育逐渐成熟。

2.幼儿保健

幼儿心理活动,尤其自我意识的发展,对周围环境产生好奇心、喜欢模仿,但易被成人过分呵护而抑制其独立能力的发展。幼儿期个性的发展是学龄期儿童自信、勤奋或依赖、退缩心理状态的基础。

(1)促进语言发育与大运动能力发展:重视与幼儿的语言交流,幼儿通过游戏、讲故事、唱歌等学习语言;选择促进小肌肉动作协调发育的玩具、形象玩具,发展幼儿的想象、思维能力。

(2)培养自我生活能力:安排规律生活,培养幼儿独立生活能力和养成良好的生活习惯,为适应幼儿园生活做准备。幼儿注意力持续时间短,安排学习活动不宜过长。

(3)定期健康检查:每3～6个月应进行体格检查一次,预防营养不良、超重/肥胖等营养性疾病;教育家属认识保存儿童生长资料的重要性,配合医生,继续用生长曲线监测儿童身高生长速度。

(4)疾病、事故预防:异物吸入引起窒息;监护人不宜让幼儿独自外出,或单独留在家中;注意避免幼儿生活环境与设施中不安全因素。

(5)合理营养:供给丰富的营养素,食物种类、质地接近成人,每日5～6餐。乳类供应仍不应低于总能量的三分之一。

(6)口腔保健:家属用小牙刷帮助幼儿刷牙,每晚一次,预防龋齿;1岁后应断离奶瓶。

(7)疾病筛查:定期筛查常见疾病,如缺铁性贫血、视力异常、泌尿系感染和寄生虫感染等疾病。

五、学龄期儿童保健

1.学龄前期儿童特点

(1)心理、行为发育期:儿童脑发育接近成人,动作发育协调,语言、思维、想象力成熟,是个性形成的关键时期。

(2)体格生长速度较平稳,主要受遗传、内分泌因素的影响。

2.学龄前儿童保健

学龄前儿童智力发展快,独立活动范围扩大。良好的学习兴趣、习惯与学龄期的在校学习状况有关,此期应注意从日常生活活动中培养儿童的各种能力。

（1）入学前期教育：包括培养学习习惯,注意发展儿童想象力与思维能力,通过游戏、体育活动增强体质,在游戏中学习遵守规律和人际交往。

（2）保证充足营养：膳食结构接近成人,与成人共进主餐,每日 4～5 餐适合学龄前儿童生长需要和消化道的发育水平;每日摄入优质蛋白占总蛋白的二分之一,其中乳类供能占总能量的三分之一。

（3）预防感染：儿童特别注意预防传染性疾病;预防儿童外伤、溺水、误服药物、食物中毒、触电等伤害。

（4）合理安排生活：不仅可保证儿童身体健康,还可以培养儿童集体主义精神、控制情绪和遵守规律的能力。

（5）体格检查：每年 1～2 次,记录结果,重点了解身高增长生长速度。教育儿童正确坐、走姿势,预防脊柱畸形。

（6）视力、口腔保健：每年接受一次全面的视力筛查和眼检查,培养良好的用眼习惯;每 6 个月或每年检查口腔一次,纠正不良口腔习惯。

（7）疾病筛查及健康检查：注意筛查缺铁性贫血、泌尿系感染、肾脏疾病、寄生虫感染以及发育行为异常等。

六、青春期保健

（一）青春期特点

青春期是儿童到成人的过渡期。女童从 9～12 岁开始到 17～18 岁,男童从11～13 岁开始到18～21 岁。此期特点为:①体格发育出现第二个生长高峰,除身高、体重迅速增长外,青春期儿童身体各方面都经历着巨大变化,如形态上的充实、健美,机体功能的完善和生殖系统的日趋成熟等,使机体代谢旺盛,激素分泌增加。②性功能发育,知识增加,而心理和社会适应能力发展相对滞后,形成青春期复杂的心理卫生问题,使青春期青少年常常产生感情困惑和心理冲突。青春期青少年的行为和生理使青少年有发生性传播疾病的危险因素。

（二）青春期保健措施

1.充足的营养和合理平衡膳食

自青春期开始,生长进入第二个高峰。因此,青少年在青春期对各种营养素的需要增加,为成人时期乃至一生的健康奠定良好基础。根据青春期生长发育的特点及营养需求,应强调:①养成健康的饮食习惯:一般为每日三餐,两餐间隔 4～6 小时。三餐比例要适宜,早餐提供的能量占全天总能量的 25%～30%,午餐应占 30%～40%,晚餐应占 35%～40%。青春期膳食中蛋白质、脂肪、碳水化合物比值以 1.1：1.5：5 为宜,尤其养成早餐进餐习惯,多吃蔬菜少吃盐,少吃动物脂肪和糖类食品。②按需进食,切忌暴饮暴食;一般认为男、女童的能量供给量应分别为每日 2500～2250kcal(10464.6～9418.2kJ)和 2000～1800kcal(8371.7～7534.5kJ)。鸡蛋、豆奶、瘦肉、大豆制品等优质蛋白质所含的必需氨基酸量较高,比值更接近人体,能更好地被吸收、利用。因此,在青春期儿童每日所供给的蛋白质中,此类蛋白质应占 1/3～1/2。③提供富含铁和维生素 C 的食物:青少年应注意饮食多样化,注意调换膳食品种,经常吃富含铁的食物,如动物血、肝、瘦肉、蛋黄、黑木耳、大豆等。另外,每天的膳食中均应含有新鲜的蔬菜、水果。④由于骨骼迅速发育,机体对钙、磷的需要量增加,钙需要可高达 1200～1000mg/d,青少年应每日摄入一定量的奶类和大豆食品,以补充钙的需要。⑤锌是很多金属酶的组成成分和酶的激活剂,参与 RNA 和 DNA 的转录以及蛋白质的合成过程;锌与性腺发育、运动功能有密切关系。青春期锌 RNI 为:男童10～12.5mg/d,女童7.5～9mg/d;应多食用含锌丰富的食品,如贝壳类海产品、红色肉类和动物内脏,以利于机体的发育成熟。⑥碘是甲状腺素的重要成分,为青春期旺盛的代谢所必需,对生长发育有较大影响。青春期应适量食用含碘丰富的食品,如海带、紫菜、海鱼等,同时也应避免食用过多引起甲状腺功能亢进。

2.预防常见青春期营养和性发育问题

(1)青春期超重或肥胖:当摄入的能量超过消耗量时,多余能量就会在体内转变为脂肪,导致超重或肥胖。对青春期肥胖的预防首先应培养良好的饮食和生活习惯。加强体育锻炼,最好每天进行至少 60 分钟的运动,也可通过每天 2 次、每次 30 分钟的中等强度的锻炼积累;闲暇时间应限制静态活动,如看电视、玩电子游戏、上网等;鼓励参与家务劳动。但也有些青少年为追求体型的完美盲目进行节食减重,尤其是青春期女童,甚至采用催吐、吃泻药等极端做法减重,最终导致神经性厌食症,发生营养不良,严重者导致死亡。因此,青春期保健应指导青少年的平衡膳食、体育活动,指导青少年对自己的体重有正确的认识和控制,预防青春期超重或肥胖、神经性厌食症、营养不良等疾病。

(2)营养性缺铁性贫血:青少年由于生长迅速、血容量增加,对铁的需要量明显增加,铁RNI 为:男童15～12mg/d,女童 18～20mg/d。青春期女童月经来潮后失血,更易发生贫血。即使轻度的缺铁性贫血也会对青少年的生长发育和健康造成不良影响,造成青少年体力、身体免疫力以及学习能力的下降。为预防贫血的发生,饮食应注意多样化,经常吃含铁丰富的动物类食品和富含维生素 C 的食物,如瘦肉、鱼、动物血和动物肝等。诊断为缺铁性贫血的青少年,应在医生指导下及时服用铁剂。

(3)月经问题:女性青春期的重要发育特点之一是月经初潮,但这并不意味着发育的成熟。由于初潮时卵巢功能尚不稳定、不成熟,故月经周期也并非都规律,可出现无排卵性功能失调性子宫出血、闭经等现象,需至专科就诊。

(4)遗精:遗精是男性青春期后的正常现象,通常在晚上睡眠时发生。发生的间隔时间个体差异很大,一般为每月 1～2 次,偶尔每周 1～2 次,只要不过于频繁,并且对身体和精神没有明显的不良影响,则都属正常现象。但过于频繁,2～3 日 1 次,甚至一夜数次,更甚者白天清醒时也发生遗精,影响生活和学习,则应引起重视。应加强对青少年的青春期性心理卫生教育,遗精严重者需至专科就诊并查找原因。

(5)手淫:是指用手或其他器具抚摸自己的性器官,以获取性快感的性行为。手淫是一种自慰行为,是青少年最初的性体验。手淫属个人隐私,并不对他人和社会构成威胁,也不应视为"不道德"或罪恶、耻辱行为,从而使青少年陷入不安和恐惧之中。应正确引导和教育,引导青少年参加各项体育活动,将注意力转移至规律、健康的学习生活中。过度手淫可致精神疲惫、注意力不集中、失眠等不良后果。若手淫时将异物放入尿道或阴道内,则会引起组织损伤和感染。

(6)青春期妊娠和避孕:由于缺乏避孕知识,过早的性关系可导致少女妊娠。过早的妊娠对正处在生长发育阶段的少女是一个沉重负担,同时还可能因巨大的心理压力而采用不安全的人工流产,影响健康甚至危及生命。因此,向青少年进行有关如何正确对待性行为和关于婚前性关系危害的教育的同时,有必要向他们讲解有关生育的知识和避孕的方法。

(7)性传播疾病:青少年因性器官的发育成熟易出现性冲动,对性有好奇心,但心理的不成熟常无法控制自身行为,发生物质滥用及不洁性行为,造成性传播疾病。应对青少年进行性生理卫生和性传播疾病知识的教育,预防性传播疾病。有不洁性行为史的青少年,如有泌尿生殖器感染则应转专科就诊。

3.促进认知和情感的发育

(1)认知发育:青春期的知觉、观察和注意力有了很大提高。有意记忆、逻辑记忆发展,即能自觉主动地、有目的地对具体信号或抽象信号的意义进行理解记忆,在语言及抽象思维的充分发展的基础上可通过推理、概括、认知事物本质特征达到记忆。注意的集中性和稳定性近于成人,可保持有意注意40分钟。思维变化是青少年期认知发展的核心。根据皮亚杰的认知发育阶段理论,12岁以后从具体运筹期进入形式运筹期。因进入青春期的年龄差异,部分进入青春期的儿童认知发育水平尚处于具体运筹期,而另一部分儿童认知发育水平处于形式运筹期。随着向形式运算思维的转移,青春期中期的青少年提问和分析能力加强,逻辑分析、推理的抽象思维能力获得发展。根据他们的认知发育特点,青春期早期的教育和学习需要更具体的方法,同时加强培养他们的抽象逻辑思维能力。

青少年的思维还表现出较强的创造性和批判性。喜欢别出心裁,具有较强的求知欲和探索精神。对新鲜事物特别敏感,并易于接受。对事物的看法可以提出自己的新思路和新观点,而不会盲目或轻易相信别人。老师和家长要保护他们的独立思考、标新立异的积极性,培养他们勇于探索创新的能力。对出现不断增加的新需求不要一概加以否定,如大多数青少年喜欢"上网""追星",要理解这是一个正常现象,但由于识别能力较低,会是非不分,吸取糟粕,要学会与他们交流并正确疏导,给他们创造丰富多彩的业余文化生活。

(2)情感发展:①自我概念的发展:青春期青少年的自我体象、自我意识和认同迅速发展。自我体象集中在外部特征上,自我意识和认同主要表现在心理方面。如引导不当,会导致青少年对自我身体形象的曲解,从而产生相应的心理行为问题。如自认为身材不够苗条而节食、减肥,引起神经性厌食症;自我意识和认同发展不当,导致男童学吸烟、饮酒,甚至参与团伙犯罪;女童过于注重服饰、打扮,或出现早恋、发生性行为等问题。因此,青春期教育和保健应促进青少年自我概念的健康发展,学校和家庭均要给予青少年体验能力和成功的机会,提升他们的自我评价和自尊心。②与家庭、同伴和社会关系的发展:青春期身体的迅速成长和性成熟带来的变化,使青少年开始产生"成人感"。这种成人感是青少年身心发展过程中的一个必然经历。在青春期早期与同班同性的友谊增加,主要表现在参与同龄人的活动增加;青春期中期常经历不同的个性特征,服装、朋友群和兴趣经常变化,个性发展特点使他们与父母的距离疏远了,此期社会活动扩大到异性,开始约会。因此,青春期同伴关系很重要。应培训青少年的社会交往技能,促进青少年健康同伴关系的发展,促进家庭亲子关系的建立,形成有威望的、对孩子行为有指导的和谐家庭关系。③情绪、情感的发展:青少年富有激情和热情,情绪不稳定,容易发脾气,容易冲动,不善于处理感情和理智之间的关系。如常为小矛盾而伤人,或为某种目标和理想而付出一切;情绪比较脆弱,容易波动,当理想与现实一致时兴高采烈,当理想与现实不一致时则心情郁闷;希望受别人尊重、有强烈的自尊心,容易出现挫折感,失败时自尊心和自信心容易受到影响;随着控制能力的增强,情绪不愿外漏,会掩饰自己的情绪感受,若消极情绪不能被及时察觉则会造成严重后果,如自杀。因此,针对青少年心理发育的特点,应尊重青少年的独立性和自尊性,给予指导和建议,但不过多干涉;教育他们的言语和行为不宜过于急躁或过火,避免激起强烈的情绪反应;指导和帮助青少年学会调控自己的情绪,尊重别人,与别人沟通和交流。

4.预防青春期心理行为问题

(1)饮食障碍:是由青少年心理社会因素引起的一组非器质性进食问题、病变,如神经性厌食症和神经性贪食症。表现为饮食紊乱,常伴有情绪紊乱,严重者可致死亡。在青春期保健中应注意预防,进行有关合理、平衡膳食和健康生长发育的知识宣教,引导青少年有正确的自我体象认识,在学校积极开展各类体育、文艺活动;如出现严重饮食障碍问题,应转专科治疗。

(2)睡眠障碍:青少年期常见的睡眠障碍有睡眠时相延迟综合征或失眠。睡眠时相延迟综合征表现为入睡困难、睡眠时间推迟,次日觉醒困难;失眠指入睡困难或难以维持睡眠并觉醒后感到疲劳。青少年因青春期神经内分泌模式发生变化可致睡眠时间推迟,同时因学习任务繁重、情感需求或社交活动多导致就寝延迟,或因过多使用兴奋性物质或药物,如茶、咖啡、中枢兴奋剂等,或因学校或家庭压力过大产生焦虑等造成失眠。青春期保健应对青少年开展睡眠生理和"睡眠卫生"知识教育,帮助青少年培养良好睡眠习惯、合理安排睡眠时间、减少兴奋性饮料如可乐、咖啡等的饮用,不饮酒,缓解焦虑、及时释放压力,严重失眠影响正常学习与生活时可短期在医生指导下服用催眠药物。

(3)青春期抑郁:抑郁症是青春期常见的情绪障碍,自杀是最严重的心理危机。青少年因外界不利环境如家长和老师的忽视、压制和不公平,学习压力和对性发育的困惑等而引起烦恼、焦虑和抑郁等情绪不稳现象并不少见。青少年遇到挫折容易走向极端,如学校、家长未予以及时重视,可产生自杀念头甚至出现自杀行为。因此,青春期保健中应加强人生观和人生意义的教育,重视培养青少年乐观向上的个性发展和社会适应性,为各年龄阶段发育的转折期提供预先的心理准备和支持;在青少年面临挫折和应激事件(如冲突、高考落榜)时及时给予支持和疏导;应重视青少年情绪变化,提供心理咨询和治疗。

(4)逆反心理和行为的盲从性:青春期独立意识、成人感的出现使青少年在心理上渴望别人认同自己的成熟,能够尊重和理解自己。但社会和生活经验的不足、经济的不能独立、父母的权威性又迫使他们依赖父母。这种独立性与依赖性的矛盾,使其在面对父母的干预时容易出现逆反心理,在行为上努力依照自己的意愿行事,对后果欠考虑,盲从性较大。家长和老师应充分尊重青少年的独立性,指导并鼓励其社会能力的发展,培养其既尊重老师或家长的意见,同时又具备独立思考和判断的能力,为进入社会做好准备。

(5)物质滥用:青春期自我意识的迅速发展导致内在自我与外在环境产生矛盾。他们往往不能很好地适应环境,行为不稳定,判别是非能力尚不成熟,或为逃避现实,解除烦恼、焦虑,或为得到同伴的认可和接受而模仿或尝试吸烟、饮酒、服用药物,继而物质滥用,这对青少年的心身造成严重损害。应加强对青少年有关酗酒、吸烟、物质滥用潜在危害的教育,为青少年提供适宜的社会活动和心理支持;不鼓励未成年人饮酒。

5.性心理发展和保健

现代社会生活环境优越,青少年生理发育趋于早熟。由于性功能的迅速发育和成熟、心理活动的发展以及客观环境等影响,进入青春期之后的青少年出现与异性交往的渴求,甚至出现朦胧的爱情念头,开始对异性有好感和兴趣,在言行举止、处事方面都努力吸引异性的关注,常表现为取笑异性,乐于制造和散播"喜欢"谁的谎言。但由于我国对青少年青春期性教育开展得相对滞后,学校、家长和社会舆论的约束、限制,使青少年在情感和性的认识上存在既渴求又不好意思表现的矛盾状态,环境的压制可使青少年产生好奇心及逆反心理,发生过早性行为及意外妊娠。因此,青春期保健应通过有效的教育手段传播科学的性知识和性道德,纠正有关性的认识和行为上的偏差,帮助青少年建立健康的性意识,确立正确的性爱观。包括:①性知识教育:把性的知识传授给青少年,可以消除对性的神秘感,使他们懂得如何以科学观点正确对待自身变化。以课堂内和课堂外教育、个别谈话、集体讨论等方式帮助他们了解:生殖器官的解剖与生理;青春期的体格发育,男性和女性的体型特征和第二性征的发育;外阴部的卫生与清洁;月经与遗精的生理机制;女性经期卫生;遗精的身心保健;性自慰行为(手淫、性幻想);妊娠与避孕知识以及性传播疾病预防等知识。②性心理教育:进入青春期,随着机体神经内分泌系统的发育,青少年产生性意识。浓厚的性兴趣和求知欲促使他们热心探索成熟,然而,此时的特点是幼稚朦胧、敏感多变、易冲动。但如缺乏正确的引导,则易被错误的信息所诱惑。家长和老师应主动与他们交流,增加相互间的信任感,认识到他们渴求独立、渴求志趣相投的知心朋友、渴求异性的注意是正常心理表现,帮助和指导他们如何与异性进行正常的交往,坦然地面对异性。

6.促进生殖健康

自青春期开始,机体在促卵泡激素(FSH)、促黄体激素(LH)和雌激素、雄激素的作用下,随着身高出现突增,性器官和第二性征开始发育。青春中期,则以性器官和第二性征迅速发育为主要特征,出现月经初潮和首次遗精。青春后期,性器官和第二性征继续缓慢发育至成人成熟水平。

女童月经初潮、男童首次遗精是青春期性发育的重要标志,但并不意味着性成熟。即使在青春后期,虽然性成熟已经完成,但社会成熟还远远滞后,仍然缺乏独立生活能力。因此,对青春期儿童的生殖健康教育有特别重要的意义。

(1)男童外阴部的清洁卫生:阴茎包皮内板与阴茎头皮肤间形成包皮腔,其间的小腺体有分泌物产生,分泌物与尿液、脱落上皮和污垢合成乳酪状的包皮垢。包皮垢若长期未予清洗而附着于包皮腔,则极易引起感染。因此,青春期男童应注意外阴部卫生,每晚睡前应用流动水或个人单独使用的盆盛清洁水,将包皮翻转后清晰包皮垢。阴囊皮肤柔弱,应避免使用碘酊等刺激性较大的药物。

穿着内裤和外裤宜宽松,不宜穿紧身裤。紧身裤会束缚阴囊活动,并使局部温度增高,影响睾丸发育和精子形成。由于紧身裤散热不良,还易引起股癣和湿疹。

(2)女童乳房保健:乳房发育是女性青春期发育最显著的特征之一。乳房发育开始的早晚和发育速度存在着个体差异。开始发育年龄,早至 8 岁左右,晚至 13～14 岁;有些女童的乳房在开始发育 1 年后即达成熟水平,有的则在数年后才达到成熟水平。一般认为这与营养和遗传因素有关。

绝大多数女童,发育成熟的乳房左右两侧基本对称。乳房中的乳腺由乳腺管、乳腺泡和脂肪组成。乳房内肌纤维最少,因此自身支持能力较差,故应注意乳房的保护如保持正确的身体姿势,及时佩戴胸罩等。胸罩大小要适当,太大不能起到有效的扶托作用,太小则影响胸廓和乳房发育。晚间睡眠时,应把胸罩解开,以免影响呼吸。

乳房保健中提倡乳房的自检。自检每月 1 次,在月经期后进行,目的在于及早发现乳房包块。检查包括观察和触摸两部分,触摸时要注意乳房、胸壁和腋窝部有无肿块和增厚。如观察和触摸发现有乳房外形变化,乳头突然内陷或突起和(或)触及包块,应及早就诊。青春期女童的乳房肿块,多数为良性肿瘤或纤维瘤,但应谨慎排除恶性肿瘤的可能。

(3)女童外阴部的清洁卫生:女童进入青春期后,随着卵巢的发育,在雌激素的作用下,阴道开始有分泌物(白带)排出。正常情况白带含有阴道上皮脱落细胞、白细胞、乳酸杆菌。如阴道分泌物增多,且有臭味,表明阴道内有炎症。

女童外阴应每日用流动水或清洁盆盛水清洗,清洗时应由前往后,由内向外,最后清洗肛门。要使用个人专用的盆和毛巾。除非有明显感染时,否则不宜用高锰酸钾溶液清洗外阴;也不宜经常用肥皂清洗外阴,以免过分干燥。一般情况下不冲洗阴道,避免感染。内衣要宽松,不穿紧身裤,质地以纯棉最佳,因其透气性好。内裤要勤换、勤洗、日光下晒干。

(4)女童经期卫生:女童月经初潮时,生殖系统尚未发育成熟,在初潮后 1~2 年内会出现闭经或月经紊乱,属正常生理现象。在行经期可有轻度下腹坠胀、腰酸、乳房胀痛、乏力、嗜睡、情绪不稳定等,亦属正常现象。月经量的多少个体差异很大,一般为 30~50mL。应详细记录月经的来潮时间、持续时间、经量的多少和白带的变化,以便及时发现月经周期、月经期和月经量的异常。月经期应注意卫生,保持外阴部的清洁。每日睡前用温开水冲洗外阴部,禁坐浴。内裤应每日更换,与其他衣物分开清洗烘干或在阳光下晒干,以免真菌和细菌感染。卫生巾等卫生用品应柔软、清洁、勤换,选购时要注意是否是正规产品,注意生产日期和保质期。青春期女童不宜用阴道棉塞。

月经期要保持精神愉快和情绪乐观,应该使她们懂得月经的按时来潮是身体健康的表现。月经期睡眠应充足;仍可参加适当的体育活动,但应避免重体力劳动和剧烈运动;不宜游泳,以免感染;少吃刺激性食物,多饮水,多吃蔬菜、水果,保持大便通畅。

第三节　新生儿遗传代谢病筛查

一、先天性甲状腺功能减退症

先天性甲状腺功能减退症(CH)是儿科常见的内分泌疾病之一,其主要临床表现为体格和智能发育障碍。

　　按病因可分为散发性甲状腺功能减退症及地方性甲状腺功能减退症,前者是由于甲状腺发育不全、异位或甲状腺激素合成及功能障碍所造成的,临床上较常见;后者多出现在地方性甲状腺肿流行区,由发育早期碘缺乏所致,一般占甲状腺肿地区人口的$1\%\sim5\%$。先天性甲低可通过新生儿遗传代谢病筛查获得早期诊断、治疗,其预后良好。CH 的发病率美国为$1:2370\sim1:4098$,英国为$1:1464$,澳大利亚为$1:4000$,德国为$1:3313$,日本为$1:2500\sim1:4000$,加拿大为$1:7000$。自 1985—2011 年,全国已累计筛查新生儿 55619114 例,诊断 CH5134 例,发病率为$1:2100$,西部地区发病率高于东、中部地区。

　　1.筛查指标

　　①TSH:随着科学的发展,测定 TSH 的方法有了诸多进展,如放射免疫法(RIA)、酶标法(EIA)、酶联免疫吸附法(ELISA)、酶免疫荧光分析法(EFIA)和时间分辨荧光免疫分析法(Tr-FIA)等。在 1998 年以前,我国 CH 筛查以 RIA 法为主;1998 年开始,主要采用灵敏度较高的 Tr-FIA 法,少数地区采用 ELISA 法和 EFIA 法,RIA 法已基本不再采用。TSH 浓度的阳性切值,根据各地实验室及试剂盒而定,一般为$9\sim20\mu IU/mL$不等,超过切值者召回复查。此法可造成漏筛的疾病有甲状腺结合球蛋白(TBG)缺乏、中枢性甲低、低甲状腺素血症等。低出生体重儿及极低出生体重儿,由于下丘脑-垂体-甲状腺轴反馈建立延迟,可使 TSH 延迟升高,导致筛查假阴性。②T_4:少数国家采用此指标,适用于筛查的疾病为原发性甲低、中枢性甲低及甲状腺素结合球蛋白缺乏。与 TSH 筛查方法相比,其筛查敏感性及特异性较低,且测试费用较高、操作复杂,虽然其筛查可及时发现迟发性 TSH 增高的患儿及高甲状腺素血症的患儿,但在初期 T_4 正常的延迟性 TSH 升高患儿中可漏诊。③$TSH+T_4$:是较为理想的筛查方法,有些国家甚至采用 T_4-TSH-TBG 筛查方法,即在 T_4 为主筛查的基础上,若 $T_4\leqslant-0.8SD$,加筛 TSH;$T_4\leqslant-1.6SD$,加筛 TBG,由各种原因导致的 CH 筛查的敏感性和特异性分别达98%及99%,但是成本效益高,绝大多数筛查机构尚未采用。

　　2.筛查假阴性

　　由于筛查过程中存在筛查方法选择、实验操作过程及出生时的患病、生后输血、早产、低体重等因素,使筛查存在漏诊的可能(假阴性)。按照 TSH 筛查方法,漏诊率可达10%,北美漏诊率为$6\%\sim12\%$。为了减少漏诊,美国部分地区 CH 筛查设定在 2 个时间段,分别为生后$2\sim4$天及 2 周。在 2 周时筛查,检出的 CH 患儿占总的 CH 患儿的10%,基于这一阶段筛查增加的 CH 发病率大概为$1:30000$,主要见于轻度或延迟增高 TSH 的低体重儿或极低体重儿,其中有一些病例可能是由于甲状腺发育异常或内分泌功能障碍所致。

　　3.CH 的诊断

　　(1)确诊指标:血清促甲状腺素(TSH)、游离甲状腺素(FT_4)浓度。

　　①血 TSH 增高、FT_4 降低者,诊断为先天性甲状腺功能减退症。

　　②血 TSH 增高、FT_4 正常者,诊断为高 TSH 血症。

　　(2)甲状腺超声检查、骨龄及放射性核素扫描(ECT)测定可辅助诊断。

　　4.CH 的治疗

　　(1)采用甲状腺素替代疗法:

　　①先天性甲状腺功能减退症患儿:应尽早给予左旋甲状腺素(L-T_4)治疗,初始治疗剂量

$6\sim15\mu g/(kg\cdot d)$。

②高 TSH 血症酌情给予 L-T$_4$ 治疗。如患儿确诊时初次血 TSH＞20mU/L 或随访后血 TSH 水平持续＞10mU/L 者也应立即开始 L-T$_4$ 的治疗,初始治疗剂量可根据 TSH 升高程度调整。

(2)治疗后定期复查并根据甲状腺功能调整 L-T$_4$ 的剂量。

(3)定期进行体格和智能发育情况评估。

(4)甲状腺缺如或异位者需要终身治疗,其他患儿在正规治疗 2～3 年后重新评估甲状腺功能及生长发育水平。如甲状腺功能正常者为暂时性甲状腺功能减退症,可停药。

二、苯丙酮尿症

苯丙酮尿症(PKU)属常染色体隐性遗传性疾病。

PKU 是先天性遗传代谢病中发生率相对较高的一种疾病,也是引起小儿智能发育障碍较为常见的原因之一。PKU 是可早期诊断、早期治疗,并可预防其智能落后的先天性遗传病之一。在不同种族人群中,其发病率各不同,白人发病率较高,黑人和黄种人较低。血液中苯丙氨酸(Phe)冰度高于 2mg/dL(120μmol/L)称高苯丙氨酸血症(HPA)。遗传性高苯丙氨酸血症有两大类原因:一类为肝脏苯丙氨酸羟化酶(PAH)活性下降或丧失,是导致遗传性高苯丙氨酸血症的主要原因,占 70%～90%,各个国家与地区有所不同,我国北方地区约占 90%;另一类为四氢生物蝶呤酶(BH4)缺乏症,两类疾病临床表现相似,但诊断与治疗方法不同。早期鉴别诊断至关重要。

PKU 是由于 PAH 基因突变,导致 PAH 活性降低或丧失,苯丙氨酸代谢紊乱,使体内 Phe 羟化成酪氨酸的代谢途径发生障碍,引起高苯丙氨酸血症及其有害旁路代谢产物蓄积而致病。蓄积于体内的苯丙氨酸及其有害旁路代谢产物对脑的发育和生理功能有直接的毒性作用,并可抑制其他酶的活性,引起继发性代谢紊乱。苯乳酸的蓄积可抑制多巴胺脱羧酶的活性,从而使血中去甲肾上腺素减少,并抑制谷氨酸脱羧酶的活性,可使 α-氨基丁酸减少,而后者是脑发育所必需的物质。

苯丙氨酸及其有害旁路代谢产物还可影响 5-羟色胺的生成,其合成减少影响了脑功能。另外,苯乙酸和苯乳酸从尿中大量排出,使患者尿液具有特殊的鼠尿臭味。高浓度的 Phe 及其异常代谢产物抑制酪氨酸酶,使黑色素合成障碍,皮肤变白、头发发黄。

1.筛查指标

①血液 Phe 浓度测量:血 Phe 浓度＞120μmol/L,为可疑 PKU 患者,需召回复查。在空腹或低蛋白饮食状态下,轻度高苯丙氨酸血症患儿血 Phe 浓度可能低于 2mg/dL,对于可疑患儿需多次复查。②尿蝶呤分析和 BH$_4$ 负荷测验:除 PAH 缺陷外,10%～30%的高苯丙氨酸血症是由于 BH$_4$ 缺乏引起的。BH$_4$ 是一种重要的神经递质,其缺乏不仅致体内苯丙氨酸蓄积,同时脑内多巴胺、5-羟色胺合成障碍,导致严重的神经系统损害。尿蝶呤分析是鉴别 BH$_4$ 缺乏症的主要方法之一,而 BH$_4$ 负荷试验是诊断和鉴别 BH$_4$ 缺乏症的快速、可靠方法。Phe 基础浓度＞600μmol/L 的患者,可直接进行该试验;血 Phe 基础浓度低于 600μmol/L 的患者,应

进行 Phe-四氢生物蝶呤联合负荷试验。PAH 基因位于染色体 12q22-24.1,迄今已发现 500 余种突变,其种类和频度有地区和人种差异。很多国家和地区进行了 PKU 的分子流行病学研究、杂合子筛查及产前诊断。

2.PKU 和 BH_4D 的诊断

凡新生儿血 Phe 浓度持续≥120μmol/L 为高苯丙氨酸血症(HPA)。所有 HPA 均应进行尿蝶呤谱分析、血二氢蝶啶还原酶(DHPR)活性测定和 BH_4 负荷试验,以鉴别 Phe 羟化酶(PAH)缺乏症和四氢生物蝶呤(BH_4)缺乏症。

(1)PKU:持续 Phe≥360μmol/L 为 PKU,血 Phe<360μmol/L 为 HPA。

根据对 BH_4 反应程度又分为 BH_4 反应性 PKU(口服 BH_4 20mg/kg 后血 Phe 浓度下降 30% 以上,尿蝶呤谱正常)及 BH_4 无反应性 PKU。

(2)四氢生物蝶呤缺乏症:最常见为 6-丙酮酰四氢蝶呤合成酶(PTPS)缺乏症(尿新蝶呤增高,生物蝶呤及其百分比极低),其次为二氢蝶啶还原酶(DHPR)缺乏症(DHPR 活性明显降低),其他类型少见。

3.PKU、HPA、BH_4D 的治疗

(1)PKU:在正常蛋白质摄入下,血 Phe 浓度持续≥360μmol/L 者均应给予低 Phe 饮食治疗,血 Phe≤360μmol/L 者需定期随访观察。

BH_4 无反应性者给予低 Phe 饮食治疗;BH_4 反应性者可单独给予 BH_4 或联合低苯丙氨酸饮食治疗。

(2)BH_4D:给予四氢生物蝶呤、神经递质前质(多巴胺、5-羟色氨酸)等联合治疗。

(3)定期检测血 Phe 浓度,控制血 Phe 浓度在各年龄理想范围内;定期进行体格和智能发育评估。

(4)治疗至少到青春发育期后,提倡终身治疗。

(5)PKU 患者怀孕之前 6 个月起严格控制血 Phe 浓度在 20～360μmol/L,直至分娩。

三、先天性肾上腺皮质增生症

先天性肾上腺皮质增生症(CAH),是由于肾上腺皮质激素合成过程中酶的缺陷所引起的疾病,属常染色体隐性遗传病。

多数病例是由于肾上腺分泌糖皮质激素、盐皮质激素不足而雄性激素过多,故临床上出现不同程度的肾上腺皮质功能减退,伴有女孩男性化,而男孩则表现性早熟,此外,尚可有低血钠或高血钾等多种综合征。本症以女孩多见,男女之比约为 1:2。此病的新生儿筛查,主要是新生儿 21-羟化酶缺乏症的筛查。目的是预防危及生命的肾上腺皮质危象以及由此导致的脑损伤或死亡,预防女性患儿由于外生殖器男性化造成性别判断错误,预防过多雄激素造成的以后身材矮小以及心理、生理发育等障碍,使患儿在临床症状出现之前及早得到诊治。

1.筛查指标

血液中 17-OHP 浓度测定。正常婴儿出生后 17-OHP>90nmol/L,12～24 小时后降至正

常。17-OHP 水平与出生体重有一定关系,正常足月儿 17-OHP 水平约为 30nmol/L,出生低体重儿(<2500g)为 40nmol/L,极低体重儿(<1500g)为 50nmol/L,出生后的新生儿如合并某些心肺疾病时 17-OHP 也会上升,由于上述原因可导致假阳性率和召回率升高。一般筛查时 17-OHP>500nmol/L 为典型 CAH,150~200nmol/L 可见于各种类型的 CAH 或假阳性。17-OHP 筛查的阳性切割点仍应根据各实验室的方法制定,并通过长期观察、总结经验来加以调整。阳性病例需密切随访,通过测定血浆皮质醇、睾酮、DHEA、DHA 及 17-OHP 水平等以确诊。根据临床症状、体征和试验检测结果,CAH 诊断为三种类型:①失盐型;②单纯男性化型;③非典型(晚发型)CAH。

2.产前诊断

CAH 是常染色体隐性遗传病,每生育一胎即有 1/4 的概率为 CAH 患者。对家族中有本病先症者的父母应进行 21-羟化酶基因分析。在孕 9~11 周时取绒毛膜活检,进行染色体核型分析及 CYP21B 基因分析,孕 16~20 周取羊水检测,包括:胎儿细胞 DNA 基因分析、羊水激素(孕三醇、17-OHP 等)水平测定等。

3.CAH 的治疗

尽早给予盐皮质激素和糖皮质激素治疗。治疗期间必须进行临床评估和血 17-羟孕酮(17-OHP)、脱氢异雄酮、雄烯二酮的检测,以调节两类激素的剂量,达到最佳治疗效果。患儿在出生后 3 个月内,若得到早期规范的治疗,激素水平均能得到较好地控制,并在生长发育过程中,维持正常的生长速率和骨龄成熟,其最终能出现正常的青春期发育。

四、红细胞葡萄糖-6-磷酸脱氢酶缺乏症

(一)疾病概述

红细胞葡萄糖-6-磷酸脱氢酶(G-6-PD)缺乏症是一种伴性不完全显性红细胞酶缺陷病,是一种最常见的遗传代谢性疾病,全球广泛分布。但各地区各民族之间的发病差异很大,地中海沿岸、东南亚、印度、非洲和美洲黑色人种的发病率较高。在我国以广东、广西、云南、贵州、海南、四川等地为高发地区,北方各省较为少见。

本病的病因是由于 G-6-PD 基因突变所致,定位于 X 染色体长臂 2 区 8 带(Xq28)。男性患者由于只有一条 X 染色体,故称为半合子。男性半合子和女性纯合子均表现为酶的显著缺乏。女性杂合子含有 G-6-PD 正常和缺陷的 2 种红细胞,按其比例不同,酶活性可正常或显著缺乏。

本病发生溶血的机制尚未完全明了。服用氧化性药物诱发溶血的机制可能为:G-6-PD 在磷酸戊糖旁路中是 6-磷酸葡萄糖转变为 6-磷酸葡萄糖酸反应中的必需酶。G-6-PD 缺乏时,还原型三磷酸吡啶核苷(NADPH)减少,不能维持生理浓度的还原型谷胱甘肽(GSH),从而使红细胞膜蛋白和酶蛋白中的巯基遭受氧化,破坏了红细胞膜的完整性。NADPH 减少后,高铁血红蛋白不能转变为氧合血红蛋白,导致红细胞内不可溶性变性珠蛋白小体形成明显增加,红细胞膜变硬,通过脾脏时产生溶血。蚕豆病的溶血机制较药物性更为复杂,蚕豆嘧啶和异胺基巴比妥酸,它们具有氧化作用,通过对 G-6-PD 缺陷者的红细胞膜的一系列氧化和还原作用,使

GSH 减少而致溶血,但是很多 G-6-PD 缺乏者在进食蚕豆后不一定发病,认为还有其他因素参与,尚待进一步研究。

(二)诊断与鉴别诊断

1.临床表现

(1)症状:本病临床表现可以分为以下几种类型:

①药物诱导溶血性贫血:由于服用具有氧化性的药物而引起的急性溶血。此类药物包括:抗疟药(伯氨喹、奎宁)、解热镇痛药(阿司匹林、安替比林等)、磺胺类、硝基呋喃类、大剂量维生素 K 等。常于服药后 1～3 天发生急性血管内溶血。可有头晕、厌食、恶心呕吐、疲乏等症状,继而出现黄疸、血红蛋白尿,溶血严重者可以出现少尿、无尿、酸中毒和急性肾衰竭。溶血过程呈自限性是本病的重要特点,轻症的溶血持续 1～2 天至一周,症状逐渐改善后自愈。

②蚕豆病:常在蚕豆成熟季节流行,多见于男孩,年龄多小于 10 岁,进食蚕豆或蚕豆制品(豆腐、酱油、粉丝)均可发病,母亲食蚕豆后哺乳可使婴儿发病。但是患者并不是每次吃蚕豆后一定发病,是否发病和溶血的严重程度与进食蚕豆的量无关。一般在进食蚕豆后数小时至数天(1～2 天内)发生急性溶血,表现为急性血管内溶血,轻者仅有轻度溶血,不伴有黄疸和血红蛋白尿。严重者可在短期内出现溶血危象,表现为迅速肤色苍黄,伴有血红蛋白尿,伴有恶心呕吐、口渴、腹痛、腰痛等。极重者严重贫血,抽搐甚至休克,急性肾衰竭等。

③新生儿高胆红素血症:我国 G-6-PD 缺陷高发区中,由 G-6-PD 缺乏是新生儿高胆红素血症的主要原因之一。感染、药物、缺氧、哺乳母亲服用氧化剂药物、穿戴樟脑丸气味的衣服等均可诱发溶血。黄疸多于生后 2～4 天,早至生后 24 小时内,迟至 2 周出现黄疸,中至重度黄疸多见。早期发病者呈轻中度贫血或无贫血,外源性因素诱发或晚发者常有中至重度贫血,甚至酱油尿,肝脾大,重者可致胆红素脑病。

④感染性溶血性贫血:细菌、病毒感染,如急性传染性肝炎、呼吸道感染、肠炎、败血症、伤寒、EB 病毒感染等均可诱发 G-6-PD 缺乏者急性溶血。感染病程中,体内氧化性代谢产物堆积,引起与伯氨喹啉型药物相似的溶血性贫血。

⑤先天性非球形细胞性溶血性贫血:红细胞 G-6-PD 缺陷所致的慢性溶血性贫血,相对少见。常于婴儿期发病,表现为贫血、黄疸、肝脾大,约有半数病例在新生儿期以高胆红素血症起病。儿童或青少年期因某种诱因发病表现为持续慢性溶血,轻或中度贫血,黄疸,无明显肝脾大。青年期发病代偿良好,可以无症状或轻度贫血,无肝脾大。

⑥无溶血征象。

(2)G-6-PD 变异型分类:世界卫生组织根据 G-6-PD 的酶活性和临床症状把 G-6-PD 的变异型分成 5 类:

①酶活性严重缺乏(<10%):伴有慢性非球型红细胞性贫血。

②酶活性严重缺乏(<10%):有间断溶血发作。

③酶活性中度缺乏(10%～60%):常因感染或药物诱发溶血。

④酶活性正常(>60%)。

⑤酶活性高于正常(>200%)。

正常情况下,红细胞只使用其 G-6-PD 活性总量的 2%,所以属于第一类和第二类的 G-6-

PD 缺乏症患者除少数 G-6-PD 活性总量不能满足正常生理需求外,多数患者通常无临床症状。

(3)体征:急性溶血发作期可见皮肤苍黄,呼吸急促,心脏听诊可闻及Ⅲ级以上收缩期杂音,同时有酱油色尿。发生溶血危象时可以伴有寒战发热、呕吐、脾大,急性肾损伤可致少尿或无尿。慢性溶血性贫血时黄疸可见于大部分患者,多为轻度,呈间歇性。几乎所有患者都有脾大,且随年龄的增长逐渐显著,溶血危象时肿大明显。肝脏大部分呈轻度肿大。长期贫血可因骨髓代偿造血而致骨骼改变,类似于地中海贫血,但程度较轻。部分患者有踝部溃疡。

2.实验室检查

(1)外周血象:贫血多为轻～中度,如果发生溶血危象可呈重度甚至极重度贫血,网织红细胞增高,白细胞血小板多正常。

(2)红细胞 G-6-PD 缺乏的筛选试验

①荧光斑点试验:正常 10 分钟内出现荧光,中间型 10～30 分钟出现荧光,显著缺乏 30 分钟仍不出现荧光。

②高铁血红蛋白还原试验:正常还原率>75％,中间型 31％～74％,显著缺乏小于 30％。

③硝基四唑氮蓝(NBT)纸片法:正常滤纸片蓝紫色,中间型淡蓝色,显著缺乏红色。

(3)红细胞 G-6-PD 活性测定:这是特异性的直接诊断方法,正常值随测定方法不同而不同。

①世界卫生组织推荐的 Zinkham 法为(12.1±2.09)IU/gHb。

②国际血液学标准化委员会(SICSH)推荐的 Clock 与 Mclean 法为(8.34±1.59)IU/gHb。

③NBT 定量法为 13.1～30.0BNT 单位。

④G-6-PD/6-PGD 比值测定,可进一步提高杂合子的检出率,正常值为成人 1.0～1.67,脐带血 1.1～2.3,低于比值为 G-6-PD 缺乏。

(4)其他:血清非结合胆红素增高;游离血红蛋白增高;结合珠蛋白降低;尿液检测尿胆原增加,急性溶血期间尿色深,血红蛋白尿。骨髓常规提示红系明显增生。

(5)影像学检查:腹部 B 超提示脾脏肿大,可有肝脏轻度肿大,部分患儿有胆结石。

(6)基因检测:G-6-PD 的基因突变有一百余种,迄今在国内发现突变类型 33 种,国人常见的突变型有 17 种,最常见的是 nt1376G→T(占 57.6％)、nt1388G→A(占 14.9％),突变类型与地区相关,与民族无关。

3.诊断

阳性家族史或过去病史均有助于诊断。病史中有急性溶血特征,并有食蚕豆或服药物史或新生儿黄疸,或自幼即出现原因未明的慢性溶血者,均应考虑本病。结合实验室检查即可确诊。

4.鉴别诊断

(1)遗传性球型红细胞增多症是一种先天性红细胞膜的骨架蛋白异常引起的遗传性溶血病。多为常染色体显性遗传,多数有家族史。临床表现为贫血、黄疸、肝脾大,血液中球型红细胞增多,病程呈慢性贫血经过,并伴有溶血反复急性发作。它的特征性表现是外周血涂片可以见到胞体小,染色深,中心浅染区消失的球型红细胞增多,约占红细胞数的 $20\%\sim40\%$。大多数病例红细胞渗透脆性增加,骨髓象提示红系增生,以中晚幼红细胞居多。

（2）地中海贫血:也是一种遗传性的溶血性贫血。常见 α、β 两型地中海贫血。重型者胎儿期水肿不能存活,轻者可以无症状或轻度贫血,中间型者多表现为慢性进行性溶血性贫血的过程。实验室检查外周血象呈小细胞低色素性贫血,红细胞渗透脆性正常或降低。HbF 含量明显增高,这是诊断 β 地中海贫血的重要依据。重型者长期可出现特殊面容,表现为头颅变大,额部隆起,鼻梁塌陷,两眼距增宽,颅骨 X 线可见颅骨内外板变薄,板障增宽,在骨皮质之间出现垂直的骨刺。

（3）自身免疫性溶血性贫血:本病也有溶血症状,有球型红细胞增多和渗透脆性增高等表现,但是抗人球蛋白试验阳性,本病一般无家族史。

（4）药物引起的免疫性溶血性贫血:有明确的用药史,抗人球蛋白试验可以阳性,而且停药后溶血消退。

（5）阵发性睡眠性血红蛋白尿症:是一种后天获得性造血干细胞基因突变导致红细胞病变而引起的慢性溶血性疾病。表现为间歇发作的血管内溶血、血红蛋白尿,以睡眠后溶血加重为特点。多为正细胞正色素型贫血,合并缺铁者可呈小细胞低色素性贫血,酸溶血试验阳性。本病多见于青壮年,小儿少见。

（6）溶血尿毒综合征:是由多种病因引起的血管内溶血的微血管病,临床上也以溶血性贫血、血红蛋白尿、急性肾衰竭为特点,但是伴有血小板的减少。经典型发生在腹泻后,而 10% 的患儿发病无明显诱因,呈非经典型。

（三）治疗决策

对于急性期患者的治疗首先应去除病因,停止进食蚕豆或可疑药物等。

（1）补充足够的水分,注意纠正电解质的失衡。

（2）碱化尿液,防止血红蛋白在肾小管内堆积。口服碳酸氢钠推荐剂量:$20\sim30mg/kg$。静脉注射:5％碳酸氢钠 $1\sim2mL/kg$。

（3）输血:轻症者不需要输血,严重贫血时(Hb＜6g/L)可以考虑输 G-6-PD 正常的红细胞。

（4）注意肾功能,当有急性肾损伤表现时,及时进行透析等替代治疗。

（5）新生儿出现严重高胆红素血症时使用光疗或换血治疗。

本病是可以预防的:

（1）本病的发病有明显的地域性,可以对高发地区的新生儿进行筛查,提早告知发病风险。

（2）对于已知是 G-6-PD 缺乏症患者应避免进食相关食物及药物,并且加强对各种感染的预防。

第四节　新生儿听力筛查

一、概述

新生儿听力障碍是常见的出生缺陷。国外报道在正常新生儿中双侧听力障碍的发生率为1‰～3‰,国内为1.4‰～1.8‰,经ICU抢救的新生儿中发生率更高。正常的听力是小儿语言学习的前提,听力障碍儿童最终的语言发育水平并不是取决于听力障碍的严重程度,而是取决于其被发现和干预的早晚。不管听力损害的程度怎样,若能在6个月前发现,通过适当的干预,患儿的语言发育能力可以基本不受影响。

新生儿筛查是早期发现听力障碍的有效方法,最终实现使先天性听力障碍儿童聋而不哑。因此,新生儿听力筛查是一项利国利民的大事,对于提高我国出生人口素质,减少出生缺陷具有重要意义。因此,1999年我国国家卫生与计划生育委员会、中国残疾人联合会等10个部委联合下发通知,将新生儿听力筛查纳入妇幼保健的常规检查项目。

二、新生儿听力筛查技术

新生儿听力筛查的技术主要有两大类,一类是耳声发射技术(OAE),另一类是听性脑干诱发电位技术(ABR)。以下分别介绍其中一种较为常见的耳声发射测试方法,即瞬态诱发耳声发射测试技术,以及一种听性脑干诱发电位技术,即自动听性脑干诱发电位技术。

1.瞬态诱发耳声发射(TEOAE)

使用的是瞬态刺激声,通常是短声或短音。耳蜗接受到刺激声,在4～15毫秒内,从外耳道可以记录到散频声反应。这项技术具有客观性、敏感性和快速无创伤等特点,因此,这一技术对新生儿听功能检测具有特殊的应用价值。

在实际筛查过程中,需要认识到,这一技术只能作为筛查方法,并非是听力学诊断手段,因此不能作为诊断听力障碍的标准。没有通过TEOAF的新生儿需要接受听力学诊断性检查,因为这些筛查阳性的新生儿是听力损伤的高危人群,需要进一步明确诊断。但是,需要引起重视的是,实际筛查工作中也存在,新生儿虽然有听力问题,但是也能顺利通过新生儿期的TEOAD的筛查,即假阴性。出现这一情况的主要原因是,某些新生儿的断力障碍属于特殊听力学构型,即在测试频率范围内,存在一种减多种频率的正常听力。当然还有其他一些可变因素以及不可测的因素也会导致假阴性。这些新生儿早发现、早诊断的难度较大,有时需要联合其他听力筛查技术,或在日常的儿童定期生长发育保健检查中完善各阶段的听力筛查评估检测。

2.自动性听性脑干诱发反应技术(AABR)

它是在听性脑干诱发电位的基础上,通过新的算法以及专用的测试探头,发展了自动听性脑干诱发电位技术,是一种快速、可靠、无创的筛查方法。它通过听性诱发电位技术测试听功能,通过放置于颅骨特定位置上的耳机收集可重复的、稳定的神经电反应信号,并且利用伪迹剔除系统开窗的大小控制干扰信号,使其不被耳机收集而对最终结果产生。对于收集到的有用信号,AABR 系统利用其自身的特有的算法软件进行判断,自动给出筛查结果。AABR 的出现和使用,目的在于与 OAE 技术联合应用于筛查工作,全面检查新生儿耳蜗、听神经传导通路、脑干的功能状态,尽早发现由于新生儿某些病理状态所导致的蜗后病变,降低听力筛查的假阴性率。一项系统分析研究表明,OAE 和 AABR 的联合应用于新生儿听力筛查,是目前最佳的筛查发生和手段,尤其对于新生儿重症监护病房的新生儿进行联合筛查更为必要。

三、新生儿听力筛查的流程

新生儿听力筛查的流程近年来得到不断地完善,2010 年原卫计委出台的《新生儿疾病筛查技术规范》中提及的新生儿听力筛查的技术规范,进一步明确了我国新生儿听力筛查的流程与规范,尤其对筛查、诊断、干预、随访、康复等环节进行了重点描述。

1.筛查

(1)正常出生新生儿实行两阶段筛查:出生后 48 小时至出院前完成初筛,未通过者及漏筛者于 42 天内均应当进行双耳复筛。复筛仍未通过者应当在出生后 3 个月内转诊至省级卫生行政部门指定的听力障碍诊治机构接受进一步诊断。

(2)新生儿重症监护病房(NICU)婴儿出院前进行自动听性脑干反应(AABR)筛查,未通过者直接转诊至听力障碍诊治机构。

(3)具有听力损失高危因素的新生儿,即使通过听力筛查仍应当在 3 年内每年至少随访 1 次,在随访过程中怀疑有听力损失时,应当及时到听力障碍诊治机构就诊。新生儿听力损失高危因素:

①新生儿重症监护病房(NICU)住院超过 5 天。

②儿童期永久性听力障碍家族史。

③巨细胞病毒、风疹病毒、疱疹病毒、梅毒或毒浆体原虫(弓形体)病等引起的宫内感染。

④颅面形态畸形,包括耳郭和耳道畸形等。

⑤出生体重低于 1500g。

⑥高胆红素血症达到换血要求。

⑦病毒性或细菌性脑膜炎。

⑧新生儿窒息(Apgar 评分 1 分钟 0~4 分或 5 分钟 0~6 分)。

⑨早产儿呼吸窘迫综合征。

⑩体外膜氧。

⑪机械通气超过 48 小时。

⑫母亲孕期曾使用过耳毒性药物或袢利尿剂,或滥用药物和酒精。

⑬临床上存在或怀疑有与听力障碍有关的综合征或遗传病。

(4)在尚不具备条件开展新生儿听力筛查的医疗机构,应当告知新生儿监护人在 3 月龄内将新生儿转诊到有条件的筛查机构完成听力筛查。

（5）操作步骤

①清洁外耳道。

②受检儿处于安静状态。

③严格按技术操作要求,采用筛查型耳声发射仪或自动听性脑干反应仪进行测试。

2.诊断

（1）复筛未通过的新生儿应当在出生 3 个月内进行。

（2）筛查未通过的 NICU 患儿应当直接转诊到听力障碍诊治机构进行确诊和随访。

（3）听力诊断应当根据测试结果进行交叉印证,确定听力障碍程度和性质。疑有其他缺陷或全身疾病患儿,指导其到相关科室就诊;疑有遗传因素致听力障碍,到具备条件的医疗保健机构进行遗传学咨询。

（4）诊断流程

①病史采集。

②耳鼻咽喉科检查。

③听力测试,应当包括电生理和行为听力测试内容,主要有:声导抗（含 1000Hz 探测音）、耳声发射（OAE）、听性脑干反应（ABR）和行为测听等基本测试。

④辅助检查,必要时进行相关影像学和实验室辅助检查。

3.干预

对确诊为永久性听力障碍的患儿应当在出生后 6 个月内进行相应的临床医学和听力学干预。

4.随访

（1）筛查机构负责初筛未通过者的随访和复筛。复筛仍未通过者要及时转诊至诊治机构。

（2）诊治机构应当负责可疑患儿的追访,对确诊为听力障碍的患儿每 6 个月至少复诊 1 次。

（3）各地应当与制定追踪随访工作要求和流程,并纳入妇幼保健工作常规。妇幼保健机构应当协助诊治机构共同完成对确诊患儿的随访,并做好各项资料登记保存,指导社区卫生服务中心做好辖区内儿童的听力监测及保健。

5.康复

（1）对使用人工听觉装置的儿童,应当进行专业的听觉及言语康复训练。定期复查并调试。

（2）指导听力障碍儿童的家长或监护人,到居民所在地有关部门和残联备案,以接受家庭康复指导服务。

四、迟发性或进行性听力问题

新生儿听力筛查的推广确实对推动我国先天性听力障碍儿童进行早发现、早治疗。但是确实还有一部分迟发性或进行性听力问题存在,临床上多见于以下几种情况,需要引起重视:

（1）听力筛查通过,到了开口说话阶段,被家长和老师发现。

（2）听力筛查未通过，首次听力诊断时双侧听力损失很轻，医师没有提醒家长复查，或者家长没有遵医嘱进行定期复查，听力损失加重后才发现。

（3）单侧听力顺势发展为双侧听力损失，由于说话不清才被发现。

上述情况出现，最常见的是曾经入住新生儿重症监护病房的患儿。因此，对于这些患儿，3岁以前每6个月～1年，至少需要检查一次听力，以便及早发现迟发型听力问题。

第十章　新生儿疾病

第一节　新生儿窒息

新生儿窒息是指由于产前、产时或产后的各种病因,在生后 1 分钟内无自主呼吸或未能建立规律呼吸,导致低氧血症和高碳酸血症,若持续存在,可出现代谢性酸中毒。在分娩过程中,胎儿的呼吸和循环系统经历剧烈变化,绝大多数胎儿能够顺利完成这种从子宫内到子宫外环境的转变,从而建立有效的呼吸和循环,保证机体新陈代谢和各器官功能的正常,仅有少数患儿发生窒息。国外文献报道活产婴儿的围生期窒息发生率约为 $1\%\sim1.5\%$,而胎龄大于 36 周仅为 5‰。我国多数报道活产婴儿窒息发生率约为 $5\%\sim10\%$。

一、病因

窒息的本质是缺氧,凡能造成胎儿或新生儿血氧浓度降低的因素均可引起窒息,一种病因可通过不同途经影响机体,也可多种病因同时作用。新生儿窒息多为产前或产时因素所致,产后因素较少。常见病因如下:

1.孕母因素

①缺氧性疾病:如呼吸衰竭、青紫型先天性心脏病、严重贫血及 CO 中毒等;②障碍胎盘循环的疾病:如充血性心力衰竭、妊娠高血压综合征、慢性肾炎、失血、休克、糖尿病和感染性疾病等;③其他:孕母吸毒、吸烟或被动吸烟、孕母年龄≥35 岁或<16 岁、多胎妊娠等,其胎儿窒息发生率增高。

2.胎盘异常

如前置胎盘、胎盘早剥和胎盘功能不全等。

3.脐带异常

如脐带受压、过短、过长致绕颈或绕体、脱垂、扭转或打结等。

4.分娩因素

如难产、高位产钳、臀位、胎头吸引不顺利;产程中麻醉药、镇痛药及催产药使用不当等。

5.胎儿因素

①早产儿、小于胎龄儿、巨大儿等;②各种畸形如后鼻孔闭锁、喉蹼、肺膨胀不全、先天性心脏病及宫内感染所致神经系统受损等;③胎粪吸入致使呼吸道阻塞等。

二、病理生理

大多数新生儿生后 2 秒钟开始呼吸,约 5 秒钟啼哭,10 秒钟～1 分钟出现规律呼吸。若由于上述各种病因导致窒息,则出现一系列病理生理变化。

(一)窒息后细胞损伤

缺氧可导致细胞代谢及功能障碍和结构异常甚至死亡,是细胞损伤从可逆到不可逆的演变过程。不同细胞对缺氧的易感性各异,其中脑细胞最敏感,其次是心肌、肝和肾上腺细胞,而纤维、上皮及骨骼肌细胞对缺氧的耐受性较强。

1.可逆性细胞损伤

细胞所需能量主要由线粒体生成的 ATP 供给。缺氧首先是细胞有氧代谢即线粒体内氧化磷酸化发生障碍,使 ATP 产生减少甚至停止。由于能源缺乏,加之缺氧,导致细胞代谢及功能异常:①葡萄糖无氧酵解增强:无氧酵解使葡萄糖和糖原消耗增加,易出现低血糖;同时也使乳酸增多,引起代谢性酸中毒。②细胞水肿:由于 ATP 缺乏,钠泵主动转运障碍,使钠、水潴留。③钙离子内流增加:由于钙泵主动转运的障碍,使钙向细胞内流动增多。④核蛋白脱落:由于核蛋白从粗面内质网脱落,使蛋白和酶等物质的合成减少。本阶段如能恢复血流灌注和供氧,上述变化可恢复,一般不留后遗症。

2.不可逆性细胞损伤

若窒息持续存在或严重缺氧,将导致不可逆性细胞损伤:①严重的线粒体形态和功能异常:不能进行氧化磷酸化、ATP 产生障碍,线粒体产能过程中断;②细胞膜严重损伤:丧失其屏障和转运功能;③溶酶体破裂:由于溶酶体膜损伤,溶酶体酶扩散到细胞质中,消化细胞内各种成分(自溶)。此阶段即使恢复血流灌注和供氧,上述变化亦不可完全恢复。存活者多遗留不同程度的后遗症。

3.血流再灌注损伤

复苏后,由于血流再灌注可导致细胞内钙超载和氧自由基增加,从而引起细胞的进一步损伤。

(二)窒息发展过程

1.原发性呼吸暂停

当胎儿或新生儿发生低氧血症、高碳酸血症和代谢性酸中毒时,由于儿茶酚胺分泌增加,呼吸和心率增快,机体血流重新分布即选择性血管收缩,使次要的组织和器官(如肺、肠、肾、肌肉、皮肤等)血流量减少,而主要的生命器官(如脑、心肌、肾上腺)的血流量增多,血压增高,心排血量增加。如低氧血症和酸中毒持续存在则出现呼吸停止,称为原发性呼吸暂停。此时肌张力存在,血压仍高,循环尚好,但发绀加重,伴有心率减慢。在此阶段若病因解除,经过清理呼吸道和物理刺激即可恢复自主呼吸。

2.继发性呼吸暂停

若病因未解除,低氧血症持续存在,肺、肠、肾、肌肉和皮肤等血流量严重减少,脑、心肌和肾上腺的血流量也减少,可导致机体各器官功能和形态损伤,如脑和心肌损伤、休克、应激性溃痉等。在原发性呼吸暂停后出现几次喘息样呼吸,继而出现呼吸停止,即所谓的继发性呼吸暂停。此时肌张力消失,苍白,心率和血压持续下降,出现心力衰竭及休克等。此阶段对清理呼吸道和物理刺激无反应,需正压通气方可恢复自主呼吸。否则将死亡,存活者可留有后遗症。

窒息是从原发性呼吸暂停到继发性呼吸暂停的发展过程,但两种呼吸暂停的表现均为无呼吸和心率低于 100 次/分,故临床上难以鉴别,为了不延误抢救时机,对生后无呼吸者都应按继发性呼吸暂停进行处理。

(三)窒息后血液生化和代谢改变

在窒息应激状态时,儿茶酚胺及胰高血糖素释放增加,使早期血糖正常或增高;当缺氧持续,动用糖增加、糖原贮存空虚,出现低血糖症。血游离脂肪酸增加,促进钙离子与蛋白结合而致低钙血症。此外,酸中毒抑制胆红素与清蛋白结合,降低肝内酶的活力而致高间接胆红素血症;由于左心房心钠素分泌增加,造成低钠血症等。

三、临床表现

(一)胎儿缺氧表现

先出现胎动增加、胎心增快,胎心率≥160 次/分;晚期则胎动减少(<20 次/12 小时),甚至消失,胎心减慢,胎心率<100 次/分,严重时甚至心脏停搏;窒息可导致肛门括约肌松弛,排出胎便,使羊水呈黄绿色。

(二)窒息程度判定

Apgar 评分是临床评价出生窒息程度的经典而简易的方法。

1.时间

分别于生后 1 分钟和 5 分钟进行常规评分。1 分钟评分与动脉血 pH 相关,但不完全一致,如母亲分娩时用麻醉药或止痛药使新生儿生后呼吸抑制,Apgar 评分虽低,但无宫内缺氧,血气改变相对较轻。若 5 分钟评分低于 8 分,应每 5 分钟评分一次,直到连续 2 次评分大于或等于 8 分为止;或继续进行 Apgar 评分直至生后 20 分钟。

2.Apgar 评分内容

包括皮肤颜色、心率、对刺激的反应、肌张力和呼吸。这样,Apgar 也与上述 5 个英文单词的字头对应。评估标准:每项 0～2 分,总共 10 分。

3.评估标准

每项 0～2 分,总共 10 分。1 分钟 Apgar 评分 8～10 为正常,4～7 分应密切注意窒息的可能性,0～3 分为窒息。

4.评估的意义

1 分钟评分反映窒息严重程度;5 分钟及 10 分钟评分除反映窒息的严重程度外,还可反映复苏抢救的效果。

5.注意事项

应客观、快速及准确地进行评估;胎龄小的早产儿成熟度低,虽无窒息,但评分较低;单凭 Apgar 评分不应作为评估低氧或产时窒息以及神经系统预后的唯一指标。

（三）并发症

由于窒息程度不同,发生器官损害的种类及严重程度各异。常见并发症有如下几种:①中枢神经系统:缺氧缺血性脑病和颅内出血;②呼吸系统:胎粪吸入综合征、呼吸窘迫综合征及肺出血;③心血管系统:缺氧缺血性心肌损害(三尖瓣闭锁不全、心力衰竭、心源性休克);④泌尿系统:肾功能不全或衰竭及肾静脉血栓形成等;⑤代谢方面:低血糖、低钙及低钠血症等;⑥消化系统:应激性溃疡和坏死性小肠结肠炎等。

四、辅助检查

对宫内缺氧胎儿,可通过羊膜镜了解胎粪污染羊水的程度,或在胎头露出宫口时取胎儿头皮血进行血气分析,以估计宫内缺氧程度;生后应检测动脉血气、血糖、电解质、血尿素氮和肌酐等生化指标。

五、诊断

新生儿窒息是指由于各种病因使新生儿出生后不能建立正常呼吸,引起缺氧并导致全身多脏器损害的一系列改变,主要依靠临床表现进行诊断。1953 年美国学者 Virginin Apgar 提倡用 Apgar 评分系统对新生儿窒息进行评价,50 多年来一直是国际上公认的评价新生儿窒息最简捷实用的方法。Apgar 评分由 5 项体征组成,5 项体征中的每一项授予分值 0、1 或 2。然后将 5 项分值相加,即为 Apgar 评分的分值。复苏措施是改变 Apgar 评分的要素,因此在评分时应用的复苏措施也应同时记录。

在新生儿生后 1 分钟和 5 分钟作出 Apgar 评分。当 5 分钟 Apgar 评分<7 时,应每隔 5 分钟评分一次,直到 20 分钟。一般将 1 分钟 Apgar 评分 0~3 分诊断为重度窒息,4~7 分为轻度窒息。评分应登记在婴儿出生记录中,复苏中的完整档案必须包括实施复苏措施的具体描述。

Apgar 评分有不足之处,近年来不断提出质疑,因为 Apgar 评分可受多种因素影响,如:①早产儿、VLBW 儿各系统发育不成熟,肌张力和对刺激的反应较差,Apgar 评分可能低于正常;②某些先天畸形,如中枢神经系统、呼吸系统及循环系统的先天畸形,可使肌张力减低影响呼吸运动,使呼吸节律改变,也可使心率减慢而影响 Apgar 评分;③产妇分娩前及分娩中使用麻醉、镇静药物可使新生儿处于抑制状态,造成低 Apgar 评分;④产伤、宫内感染、胎儿失血性休克等均可造成低 Apgar 评分等。

因此,不能将 Apgar 评分作为诊断窒息的唯一指标或将低 Apgar 评分一律视为窒息。近年来,国际上有人提出对出生窒息的患儿检测脐动脉血气以增加诊断依据。认为 Apgar 评分敏感性较高而特异性较低,血气指标特异性较高而敏感性较低,两者结合可增加其准确性。还有人提出新生儿窒息的诊断除低 Apgar 评分外,还应加上血气和多脏器损害等进行综合诊断。

Apgar 评分可评价窒息的严重程度和复苏的效果,但不能指导复苏,因为它不能决定何时应开始复苏,也不能对复苏过程提供决策。评分是 1 分钟后完成,但患者不能等 1 分钟后再进行复苏。指导复苏靠快速评价新生儿的三项指标:呼吸、心率和血氧饱和度。

六、新生儿复苏

(1)确保每次分娩时至少有1名熟练掌握新生儿复苏技术的医护人员在场。

(2)加强产儿科合作,儿科医师参加高危产妇分娩前讨论,在产床前等待分娩及实施复苏,负责复苏后新生儿的监护和查房等。产儿科医师共同保护胎儿完成向新生儿的平稳过渡。

(3)在卫生行政领导参与下将新生儿复苏技能培训制度化,以进行不断的培训、复训、定期考核,并配备复苏器械;各级医院须建立由行政管理人员、产科医师、儿科医师、助产士(师)及麻醉师组成的院内新生儿复苏领导小组。

(4)在ABCD复苏原则下,新生儿复苏可分为4个步骤:①快速评估(或有无活力评估)和初步复苏;②正压通气和脉搏血氧饱和度监测;③气管插管正压通气和胸外按压;④药物和(或)扩容。

(一)复苏的准备

1.人员的配备

每次分娩时至少有1名熟练掌握新生儿复苏技术的医护人员在场,其职责是照料新生儿。高危分娩时需要组成有儿科医师参加的复苏团队。多胎分娩时,每名新生儿都应由专人负责。

复苏行为的技能,如小组配合、领导能力、有效的交流等对新生儿复苏的成功非常重要。即使个别的小组成员具有完整的复苏知识和技能,若他们不能在新生儿复苏的快速紧张的条件下与小组的其他成员交流和配合,也将不能有效地应用这些技能。因为在产房中新生儿复苏小组成员来自不同专业(如产科医生、麻醉科医生、儿科/新生儿科医生),有效的交流和行动的配合是非常重要的。

2.物品的准备

产房内应备有整个复苏过程所必需的、功能良好的全部器械。预计新生儿高危时,应准备好必要的器械,并打开备用。所有的小组成员都应知道如何检查复苏器械是否齐全及功能是否良好并会使用。最有效的方法是建立在每次分娩前检查复苏器械的常规及复苏器械快速核对表。可将核对表张贴并在每次分娩前用以检查是否准备就绪。

常用的器械和用品如下:

(1)吸引器械:吸引球囊、吸引器和管道、吸管(5F或6F、8F、10F、12F或14F)、胃管(8F)及注射器(20mL)、胎粪吸引管。

(2)正压通气器械:新生儿复苏气囊(气流充气式或自动充气式气囊)或T组合复苏器,不同型号的面罩(最好边缘有软垫);氧源和压缩空气源、空氧混合仪,配有流量表(流速达10L/min)和导管;脉搏氧饱和度仪及其传感器。

(3)气管内插管器械:带直镜片的喉镜(早产儿选用0号,足月儿选用1号)、喉镜的备用灯泡和电池、不同型号的气管导管、金属导丝、剪刀、固定气管导管的胶带或固定装置。有条件者准备喉罩气道、二氧化碳检测器。

(4)其他:辐射保暖台或其他保暖设备、温暖的毛巾、无菌手套、时钟(可读秒数)、听诊器(最好新生儿专用)、胶布。

（5）脐静脉插管用品：无菌手套、解剖刀或剪刀、消毒溶液、脐带胶布、脐静脉导管（3.5F、5F）、三通管、注射器（1mL、5mL、10mL、20mL、50mL）、针头（25 号、21 号、18 号）。

3.药品和给药的准备

肾上腺素 1：10000（0.1mg/mL），每安瓿 3mL 或 10mL；等渗晶体液（生理盐水或乳酸林格液 100mL 或 250mL）供扩容；纳洛酮 0.4mg/mL（每安瓿 1mL）或 1.0mg/mL（每安瓿 2mL）；10%葡萄糖 250mL。冲洗用生理盐水。

（二）复苏方案

新生儿窒息目前采用的复苏方案为 ABCD 方案：

A——建立通畅的气道

B——建立呼吸，进行正压人工通气

C——进行胸外心脏按压，维持循环

D——药物治疗

大约 90%的新生儿可以毫无困难地完成宫内到宫外环境的过渡，他们需要少许帮助或根本无需帮助就能开始自主且规则的呼吸；约有 10%的新生儿在出生时需要一些帮助才能开始呼吸；约有 1%需要使用各种复苏措施才能存活。

（三）复苏的实施

整个复苏过程中"评估-决策-措施"的程序不断重复。评估主要基于以下 3 个体征：呼吸、心率、脉搏血氧饱和度。通过评估这三个体征中的每一项来确定每一步骤是否有效。其中心率对于决定进入下一步骤是最重要的。

1.延迟结扎脐带

对于无需复苏的新生儿，延迟脐带结扎可以减少脑室内出血，提高血压和血容量，出生后较少需要输血，也较少出现坏死性小肠结肠炎。发现的唯一不良后果是胆红素水平略有升高，光疗的需要增加。因此在 2010 年，美国新生儿复苏指南中提出，出生时无需复苏的足月儿和早产儿延迟脐带结扎至少 1 分钟；对于需要复苏的婴儿，延迟脐带结扎的支持或反对证据不充分。2015 年美国新生儿复苏指南则略做修改，对于出生时无需复苏的足月儿和早产儿，都建议出生 30 秒后再进行脐带结扎。

2.快速评估

出生后立即用几秒钟的时间快速评估以下 4 项指标：是否足月？羊水是否清亮？是否有呼吸或哭声？肌张力是否好？

（1）是否足月儿：早产儿常常由于肺发育不成熟、顺应性差、呼吸肌无力而不容易建立有效的呼吸，而且生后不能很好地保持体温。因此，应将早产儿与母亲分开，并在辐射保暖台对其进行评估和初步复苏。如果为晚期早产儿（胎龄 34～36 周），生命体征稳定，在观察数分钟后，可将新生儿放在母亲胸前进行皮肤接触。

（2）羊水是否清亮：羊水正常是清亮的，如羊水有胎粪污染则不清亮，多是宫内缺氧的结果。如羊水胎粪污染且新生儿"无活力"，则应气管插管，将胎粪吸出。

（3）是否有哭声或呼吸：是判断新生儿有无窒息的最重要指标。观察新生儿胸部可判断有无呼吸，有力的哭声也说明有呼吸。但不要被新生儿的喘息样呼吸误导。喘息是在缺氧和缺血时出现的一系列单次或多次深吸气,预示有严重的呼吸抑制。

(4)肌张力是否好:也是判断新生儿有无窒息的重要指标。健康足月新生儿应四肢屈曲且活动很好,而病儿及早产儿肢体伸展且松弛。

如以上任何一项为否,则需要进行以下初步复苏。

3.初步复苏

初步复苏内容包括:保持体温、摆正体位、清理气道(必要时)、擦干全身、给予刺激及重新摆正体位。

(1)保暖:将新生儿放在辐射保暖台上,便于复苏人员操作及减少热量的丢失。新生儿不要盖毯子或毛巾,使热源直接照到新生儿身上,便于充分观察新生儿。如果新生儿有严重窒息,应避免新生儿过热。

早产儿,尤其是胎龄<32周者,即使用传统的措施减少热丢失,仍会发生低体温。因此推荐如下保温措施:将婴儿置于辐射源下,同时用透明的塑料薄膜覆盖,防止散热。但以上保温措施不应影响复苏措施(如气管插管、胸外按压、开放静脉等)的进行。除了塑料薄膜和辐射保暖台,设置热床垫、温暖湿润的空气并增加室温以及戴帽子也都能有效减少体温过低。

(2)摆正体位:新生儿应仰卧,颈部轻度仰伸到鼻吸气位,使咽后壁、喉和气管成直线,可以使气体自由出入。此体位也是做气囊面罩和(或)气管插管进行辅助通气的最佳体位。应注意勿使颈部伸展过度或不足,这两种情况都会阻碍气体进入。为了使新生儿保持正确的体位,可在肩下放一折叠的毛巾,作为肩垫。尤其新生儿头部变形、水肿或早产导致枕部增大时,此肩垫更有用。

(3)清理气道(必要时):必要时(分泌物量多或有气道梗阻)用吸球或吸管(12F或14F)先口咽后鼻清理分泌物。过度用力吸引可能导致喉痉挛,可刺激迷走神经引起心动过缓,并可延迟自主呼吸的出现。应限制吸管的深度和吸引时间(<10秒),吸引器的负压不超过100mmHg(13.3kPa)。

(4)羊水胎粪污染时的处理

①指征:2010年美国新生儿复苏指南中指出,新生儿出生时羊水有胎粪污染,并且无活力[呼吸抑制、肌张力低下和(或)心率<100次/分]时,应立即气管插管吸引胎粪,以减少严重的呼吸系统疾病,即胎粪吸入综合征。2015年,美国新生儿复苏指南对出生时羊水胎粪污染、无活力的新生儿已不再推荐常规气管插管进行气管内吸引,而是应在热辐射台上进行初步复苏,如完成初步复苏后,新生儿仍没有呼吸,或心率低于100次/分,即应开始正压通气。此推荐是基于气管插管可能造成正压通气延迟提供以及插管过程中有可能造成伤害。对每个新生儿个体而言,如有需要,应该进行恰当的干预,支持通气和氧合,包括气道梗阻时进行插管和吸引。

根据国情和实践经验,我国新生儿复苏指南做出如下推荐:当羊水胎粪污染时,仍首先评估新生儿有无活力。新生儿有活力时,继续初步复苏;新生儿无活力时,应在20秒内完成气管插管及用胎粪吸引管吸引胎粪。如果不具备气管插管条件,而新生儿无活力时,应快速清理口鼻后立即开始正压通气。

②气管插管吸引胎粪的方法:插入喉镜,用12F或14F吸管清洁口腔和后咽部,直至看清声门。将气管导管插入气管,将气管导管通过胎粪吸引管与吸引器相连,边吸引边慢慢撤出气

管导管(不要超过3~5秒)。必要时可重复吸引,直至胎粪吸引干净。然而,重复的插管可推迟进一步复苏。在进行第二次插管前,检查心率。如新生儿心率减慢,可决定不再重复操作而进行正压通气。

(5)擦干和刺激:用温暖的干毛巾快速而有力地擦干全身,包括眼睛、面部、头、躯干、背部、胳膊和腿,然后移除湿的毛巾。擦干和吸引黏液都是对新生儿的刺激,对于多数新生儿,这些刺激足以诱发呼吸。如果新生儿没有建立正常呼吸,可给予额外、短暂的触觉刺激诱发呼吸。安全和适宜的触觉刺激方法包括:用手拍打或手指弹患儿的足底或轻轻摩擦背部1或2次。需谨记,如果新生儿处于原发性呼吸暂停阶段,几乎任何形式的刺激都可以诱发呼吸。如果为继发性呼吸暂停,再多的刺激都无效,会浪费宝贵的时间,应即刻给予正压通气。

4.评估新生儿及继续复苏步骤

初步复苏后需再次评估新生儿,确定是否需要采取进一步的复苏措施。评估指标为呼吸和心率。评估呼吸时可观察新生儿有无正常的胸廓起伏;评估心率时可触摸新生儿的脐带搏动或用听诊器听诊新生儿的心跳,计数6秒,乘以10即得出每分钟心率的快速估计值。近年来脉搏氧饱和度仪用于新生儿复苏,可以测量心率和脉搏血氧饱和度。2015年,美国新生儿复苏指南推荐应用三导心电图测量心率。

如果新生儿有呼吸、心率>100次/分,但有呼吸困难或低氧血症,可常压给氧或连续气道正压通气(CPAP),特别是早产儿。新生儿出生后血氧饱和度由大约60%的宫内状态增至90%以上,最终转变为健康新生儿的呼吸状态,需要数分钟的时间。当新生儿出现发绀或氧饱和度低于目标值时需要供氧。最好用空氧混合仪将氧浓度调节至21%~100%,使新生儿血氧饱和度在生后数分钟达到目标值。有自主呼吸的新生儿可给予常压给氧,常压给氧途径有氧气面罩、气流充气式气囊面罩、T组合复苏器、氧气管(手指夹住氧气导管覆盖新生儿口鼻)。无论使用任何方法,面罩都应靠近面部(但不能紧压),以维持氧浓度。

如果初步复苏后新生儿没有呼吸(呼吸暂停)或喘息样呼吸,或心率<100次/分,应即刻给予正压通气。

5.正压通气

新生儿复苏成功的关键是建立充分的通气。

(1)正压通气的指征:呼吸暂停或喘息样呼吸,心率<100次/分。对于有指征者,要求在"黄金一分钟"内实施有效的正压通气。

(2)正压通气的压力和频率:通气压力需要20~25cmH₂O(1cmH₂O=0.098kPa),少数病情严重的初生儿可用2或3次30~40cmH₂O的压力通气。国内使用的新生儿复苏囊为自动充气式气囊(250mL),使用前要检查减压阀。有条件者最好配备压力表。通气频率是40~60次/分。正压通气每30秒为一个循环。

(3)用氧:有证据显示,使用100%氧可导致对围生期窒息新生儿的呼吸生理、脑血循环的潜在不利影响及氧自由基的潜在组织损害。无论足月儿或早产儿,正压通气均要在氧饱和度仪的监测指导下进行。足月儿开始用空气进行复苏,早产儿开始给21%~40%浓度的氧,用空氧混合仪根据氧饱和度调整给氧浓度,使氧饱和度达到目标值。胸外按压时氧浓度要提高到100%。

　　若未配备脉搏氧饱和度仪或空氧混合仪或二者皆无,利用自动充气式气囊复苏时,有 4 种氧浓度可用:自动充气式气囊不连接氧源,氧浓度 21%(空气);连接氧源,不加储氧器,可得到约 40%浓度的氧;连接氧源,加储氧器得到 100%(袋状)、90%(管状)浓度的氧。

　　脉搏氧饱和度仪的传感器应放在新生儿动脉导管前位置(即右上肢,通常是手腕或手掌的中间表面)。在传感器与仪器连接前,先将传感器与婴儿连接有助于最迅速地获得信号。

　　(4)矫正通气步骤:有效的正压通气表现为胸廓起伏良好,心率迅速增快。如达不到有效通气,需做矫正通气步骤,包括:检查面罩和面部之间是否密闭,或再次通畅气道(可调整头位为鼻吸气位,清除分泌物,使新生儿的口张开)或增加气道压力。必要时进行气管插管或使用喉罩气道。

　　(5)评估及处理:经 30 秒有效正压通气后,如有自主呼吸且心率≥100 次/分,可逐步减少并停止正压通气,根据脉搏血氧饱和度值决定是否常压给氧;如心率介于 60~100 次/分,继续正压通气,可考虑气管插管或喉罩气道;如心率<60 次/分,气管插管正压通气并开始胸外按压。持续气囊面罩正压通气(>2 分钟)可产生胃充盈,应常规经口插入 8F 胃管,用注射器抽气并保持胃管远端处于开放状态。

　　(6)用于正压通气的不同类型复苏装置:用于新生儿正压通气的装置有三种,其作用原理不同:

　　①自动充气式气囊:是目前最常用的复苏装置,如名称所指,在无压缩气源的情况下,可自动充气,如不挤压,会一直处于膨胀状态。它的吸气峰压(PIP)取决于挤压气囊的力度,它不能提供呼气末正压(PEEP)。结构上有如下特点:a.氧与空气混合气体的出口为单向,有单向阀门,加压、吸气时打开,呼气时关闭。不能用于常压给氧。b.储氧器功用:连接氧源但不用储氧器,供 40%氧。用密闭式储氧器,供 100%氧。管状储氧器,供 90%氧。c.安全装置:减压阀,当压力>3.43kPa(35cmH$_2$O)时,阀门被顶开,防止过高的压力进入肺。

　　②气流充气式气囊:又称麻醉气囊,靠压缩气源来的气流充盈。不用时处于塌陷状态,当气源将气体压入气囊,气体的出口通向密闭的面罩或气管插管进入婴儿的肺时才能充盈。PIP 由进入气体的流速、气流控制阀的调节和挤压气囊的力度来决定。可提供 PEEP,PEEP 由一个可调节的气流控制阀进行调节控制。可用于常压给氧。

　　③T 组合复苏器:给予流量控制和压力限制呼吸,与气流充气式气囊一样,也需要压缩气源。有一个可调节的气流控制阀,调节所需要的 CPAP 或 PEEP。由一个调节压力的装置和一个手控的 T 形管道构成。单手操作,操作者用拇指或其他手指堵塞或打开 T 形管的开口,使气体交替进出新生儿体内,给予间断的 PIP。主要优点是可提供 PEEP,预设 PIP 和 PEEP,并使 PIP 和 PEEP 保持恒定,更适于早产儿应用。T 组合复苏器可用于常压给氧。

　　面罩有不同的形状、大小,可以用不同的材料制成。新生儿面罩的选择取决于是否适合新生儿的面部。应使面罩与新生儿的面部形成密封。面罩的周围可有或无缓冲垫。缓冲垫可使面罩与婴儿面部的形状一致,更容易形成密封,并减少对新生儿面部的损伤。

　　面罩分为 2 种形状:圆形和解剖形。解剖形面罩适合面部的轮廓,当放在面部时,它的尖端部分恰罩在鼻上。面罩有不同的大小,适于足月儿或早产儿。面罩边缘应能覆盖下颌的尖端、口和鼻,但勿覆盖眼睛。面罩过大可损伤眼睛,且密封不好。过小不能覆盖口和鼻,且可堵塞鼻孔。

6.胸外按压

(1)指征:有效正压通气30秒后心率<60次/分。在正压通气同时须进行胸外按压。此时应气管插管正压通气配合胸外按压,以使通气更有效。胸外按压时给氧浓度增加至100%。

(2)方法:胸外按压的位置为胸骨下1/3(两乳头连线中点下方),避开剑突。按压深度约为胸廓前后径的1/3,产生可触及脉搏的效果。按压和放松的比例为按压时间稍短于放松时间,使心排血量达到最大。放松时拇指或其他手指应不离开胸壁。按压的方法为拇指法和双指法:①拇指法。双手拇指端压胸骨,根据新生儿体型不同,双拇指重叠或并列,双手环抱胸廓支撑背部。②双指法。右手示指和中指两个手指尖放在胸骨上进行按压,左手支撑背部。因为拇指法能产生更高的血压和冠状动脉灌注压,操作者不易疲劳,加之采用气管插管正压通气后,拇指法可以在新生儿头侧进行,不影响做脐静脉插管,故拇指法成为胸外按压的首选方法。

(3)胸外按压和正压通气的配合:需要胸外按压时,应气管插管进行正压通气。通气障碍是新生儿窒息的首要原因,因此胸外按压和正压通气的比例应为3:1,即90次/分按压和30次/分呼吸,达到每分钟约120个动作。每个动作约1/2秒,2秒内3次胸外按压加1次正压通气。45~60秒重新评估心率,如心率仍<60次/分,除继续胸外按压外,考虑使用肾上腺素。

7.气管插管

(1)指征

①需要气管内吸引清除胎粪时。

②气囊面罩正压通气无效或要延长时。

③胸外按压时。

④经气管注入药物时。

⑤特殊复苏情况,如先天性膈疝或超低出生体重儿。

(2)准备:进行气管插管必需的器械和用品应放置在一起,在每个产房、手术室、新生儿室和急救室应随时备用。常用的气管导管为上下直径一致的直管,不透射线并有刻度标示。如使用金属导丝,导丝前端不可超过管端。

(3)确定气管插管深度,按体重计算管端至口唇的长度(cm),可按出生体重(kg)加5~6计算。

(4)方法

①插入喉镜:左手持喉镜,使用带直镜片(早产儿用0号,足月儿用1号)的喉镜进行经口气管插管。将喉镜柄夹在拇指与前3个手指间,镜片朝前。小指靠在新生儿颏部提供稳定性。喉镜镜片应沿着舌面右边滑入,将舌头推至口腔左边,推进镜片,直至其顶端达会厌谷。

②暴露声门:采用一抬一压手法,轻轻抬起镜片,上抬时需将整个镜片平行于镜柄方向移动,使会厌软骨抬起即可暴露声门和声带。如未完全暴露,操作者用自己的小指或由助手用示指向下稍用力压环状软骨使气管下移有助于看到声门。在暴露声门时不可上撬镜片顶端来抬起镜片。

③插管:插入有金属管芯的气管导管,将管端置于声门与气管隆嵴之间,接近气管中点。

④操作时限及技巧:整个操作要求在20~30秒内完成。如插入导管时声带关闭,可采用

HemLish手法,助手用右手示指和中指在胸外按压的部位向脊柱方向快速按压1次促使呼气产生,声门就会张开。

(5)判断气管导管位置的方法:正压通气时导管管端应在气管中点,判断方法如下:

①声带线法:导管声带线与声带水平吻合。

②胸骨上切迹摸管法:操作者或助手的小指尖垂直置于胸骨上切迹上,当导管在气管内前进时小指尖触摸到管端,则表示管端已达气管中点。

③体重法。

(6)确定插管成功的方法

①胸廓起伏对称。

②听诊双肺呼吸音一致,尤其是腋下,且胃部无呼吸音。

③无胃部扩张。

④呼气时导管内有雾气。

⑤心率、氧饱和度和新生儿反应好转。

⑥有条件者可使用呼出CO_2检测器,可快速确定气管导管位置是否正确。

8.喉罩气道

喉罩气道是一个用于正压通气的气道装置。

(1)适应证

①新生儿复苏时气囊面罩通气无效、气管插管失败或不可行时。

②小下颌或相对大的舌,如Pierre Robin综合征和唐氏综合征。

③多用于体重≥2000g的新生儿。

(2)方法:喉罩气道由一个可扩张的软椭圆形边圈(喉罩)与弯曲的气道导管连接而成。弯曲的喉罩越过舌产生比面罩更有效的双肺通气。采用"盲插"法,用示指将喉罩罩体开口向前插入新生儿口腔,并沿硬腭滑入至不能推进为止,使喉罩气囊环安放在声门上方。向喉罩边圈注入约2～3mL空气,使扩张的喉罩覆盖喉口(声门)。喉罩气道导管有一个15mm接管口,可连接复苏囊或呼吸器进行正压通气。

喉罩气道是气管插管的替代装置,随机对照研究发现,当气囊面罩人工呼吸不成功时,应用喉罩气道和气管内插管无明显区别。但需注意,如需吸引胎粪污染的羊水、胸外按压、极低出生体重儿或需要气管内给药时,应用气管内插管而不应用喉罩气道。

9.药物

新生儿复苏时,很少需要用药。新生儿心动过缓通常是由于肺部通气不足或严重缺氧,纠正心动过缓的最重要步骤是充分的正压通气。

(1)肾上腺素

①指征:45～60秒的正压通气和胸外按压后,心率持续<60次/分。

②剂量:新生儿复苏应使用1:10000的1肾上腺素。静脉用量0.01～0.03mg/kg(0.1～0.3mL/kg),气管内用量0.05～0.1mg/kg(0.5～1mL/kg)。必要时3～5分钟重复1次。

③给药途径:首选脐静脉给药。如脐静脉插管操作尚未完成或没有条件做脐静脉插管时,可气管内快速注入,若需重复给药,则应选择静脉途径。

（2）扩容剂：如果母亲产前或产时存在失血的高危因素，有可能导致胎儿或新生儿低血容量性休克，出生时则表现为新生儿窒息。对此类窒息新生儿，除进行常规的复苏措施外，更重要的是需要给予及时的扩容，纠正低血容量，否则可因低血容量性休克而死亡。因此，当母亲存在失血的高危因素，如果新生儿已经给予充分的正压通气、胸外按压以及肾上腺素，心率仍无上升，并且出现皮肤苍白或发花、心音低钝和股动脉搏动减弱、末梢循环不良、毛细血管再充盈时间延长等低血容量表现时，需积极生理盐水扩容。

①扩容指征：有低血容量、怀疑失血或休克（苍白、低灌注、脉弱）的新生儿在对其他复苏措施无反应时。

②扩容剂：推荐生理盐水。

③方法：生理盐水首次剂量为 10mL/kg，经脐静脉或外周静脉 5～10 分钟缓慢推入。必要时可重复扩容 1 次。

（3）其他药物：分娩现场新生儿复苏时一般不推荐使用碳酸氢钠。

（4）脐静脉插管：脐静脉是静脉注射的最佳途径，用于注射肾上腺素以及扩容剂。可插入 3.5F 或 5F 的不透射线的脐静脉导管。当新生儿复苏进行胸外按压时即可考虑开始脐静脉插管，为给药做准备。

插管方法如下：沿脐根部用线打一个松的结，如在切断脐带后出血过多，可将此结拉紧。在夹钳下离皮肤线约 2cm 处用手术刀切断脐带，可在 11、12 点位置看到大而壁薄的脐静脉。脐静脉导管连接三通和 5mL 注射器，充以生理盐水，导管插入脐静脉 2～4cm，抽吸有回血即可。早产儿插入导管稍浅。插入过深，则高渗透性药物和影响血管的药物可能直接损伤肝。务必避免将空气推入脐静脉。

第二节　新生儿湿肺

新生儿湿肺（TTN）又称新生儿暂时性呼吸困难或 II 型呼吸窘迫综合征（RDS），与我们常说的，多见于早产儿、由肺表面活性物质缺乏导致的新生儿呼吸窘迫综合征（NRDS）有所不同。新生儿湿肺 1959 年由美国 Avery 医生提出。湿肺是足月新生儿呼吸窘迫最常见的原因之一，发病率为 0.3％～12.0％，占呼吸窘迫病例的 40％。

一、发病机制

（一）Cl^- 泵和 Na^+ 通道

湿肺是分娩后胎儿肺液的清除延迟，肺液蓄积过多引起。胎儿期，肺上皮细胞分泌肺液和 Cl^-，促进肺生长发育，肺液总量达到 20～25mL/kg。在孕晚期（35 周左右），肺泡上皮细胞 Na^+ 通道（ENaC）开放，主动重吸收 Na^+，伴肺液的重吸收，即肺液通过 ENaC 从肺泡腔进入肺间质，进而进入血管及淋巴管。在产程发动过程中，胎儿体内激素，如糖皮质激素、儿茶酚胺类、前列腺素等分泌增加，特别是去甲肾上腺素分泌增加，Cl^- 泵被抑制，重吸收液体的 Na^+ 通道被激活,主动重吸收 Na^+,伴肺液的重吸收。氧气张力的变化放大了上皮细胞 Na^+ 的转运能力和 ENaC 的基因表达。

（二）静水压的影响因素

另一方面,阴道分娩新生儿通过产道时胸部受到 9.3kPa(95mmHg)的压力挤压,有 20～40mL 肺液经口、鼻排出,剩余的液体在自主呼吸后由肺泡经毛细淋巴管及毛细血管进入肺间质,再通过肺内淋巴及静脉系统吸收。出生后,肺液的产生速度和肺内液体总量迅速下降。液体吸收的过程由神经内分泌激素调节,引起淋巴管的舒张。因此,肺液渗透压增高,肺淋巴管、毛细血管、肺间质静水压增高,肺淋巴管、肺毛细血管渗透压降低,肺泡上皮细胞通透性受损或者影响肺淋巴管、毛细血管等的转运功能的因素,均可影响肺液的正常清除和转运,导致肺液潴留。

（三）分娩方式

研究认为分娩方式与湿肺发病率相关。阴道分娩婴儿胸腔内气体约为 32.7mL/kg,而剖宫产出生婴儿约为 1.9.7mL/kg。剖宫产儿湿肺发病率较阴道分娩儿高。剖宫产儿尽管胸腔容量在正常范围,但缺乏产道挤压,肺液的潴留增多,肺间质和肺泡内液体更多,从而增加湿肺患病率。择期剖宫产更因缺乏产程发动,胎儿体内儿茶酚胺类等分泌不足,肺泡上皮细胞 ENaC 活性较弱,对 Na^+ 重吸收减少,肺液吸收减少,发生湿肺的风险增加。剖宫产儿血浆蛋白水平比阴道分娩儿低,血浆胶体渗透压相对较低,使肺液脉管系统吸收障碍,引起肺液清除障碍,结果发生液体从肺组织进入间质的净移动,亦增加湿肺发生风险。

（四）胎龄

研究认为,湿肺的发生率与胎龄呈负相关,在 39 周后,湿肺的发生率与胎龄无明显相关性。足月择期剖宫产儿与胎龄 37 周～40 周的阴道分娩儿比较,除了择期剖宫产增加婴儿患湿肺的风险之外,相对胎龄越小,湿肺的发病率越高。胎龄 33～34 周的早产儿湿肺发病率高达 11.6%,35～36 周为 5%,足月儿为 0.7%。自胎龄 35 周开始,肺泡上皮细胞 Cl^- 通道逐渐关闭,肺液分泌减少。ENaC 表达显著增强,Na^+ 通道开放,促进肺液重吸收。胎龄越小,ENaC 的表达越低,Na^+ 和肺液重吸收越少。所以胎龄小于 35 周出生的早产儿,肺泡上皮 Cl^- 通道仍处于开放状态,仍有大量肺液分泌,而 Na^+ 通道仍未开放,血中儿茶酚胺分泌不足,肺液重吸收还未建立,因此容易发生湿肺。

早产儿因肺发育未成熟,肺表面活性物质缺乏,易造成肺泡壁的损伤;肾上腺素受体敏感性差,血浆胶体渗透压较低,引起肺液吸收障碍。此外,早产儿胸廓较小,呼吸肌薄弱,肺顺应性差,气体交换面积较小,更易于延迟肺液吸收。

（五）其他危险因素

1.性别

男性患儿体内的睾丸激素等可抑制肺表面活性物质生成及肺成熟,降低肺顺应性,使呼吸系统疾病的发生率增高。

2.母亲病史

近期研究表明,湿肺的新生儿母亲特征性地具有产程延长和产程进展失败导致剖宫产的产科病史。Demissie 等发现,湿肺的新生儿母亲较对照组罹患哮喘的比例增加。Schatz 等比较了两组共 294 例患有哮喘和无哮喘的孕妇,将孕周和吸烟等情况进行匹配,哮喘的母亲中有 11 例婴儿(3.7%)患有哮喘,而对照组仅 1 例(0.3%)。以往认为母亲使用大剂量麻醉镇静、围生期窒息和无产程进展的选择性剖宫产与湿肺有关,现在认为无显著相关性。

二、临床表现

湿肺主要表现为出生后立即或数小时内出现呼吸急促、呻吟、三凹征、鼻翼扇动、发绀、氧饱和度降低等。症状一般持续 48 小时以上至数天,可自行缓解。

肺部 X 线检查可见肺泡及间质积液、肺淤血、肺气肿及肺叶间隙、胸腔积液等。血气分析一般在正常范围内,由于呼吸频率增快,PCO_2 常常降低。如果呼吸频率增快伴有 PCO_2 升高的趋势,需要警惕呼吸疲劳,甚至呼吸衰竭的可能。有些重症湿肺可能并发急性呼吸窘迫综合征(ARDS)、持续肺动脉高压等,胸片提示双肺呈白肺,肺动脉压高,病情危重,需要有创机械通气等治疗。

三、诊断与鉴别诊断

湿肺的诊断主要依据病史、临床表现及肺影像学检查。湿肺一般于出生后即刻或数小时内出现呼吸困难,轻症者症状持续数小时后逐渐减轻,重症病例呼吸困难严重,症状可持续数天。湿肺 X 线胸片可见双肺透亮度下降、斑片状渗出影、网状纹理增粗、肺泡及间质积液、肺淤血、肺气肿及叶间、胸腔积液等。

湿肺需要与 NRDS 等疾病鉴别。轻症湿肺与 NRDS 鉴别较容易,而重症湿肺双肺渗出很严重,与 NRDS 鉴别有时比较困难。但 NRDS 在起病早期呼吸困难进行性加重比较明显,很快发生发绀和呼吸衰竭。湿肺胸片征象多样化,且变化较快,开始为小斑片状影,病变呈局灶性,不像 NRDS 那样均匀,随着病情进展,广泛融合成片状致密影。

四、治疗

(一)呼吸支持

湿肺患儿 72 小时内应严密监测,观察呼吸变化。轻症病例可先给鼻导管或头罩吸氧,如仍有呼吸困难,应及时给予无创呼吸支持,如经鼻持续呼气末正压通气(NCPAP)或鼻塞间歇正压通气(NIPPV)。如无创通气下呼吸困难仍无缓解,应根据血气结果选择有创通气。

(二)适当控制液量

湿肺是由于新生儿出生后肺液积蓄过多,肺顺应性下降,妨碍气体交换而引起呼吸困难,故有学者提出,限制液量摄入可改善湿肺临床症状,明显缩短严重湿肺新生儿呼吸支持时间。

(三)抗生素的选择与应用

生后 36～48 小时可应用抗生素,当感染的问题被排除之后,可以停用。抗生素可以选择氨苄西林或头孢菌素类。

(四)利尿剂的使用

以往使用利尿剂治疗湿肺,促进肺液重吸收,但研究显示,常规口服、雾化或静脉注射等方法使用呋塞米治疗湿肺均不能改善临床症状或病程。

（五）预防措施

1.延迟择期剖宫产时间

随着胎龄逐渐增大，湿肺的发病率明显下降。2002年，美国妇产科医师学会提倡择期剖宫产应在胎龄39周后或宫缩开始后进行。国内外学者目前普遍推荐将择期剖宫产时间延迟至胎龄39周以后，以减少剖宫产相关疾病发生率。

2.产前使用糖皮质激素

研究表明，产妇于剖宫产前24～48小时使用糖皮质激素可降低新生儿湿肺的发病率。

综上所述，新生儿湿肺是常见的呼吸系统疾病，为自限性病程，大部分为轻症，但严重并发症亦可发生。湿肺远期预后良好，尤其男性患儿，儿童期可能与哮喘发病率相关。

第三节　新生儿呼吸窘迫综合征

一、定义

新生儿呼吸窘迫综合征（NRDS）是一种因肺表面活性物质（Ps）缺乏导致新生儿早期死亡的严重疾病，临床表现为生后出现进行性呼吸困难和呼吸衰竭，病死率高，主要见于早产儿。光镜下肺组织切片可见肺泡壁有嗜伊红透明膜和肺不张，因此又称为新生儿肺透明膜病。

二、病因

NRDS由Ps缺乏所致。Ps由肺泡Ⅱ型细胞合成储存，并于胎龄34周开始增多，至35周明显增加。所有影响Ps合成、分泌、活性的因素均易诱发NRDS。早产儿肺发育不成熟，常缺乏PS，因此，NRDS主要见于早产儿。胎龄越小，出生体质量越轻，发病率越高，尤其是胎龄<32周、出生体质量<1500g的早产儿极易发生。引起NRDS发生的其他高危因素还有孕母为糖尿病或甲状腺功能减退的患者、产程未启动的剖宫产、男婴、双胎及围产期缺氧等。

三、发病机制

Ps不足时肺泡壁表面张力增高，肺泡逐渐萎陷，产生进行性肺不张，导致缺氧、酸中毒、肺小动脉痉挛，后者可致肺动脉高压和相对右向左分流，缺氧进一步加重，肺毛细血管通透性增高，富含蛋白的液体渗漏到肺泡管中，沿肺泡管排列的细胞脱落，富含纤维素的蛋白和细胞残骸形成的透明膜衬着在扩张的肺泡和终末细支气管上，透明膜下的上皮细胞发生坏死，在苏木精-伊红（HE）染色下，表现为类似透明软骨的嗜伊红无形物，因此，NRDS也被命名为肺透明膜病。

四、临床表现

主要见于早产儿,生后立即或不久(多为6小时内)出现进行性加重的呼吸困难,表现为呼吸急促、呼气性呻吟、吸气性三凹征、鼻翼扇动,继而出现呼吸不规则、呼吸暂停、青紫、呼吸衰竭。体检时双肺呼吸音减弱。生后24~48小时病情最重,常因并发肺动脉高压、呼吸衰竭及心力衰竭死亡。随着肺发育成熟,表面活性物质产生增多,呼吸窘迫的症状及体征迅速缓解,可能自然康复,但不少患儿并发肺部感染或动脉导管未闭使病情再度加重。少数患儿由于Ps缺乏较轻,可延迟至出生24~48小时才发病,常因临床表现不典型而漏诊。

五、并发症

RDS患儿动脉导管未闭(PDA)发生率可达30%~50%,常发生在恢复期。发生PDA时,因肺动脉血流增加导致肺水肿,出现心力衰竭、呼吸困难、病情加重,在心前区胸骨左缘2~3肋间可闻及收缩期杂音。由于缺氧和酸中毒,RDS患儿易并发持续性肺动脉高压(PPHN),发生右向左分流,使病情加重,血氧饱和度进一步下降。气管插管、机械通气,易发生肺部感染,长时间吸入高浓度氧和机械通气可造成肺损伤、肺纤维化,导致支气管肺发育不良(BPD)。

六、实验室检查

(1)胸片X线检查有特征性改变,是目前确诊RDS的最佳手段。按病情程度可将胸片改变分为4级:①Ⅰ级:两肺野普遍透亮度降低(充气减少),可见弥漫性均匀散在的细颗粒网状影(为萎陷的肺泡)和网状阴影(细支气管过度充气);②Ⅱ级:除Ⅰ级变化加重外,可见树枝状支气管充气征(支气管过度充气),延伸至肺野中外带;③Ⅲ级:病变加重,肺野透亮度更加降低,心缘、膈缘模糊;④Ⅳ级:整个肺野呈白肺,支气管充气征更加明显。肺肝界及肺心界均消失。

(2)血气分析:早期为低氧血症,以后合并呼吸性及代谢性酸中毒。

(3)肺成熟度检查取羊水或患儿气道吸取物,检查Ps主要成分。

①卵磷脂/鞘磷脂比值(L/S):羊水或支气管分泌物L/S>2则可反映胎儿肺成熟。即使发生新生儿呼吸窘迫综合征,症状也较轻微。若比例<2发生呼吸窘迫综合征风险明显增加。

②磷脂酰甘油(PG):羊水中PG主要来自Ps,羊水中PG检测阳性表示肺发育已成熟,<3%表示肺未成熟,敏感性较高,假阳性率较US低。

③泡沫实验:Ps有助于泡沫的形成和稳定,而纯酒精阻止泡沫的形成。取羊水或气道吸取物1mL,加等量95%酒精,用力摇荡15秒,静置15分钟后观察试管液面周围泡沫环的形成。无泡沫为(-),表示Ps缺乏,肺未成熟,易发生NRDS;泡沫≤1/3试管周为(+),泡沫>1/3试管周为(++)表示已有一定量Ps,但肺成熟度还不够;试管周一圈或双层泡沫为(+++),表示Ps较多,肺已成熟。

④羊水中的板层小体测定:孕30周后羊水中板层小体的水平随着孕周的增大而增多,至37~42周达到相对稳定。羊水中板层小体数目>50×10^9个/L,提示胎肺成熟;≤15×10^9

个/L,提示胎肺不成熟。

⑤胃液稳定微泡实验:生后 3 小时内吸取胃液 40μl,滴于载玻片中央,将吸管垂直于载玻片上,反复吸出吸入 20 次,迅速反转载玻片,与凹形载玻片重叠 4 分钟,用显微镜观察 1mm×1mm 范围中直径<15μm 的稳定小泡数量。稳定微泡数越多,说明胃液中 Ps 越多。小泡数量<10 个/mm²,提示肺未成熟,易发生 NRDS。小泡数量>20 个/mm²,提示肺发育成熟。

七、鉴别诊断

1.B 族溶血性链球菌感染(GBS)

该病常有孕妇胎膜早破或感染表现,胸部 X 线改变有不同的融合趋势,病程经过与 RDS 不同,用青霉素有效。

2.急性呼吸窘迫综合征(ARDS)

它主要继发于严重窒息和感染,常在原发病后 1～3 天出现呼吸急促、青紫、呼吸循环衰竭,胸片以肺气肿,浸润性改变为主,严重者融合成大片状,肺泡萎陷不明显。

3.湿肺

多见于足月儿,病程短,呈自限性,X 线表现以肺泡、间质、叶间胸膜积液为主。

4.吸入性肺炎

生后即呼吸困难、呻吟,但不呈进行性发展,X 线表现肺气肿比较明显。

八、治疗

1.PS 治疗

PS 已成为 NRDS 的常规治疗,疗效显著,一旦发生 NRDS 应积极使用 PS 治疗。一般每次 100～200mg/kg,根据病情严重程度决定给药剂量,一般病例给予 100mg/kg,严重病例需 200mg/kg。根据首次给药后的效果决定给药次数,严重病例需 2～3 次。PS 有两种剂型,须冷冻保存,干粉剂用前加生理盐水摇匀,混悬剂用前解冻摇匀,37℃预热,使 PS 分子更好地分散。用 PS 前先给患儿充分吸痰,清理呼吸道,然后将 PS 经气管插管缓慢注入肺内。

2.CPAP

CPAP 能使肺泡在呼气末保持正压,防止肺泡萎陷,并有助于萎陷的肺泡重新张开。对早期或轻中度 NRDS 应尽早使用 CPAP,压力 4～5cmH$_2$O。及时使用 CPAP 可减少机械通气的使用,如用 CPAP 后出现反复呼吸暂停、PaCO$_2$ 升高、PaO$_2$ 下降,应改用机械通气。

3.机械通气

如使用 CPAP 后效果不理想或为中重度 NRDS,须采用机械通气,机械通气的目标是维持理想的血气分析结果,并使肺损伤、血流动力学不稳定和其他不良反应降至最少。机械通气的原则是以适合的呼气末正压(PEEP)或高频通气的持续膨胀压(CDP)在整个呼吸周期达到最佳的肺容量,从而稳定肺部情况。相比不同通气模式,机械通气的使用技巧更重要,同时要个体化。

机械通气方法：一般先用间隙正压和 PEEP 机械通气,吸气峰压 20cmH$_2$O,PEEP 5～6cmH$_2$O,呼吸频率 30～40 次/分,吸气时间 0.35～0.4 秒,吸入氧浓度(FiO$_2$)0.3～0.4,潮气量 5～7mL/kg,然后根据病情调节呼吸机参数。每次调高 PEEP 都要评估 FiO$_2$、CO$_2$ 水平和肺生理的改变,从而找到常频通气下最佳的 PEEP。超低出生体重儿随着生后年龄的增大,所需的潮气量也相应增加。如果患儿血气分析结果理想,存在自主呼吸,应积极降低吸气峰压(对肺损伤最大),从而撤机。

高频机械通气:在间歇正压通气下,如患儿仍有严重呼吸衰竭表现,可以改用高频振荡通气。高频通气可以减少肺气漏[RR(相对危险度)0.73,95% CI 0.55～0.96,NNT(需治疗人数)6]。

4.体外膜肺(ECMO)

对少数非常严重的病例,如高频机械通气效果仍不理想,可采用 ECMO 治疗。

5.支持疗法

NRDS 因缺氧、高碳酸血症导致酸碱、水电解质和循环功能失衡,应予及时纠正,使患儿度过疾病极期。液体量不宜过多,以免造成肺水肿,生后第 1、2 天控制在 60～80mL/kg,第 3～5 天 80～100mL/kg,血压低可用多巴胺 3～5μg/(kg·min)。

6.并发症治疗

并发 PDA 时,用吲哚美辛(消炎痛),首剂 0.2mg/kg,第 2、3 剂 0.1mg/kg,每剂间隔 12 小时,静脉滴注或栓剂灌肠,日龄小于 7 天者疗效较好。不良反应包括肾功能损伤、尿量减少、出血倾向、血钠降低、血钾升高,停药后可恢复。若药物不能关闭动脉导管,并严重影响心肺功能时,应行手术结扎。并发肺动脉高压时,吸入一氧化氮(NO),先用 5ppm,如疗效不理想,可逐渐增加 10～20ppm,然后逐渐下降,一般维持 3～4 天。也可用西地那非,每次 1mg/kg,间隔 8 小时,口服。

九、预防

1.出生前预防

给有可能发生早产的孕妇静脉或肌内注射倍他米松或地塞米松,应在分娩前 24 小时～7 天给药。研究结果显示,未用激素预防的对照组早产儿 NRDS 发生率为 31%,而预防组为 17%,即使发生 NRDS,病情也明显较轻,病死率下降 38%。

2.出生后预防

早产儿出生后再予以激素预防,时间上已来不及。胎龄<26 周者可考虑用 PS 预防,在生后 15 分钟复苏结束后,即滴入 PS,100mg/kg,给 1 次。这样可使 NRDS 发生率减少 1/3～1/2。如产前孕母已用激素预防,产后早产儿可再用 PS 预防,即联合预防,效果更好。

参考文献

1.王骏,陈峰,潘珩.医学影像技术学.北京:科学出版社,2017.

2.曹厚德.现代医学影像技术学.上海:上海科学技术出版社,2016.

3.余建明,李真林.医学影像技术学(第4版).北京:科学出版社,2018.

4.刘艳龙,伍强,崔岩.超声诊断与治疗.南昌:江西科学技术出版社,2019.

5.李晓艳,苏小勇,杨舟.实用超声诊断学.南昌:江西科学技术出版社,2019.

6.李琳,董越,石磊.肿瘤CT诊断.北京:科学出版社,2018.

7.徐克,龚启勇,韩萍.医学影像学(第8版).北京:人民卫生出版社,2018.

8.王金锐,周翔.腹部超声诊断学.北京:人民卫生出版社,2019.

9.谢明星,田家玮.心脏超声诊断学.北京:人民卫生出版社,2019.

10.金征宇,龚启勇.医学影像学(第3版).北京:人民卫生出版社,2015.

11.许乙凯,吴仁华.医学影像学.西安:西安交通大学出版社,2017.

12.姜玉新,冉海涛.医学超声影像学(第2版).北京:人民卫生出版社,2016.

13.郭英.CT技术原理与操作技巧.北京:科学出版社,2019.

14.陈亮,马德晶,董景敏.实用临床MRI诊断图解(第2版).北京:化学工业出版社,2019.

15.陈智毅.生殖超声诊断学.北京:科学出版社,2018.

16.陈宝定,鹿皎.临床超声医学.镇江:江苏大学出版社,2018.

17.冯艳,王萍,王红霞.实用临床CT诊断图解(第2版).北京:化学工业出版社,2018.

18.胡春洪,吴献华,范国华.放射影像诊断技能学.北京:人民卫生出版社,2016.

19.林晓珠,唐磊.消化系统CT诊断.北京:科学出版社,2018.

20.陈懿,刘洪胜.基础医学影像学.武汉:武汉大学出版社,2018.

21.张卫萍,谢寰彤,甘泉.MRI技术与实验.镇江:江苏大学出版社,2018.

22.江浩.急腹症影像学(第2版).上海:上海科学技术出版社,2017.

23.刘艳君,王学梅.超声读片指南.北京:化学工业出版社,2015.

24.王卫平,孙锟,常立文.儿科学(第9版).北京:人民卫生出版社,2018.

25.罗小平,刘铜林.儿科疾病诊疗指南(第3版).北京:科学出版社,2019.

26.廖清奎.儿科症状鉴别诊断学(第3版).北京:人民卫生出版社,2016.

27.王晓青,高静云,郝立成.新生儿科诊疗手册.北京:化学工业出版社,2013.